地域医療と
多職種連携

藤井博之

勁草書房

はじめに

　筆者は，臨床医として30数年間働きながら，専門職間の連携が地域医療・ケアの現場で課題であることを一貫して意識してきた．その一方で，多職種連携の具体的な姿は時代を追って変貌しており，その変化に作用している要因を追究する必要があるとも考えてきた．

　筆者は1981年に医師の資格を取得し市中病院で卒後の初期研修を行なった．その際，医師だけでなく，看護師や理学療法士，作業療法士，ソーシャルワーカーなど多くの職種の指導を受け，患者・家族からも多くを教えられ，研修の目標を達成する上で意味があった．一方で，現場における職種間の権限と責任の違い，チーム内での連絡・調整のあり方，職員の多忙さ，互いの業務への理解不足が，指導の内容や方法に影響していることも実感した．

　初期研修を終え，指導する役割を経験してこの認識はさらに強まった．その後，臨床経験を重ね，医療機関の管理者として各職種の採用，育成，人材管理に関わるようになると，同じことが医師以外の職種にもあてはまると考えるようになり，1997年から2005年にかけて「対人援助のワークショップ」という，地域医療機関に学生を集めて行う多職種連携教育方式の実習を企画・運営した．このワークショップは計15回開催し，全国各地の大学の医・看護・社会福祉・理学療法・作業療法等の学部から，延べ186人の学生が参加した．このことについては，第4章で詳述する．

　さらに，2015年からは佐久総合病院の管理職研修会の企画に参加するようになり，医師を含む全ての職種の管理職を育てるためにIPEを取り入れることに協力している．

はじめに

医療機関におけるチームと連携の変化

　本書では筆者が働いてきた2つの病院グループをとりあげる．一つ目は東京近郊の医療法人財団健和会である．1984年から2005年までは，みさと健和病院（埼玉県三郷市）で，救急・急性期病棟・リハ病棟・外来診療・在宅医療，無床診療所の外来診療・在宅診療，在宅医療専門診療所に携わった．続く2005年から2011年までは，同じ法人の柳原病院（東京都足立区）で，リハビリテーション専門病院，小規模病院，在宅医療専門診療所での診療と経営管理業務，介護福祉専門学校の教員・管理者を経験した．2つ目の病院グループは，長野県厚生連の佐久総合病院（長野県佐久市・南佐久郡小海町）で，大規模病院・高度急性期病院・山間地の小規模病院・診療所をあわせもつ複合体である．2011年から2015年までは常勤医として，その後は非常勤医として，リハビリテーション医療と訪問診療，職員教育などに筆者は携わってきた．この間一貫して，地域医療の現場に身を置いてきたといえる．

　ここでいう地域医療とは，地域社会を舞台にした運動を通じて，そこに暮らす人々のニーズと条件を探り，必要な人材と資金を集めて事業を行っている医療機関という意味である．

　筆者がこのように考える背景には，第1回プライマリ・ヘルス・ケア（以下PHC）に関する国際会議（1978年）で採択されたアルマ・アタ宣言がある．そこでは，全ての人びとの健康を達成するには個人だけでなく地域や国家が参加して，保健医療を含む社会開発のあらゆる分野を含む取り組みが必要だと指摘されていた（WHO　1978）．これをより端的に表現すると，「地域医療は医療の一部ではなく，地域の一部である」（清水　2011）といえる．医学生時代に接したこのPHCの考え方は，その後，健康や地域社会について考える際の参照枠となった．

　この30数年間にチーム医療と多職種連携は変化，変貌を遂げた．1980年代には，医療現場では「チーム医療」という言葉がよく用いられていた．特に，筆者はリハビリテーション医療に関心をもっていたが，この分野ではチーム医療の必要性が強調されていた（上田　1971；二木，上田　1987）．ここ

はじめに

で筆者は，医師，看護師，ソーシャルワーカー，理学療法士，作業療法士などが参加し，各職種が患者について報告し，全体で治療やケアの方針を検討するリハビリテーション・カンファレンスを経験した．

その後，1980年代後半から2010年代まで，急性期病棟や診療所医療，在宅医療，医療と介護にまたがる地域ケア，リハビリテーション専門病院などで働いた時代には，老人保健法の施行，在宅医療の推進，急性期・慢性期への病院機能の分化，介護保険法，DPC，クリニカルパス，地域包括ケアなどの制度が導入されていった．いずれの職場も，政策の影響下で事業展開を図りながら，保健医療福祉複合体を形成する過程にあった．

特に，1990年代に入って，医療事故が社会問題化した．医療機関では医療安全のための業務が増加し，役職者も現場の職員も新たな役割を負うようになった．筆者が勤めていた病院でも患者・被害者による刑事告発に発展した事例を経験した．1990年代後半からは，地方を中心に医師不足が社会問題化し，2000年代には「医療崩壊」が流行語となる．医師不足への対策として「チーム医療」推進の動きが強まったのがこの頃である．筆者も，2005年から11年までリハビリテーション病院の院長として，医師確保の困難と「チーム医療」推進の現場にあった．

この間，多職種連携はいつも筆者の問題関心の中にあったが，実際に筆者の目に映る課題は，病院の中での急性期病棟とリハ病棟でのチーム医療のあり方の違いから，病院と他の医療機関，介護施設，在宅ケア事業所，行政機関などとの「専門職（間）連携」，「多職種連携」に広がっていった．保健・医療・福祉におけるさまざまな連携のあり方すなわち，連携する職種・事業所構成，目標，情報共有，意思決定や振り返りの方法，その中での各職種の役割が，変化を遂げる過程に立ち会ったとも言える．

こうしたキャリアの中で，私は自分自身や後進の医療専門職としての育成，現任教育を経験した．前述のように，これには多くの専門職と患者が参加する多職種連携教育の側面があること，それにもかかわらずそれがほとんど意識されておらず，仕組みも整備されていないと考えるようになった．

はじめに

チーム医療と多職種連携の連続性と不連続性

　チーム医療は，医療における多職種連携の呼称といえる．医療において，病気の治癒や退院というゴールが比較的明確であるうちは，そのゴール達成が，生活課題を支援する医療以外の対人援助における多職種連携と区別される不連続点であった．しかし医療においても，急性疾患から慢性疾患に疾病構造が変化し，ゴールは必ずしも明確ではなくなった．すなわち，治らない病気を抱えて生きていく，あるいは病院を退院する人が多くを占めるようになった．医療が終了せずに，むしろ生活支援の一部として多職種連携に参加する場面が増えてきた．このことで，生活支援における多職種連携とチーム医療の連続性が強まっているといえる．

多職種連携の可能性と困難性

　複数の職種が連携して働く場面では，職種間の対立や衝突が起こることも少なくない．その結果，職場の人間関係の悪化，個々の職員の消耗，業務全体の非効率がもたらされることもある．

　典型的なのは，いわゆる「援助困難なケース」「多重問題ケース」の場合であった．例えば，あるケースについて在宅ケアの方針を考える，多職種が参加するカンファレンスが，失敗の犯人捜しと責任追及の場になってしまい，特定の職種を傷つけてしまう場面をたびたび見た．

　この意味で，チーム医療や多職種連携の構築は困難な作業であるが，にもかかわらずそれを進めなければならない背景には，援助を利用する当事者の置かれた状況の困難性・複雑性があるというのが筆者の実感である．

　その一方で，多くの職種や事業体が連携・協働することではじめて援助が成り立った経験も重ねてきた．可能性と困難性がどのように表れるかに，その職場を取り巻く環境がどのように反映しているか，関心を抱くようになった．

　いずれにしても，連携の場が，対立や衝突ではなく，協働の実現に結びつ

はじめに

くために，なんらかの取り組みが必要だと考えられた．1997年に学生を対象にした多職種連携教育に取り組んだのは，保健・医療・福祉で将来働く学生たちに，このことに備える機会を提供する試みとしてであった．

多職種連携に影響する要因

多職種連携を進めようとIPEに取り組むようになって，一人ひとりの学習者に働きかけることの意味と限界について考えるようにもなった．

私が籍を置いた職場ではいずれも，その事業体の理念や方針を伝えるために職種を超えた教育・研修が取り組まれる一方で，各専門職としての研修は個別に行われることが多かった．地域社会と支え合いながら地域医療を先進的に構築してきた点では，共通性のある医療機関であるが，多職種連携教育を受け入れる経過については異なる面もあるように思われた．

もとより各医療機関は，それぞれの理念，リーダー，構成員，地域性をもつ．

筆者の勤務した三つの医療機関の地域性についてみると，東京近郊・埼玉県三郷市は，農村，ベッドタウン，中小企業の工業地帯という三つの地域性を併せ持つ．都内下町・足立区柳原は，宿場町である千住に隣接した湿地帯に，関東大震災や東京大空襲で焼け出された人々などが移住して形成された地域である．農村・佐久市および南佐久は，山に囲まれた農村地帯の中に新幹線や高速道路が整備された地方都市と，そこに隣接する中山間の農村地帯である．

このような地域性や事業体の特徴の違いを考慮し，多職種連携が促進・阻害される要因にはどういうことがあるのか，分析する必要を感じるようになった．

この問題関心によって筆者は，地域医療・ケアにおける多職種連携をテーマにした「臨床協働研究会」を2013年に組織し，各地の地域医療・ケアに取り組む病院（山梨県山梨市，埼玉県幸手市，岩手県一関市など），診療所（東京都墨田区，北区，宮城県石巻市など）を見学してきた．それぞれの医

はじめに

療機関で，多職種連携を推進するために IPE の手法を用いた研修・教育が行われている．2015年には，筆者が責任者を務める日本保健医療福祉連携教育学会の IPW 推進委員会にこれらの事業所のリーダーが参加し，研修・啓発・研究活動を行うようになっている．

　本書が，地域社会の営みの一つとしての地域医療の現場で，保健・医療・福祉の働き手の，さらに患者や家族・住民の方々の，連携・共同の一助となれば幸いである．

目　次

はじめに　i

序　章　本書の目的と研究の枠組み …………………………………1
　　　1　研究の目的と問い／2　研究の枠組み

第1章　保健・医療・福祉と多職種連携──先行研究と政策動向の検討…9
　　はじめに　9
　　第1節　文献および先行研究の収集方法　10
　　第2節　多職種連携に関する概念と用語の使われ方　11
　　　1　多職種連携に関する概念と用語／2　チーム医療と多職種連携の用例
　　第3節　多職種連携に関する研究テーマの動向　19
　　第4節　多職種連携の背景と経緯　21
　　　1　多職種連携の必要性／2　日米におけるチーム医療の歴史の時期区分／3　多職種連携が注目される契機
　　第5節　多職種連携の要因と効果　32
　　　1　多職種連携のプロセス／2　連携に影響する要因／3　多職種連携の効果とその評価／4　連携のモデルと援助者間の関係
　　第6節　多職種連携教育IPEの動向と課題　44
　　　1　IPEの定義と特徴／2　IPEの国際的な経緯／3　日本におけるIPEの広がり／4　IPEをめぐる論点
　　第7節　本書で用いる概念と用語の定義　52
　　　1　地域医療／2　多職種連携／3　多職種連携教育

目 次

第2章　病院における多職種連携の発展過程
　　　　――農村と都市の病院での質的調査 ……………………………55

　はじめに　55

　第1節　佐久総合病院における多職種連携（第1調査）　60

　　　　1　調査対象の概要／2　カンファレンスの種類と時代による変遷／3　多職種連携のあり方の変化／4　多職種連携に影響した要因／5　職場における多職種連携の状況の評価／6　多職種が参加する研修の経験と意義／7　小括

　第2節　医療法人財団健和会における多職種連携（第2調査）　100

　　　　1　調査対象の概要／2　カンファレンスの種類と時代による変遷／3　多職種連携のあり方の変化／4　多職種連携に影響した要因／5　職場における多職種連携の状況の評価／6　多職種が参加する研修の経験と意義／7　小括

　第3節　医療機関における多職種連携の展開の特徴　148

　　　　1　2病院における多職種連携の発展過程／2　多職種連携がうまく機能しているかの状況評価／3　2病院における多職種研修

第3章　連携状況評価尺度と多職種研修――病院職員への量的調査 ……175

　はじめに　175

　第1節　調査の目的と方法　175

　　　　1　調査の目的／2　調査対象／3　質問項目

　第2節　分析方法　178

　第3節　結果　179

　　　　1　回答者の概要と属性／2　多職種研修の参加経験者率とその属性別の比較／3　職場の多職種連携状況を評価する尺度の検討

　第4節　考察　199

1　調査回答者の属性についての小括／2　職場における多職種研修への参加状況についての検討／3　「職場の連携状況評価」尺度／4　属性ごとの「職場の連携状況評価」尺度の比較／5　「職場の連携状況の評価」に関する個人要因と職場要因／6　職場における多職種研修の影響

　第5節　小括　208

第4章　IPEの長期的効果と職場の影響 …………………………211
　はじめに　211
　第1節　調査の対象と方法　213
　　　1　対象／2　調査の方法／3　分析方法／4　倫理的配慮
　第2節　調査結果　215
　　　1　回答者の属性／2　結果
　第3節　考察　229
　　　1　このワークショップ参加者を対象とした先行研究／2　本調査の特徴／3　多職種連携の必要性と困難性／4　ワークショップの意義と限界／5　IPEの必要性とタイミング
　第4節　卒前教育と保健医療福祉現場における「連携」について　234

終　章　病院における多職種連携とIPEの可能性 …………………237
　第1節　総合考察にあたって　237
　　　1　本研究の目的／2　動機と背景／3　本研究の枠組み／4　先行研究の到達点と政策動向
　第2節　地域医療で多職種連携をどう構築するか　240
　　　1　地域医療における多職種連携はどのように発展してきたか／2　多職種連携はどのような要因に影響されるか／3　職場における多職種連携状況を，働き手はどのように捉えているか／4　IPEは，職場の連携状況にどのような効果をもたらしうるか

目次

第3節　効果的な多職種連携とその構築　249

1　援助課題の複雑化による多職種連携の要請／2　効果的な多職種連携の条件／3　多職種連携に影響する要因／4　多職種連携を効果的に構築するために／5　IPEに求められる課題

おわりに　259
初出一覧　263
図表一覧　264
文献表　267
事項索引　285
人名索引　298

序　章　本書の目的と研究の枠組み

1　研究の目的と問い

　本書の目的は，地域医療に取り組む医療機関における多職種連携の発展過程，有効性と限界，影響する要因，効果的な連携の進め方を明らかにすることである．そのために，佐久総合病院（長野県）と医療法人財団健和会（東京都・埼玉県）をフィールドとして，質的調査と量的調査によるトライアンギュレーション（混合研究法）を行う．
　研究目的を追究するために，下記の4つの問いをたてる．
　① 地域医療において多職種連携はどのような過程で発展してきたか
　② 多職種連携はどのような要因に影響すなわち促進または阻害されるか
　③ 職場における多職種連携の機能する状況は，働き手の目線からどのように捉えられるか
　④ IPEは，職場における連携状況にどのような効果をもたらしうるか
　その際，筆者が35年間働いてきた医療現場の変化の過程と，そこで働く人々の実践知に足場をおいて，実証的で実践的な検討を行うことに，意味があると考えている．
　これらの前提となる筆者の問題関心は，以下のとおりである．
　第1に，なぜ病院における多職種連携を研究するかの意図を述べたい．近年，病院におけるチーム医療と「地域包括ケア」における多職種連携が，診療報酬と介護保険の制度によって後押しされている．実は，こうした動きのはじまりは，少なくとも1950年代以前に遡ることができる．この動きは，多方面，多岐にわたる社会的ニーズや，保健・医療・福祉をめぐるさまざま

序　章　本書の目的と研究の枠組み

なステークホルダーの行動などの背景をもっている．

　一般に「チーム医療」は医療機関，「多職種連携」は地域福祉や在宅介護，在宅医療で，それぞれ用いられる用語であるが，医療機関を対象に多職種連携を検討する上では，両者の違いと重なりを明らかにしておく必要がある．

　今回，調査する医療機関は，どちらも地域社会のニーズに応える地域医療の側から，医療のみならず介護と福祉分野でも事業を構築してきた「保健・医療・福祉複合体」（二木　1990；二木　1998）である．これによって保健・医療・福祉を横断する概念として多職種連携を論じることが可能になると考えられる．

　第2に，多職種連携の実践知について，連携状況の評価や促進／阻害要因に着目する理由である．多職種連携は，保健・医療・福祉の質を上げるための手段である．連携することにも，おそらくメリットとデメリットがありえる．連携できているかどうかもさることながら，連携によってどのような効果が上がっているか評価する必要がある．

　連携状況の評価方法については，第1章で先行研究の到達点を検討するが，本書では，病院における多職種連携を経験した人たちの実践知から，評価する方法を探索してみたい．

　評価方法を定めることができれば，多職種連携に影響する要因，促進／阻害要因に迫ることができるはずである．

　要因を，連携を担う働き手の要因とそれを取り巻く環境要因に分けて考えるならば，このうちの働き手の要因について，連携のための能力（コンピテンシー competency または competence）が盛んに論じられている（Barr　1998; CICH　2010; IPEC　2011; Sakai　2016 ほか）．一方，Cannon-Bower らは，個人の能力（individual competency）と集団の能力（team competency）を区別した（Cannon-Bower　1995, 335, Figure 10. 1.）．[注1]

　本書では，環境要因と個々の専門職と集団の能力要因のうち，前者では職員間・職種間の関係や職場運営などのミクロ・レベル，各病院の事業展開，人材育成などメゾ・レベル，そして保健医療福祉の政策などマクロ・レベル

を視野において，連携の促進／阻害要因を検討する．

後者については「チーム・アプローチのコンピテンシー」と「チーム・コンピテンシー」について検討する手がかりとして，働き手が，自分の所属する集団（職場）の「チーム・コンピテンシー」をどう見ているか（連携に関する状況判断）に着目する．

第3に，多職種連携の進め方の中では，世界的に注目されている多職種連携教育 IPE に着目し，その意義，役割と適用限界について検討する．

IPE は，連携の質を高めるための教育手法の一つであり，多職種連携へのニーズの高まりを背景に，日本では 2000 年代から保健・医療・福祉系の教育機関で盛んに取り組まれるようになった．一方で，保健・医療・福祉事業所の人材育成すなわち，現任教育や卒後教育でも，実は 2000 年よりもかなり前から行われてきている．いわば 2 つの IPE の異同と関連，保健・医療・福祉の現場における多職種連携との関係も検討すべき点となる．

2　研究の枠組み

以上について，本研究では 4 つの調査を実施する．調査の狙いと，調査結果に基づく総合的考察の研究枠組みは，以下のとおりである．

2-1　病院における多職種連携の発展過程と影響する要因，職場の連携状況——農村と都市の病院での質的調査（第 1・第 2 調査）

この 2 つの調査は，主として，研究上の問いの①と②について，現場で働く人々の実践知を抽出しようとするものである．すなわち，筆者が働いてきた 2 つの医療機関で働いている 6 つの職種と，さまざまな世代にわたる職員に，インタビュー調査を行う．主として 1980 年代から現在までのチーム医療と多職種連携のあり方（1 つめの問い），多職種連携の状況の見定め方（2 つめの問い），それに影響する要因（3 つめの問い），職場で経験した IPE（4 つめの問い）について聴き取り，分析する．

序　章　本書の目的と研究の枠組み

調査は，医療法人財団健和会グループの，主としてみさと健和病院（埼玉県三郷市）と柳原病院（東京都足立区），長野県厚生連佐久総合病院グループの佐久総合病院本院，佐久医療センター（いずれも長野県佐久市），小海分院（長野県南佐久郡小海町）の職員の合計23名を対象とする．

筆者自身が，それぞれの病院で働く中で経験し，知っている事実も少なくない．調査にあたっては，語り手の話す内容を聴き取るだけでなく，それらの経験や知っている事実を示して，聞き手の語りを引き出すように努め，調査と結果の記述においてもそれらを活用して，内容を豊富にするよう試みる．

2-2　連携状況評価尺度の開発および多職種研修の実態と可能性――病院職員への量的調査（第3調査）

この調査は，2つの内容で構成される．1つは第1・第2調査で抽出した，自分が働く職場の連携状況を評価するための質問項目を用いて，職場における多職種連携状況評価尺度を開発すること（研究上の問いの3），病院で行われている多職種研修の参加経験を調査し（研究上の問いの4），連携状況評価尺度を目的変数，多職種研修の参加経験や，年齢，経験年数，職種，職場の種類，役職などの諸属性を説明変数に用いて，連携状況に与える影響を明らかにすること（問いの2）である．

2-3　IPEの長期的効果と働く職場の影響――学生時代にIPEを経験した保健医療福祉専門職への質問紙調査（第4調査）

第1～3調査は，医療機関で働く人を対象にした調査である．ここで，卒前のIPEと医療現場の多職種連携の関係をみるために，学生時代にIPEを経験した保健医療福祉専門職への調査を加える．調査内容は，卒前IPEが専門職としての連携にどのように影響するか，IPEを経験して専門職になった人たちが，仕事の現場で多職種連携についてどのような経験をし，IPEの必要性と限界についてどのように考えているかなどである．

この調査を加える事で，教育機関におけるIPEにまで研究の射程を延ば

し，地域医療における多職種連携の実態とつなげることで，問いの4をより立体的に検討することを可能とする．

2-4　研究の枠組み（図表序-1）

第1・第2調査では，農山村と大都市・郊外にある2病院における多職種連携，とくに多職種が参加するカンファレンスの変遷，多職種連携のあり方に影響する促進，阻害要因を，質的調査に基づいて分析・比較する．その上で，多職種連携の状況をそこで働く職員が評価するための質問項目を抽出する．第3調査では，第1・2調査で抽出した質問項目群を用いて「職場における連携状況の評価尺度」を開発し，職場の多職種連携の状況と，回答者の年齢，経験年数，役職，多職種連携教育の経験や，職種，職場などとの関連を分析する．第4調査では，IPEの長期的効果と限界について，検討する．

これらの調査に付された番号・記述の順番について述べる．調査対象はいずれも，筆者の働いてきた医療機関や研究所をフィールドとしている．本書の執筆にあたっては，筆者の実践の歴史的経過に従う記述方法も考えられた．しかし，ここでは，それよりも分析と考察の枠組みに即した論理的な順番を採ることを優先した．その結果，枠組みの中軸となる佐久病院での質的調査（第1調査），それを補強する健和会での質的調査（第2調査），これらを受けた佐久病院での量的調査（第3調査），さらに分析を補強するために，特定の病院職員ではなく，過去に実施されたIPEの参加者を対象にした質問紙調査（第4調査）という順序を採用した．

最後に，これらの3つの研究の結果による総合考察を行う．考察にあたっては，2つの意味での混合研究法を用いる．すなわち，第3章では質的研究（第2調査）と量的研究（第3調査）による混合研究法を取り，さらに全体として，方法と対象を異にする4つの調査を組み合わせて，4つの問いに迫るという意味での（広い意味での）混合研究法を用いる．その上で，多職種連携の促進要因，阻害要因をミクロ，メゾ，マクロの階層別に整理し，連携を構築するための方略を構造的に示すよう試みる．さらに，職場の連携状況評

序　章　本書の目的と研究の枠組み

図表序-1　本研究の研究枠組み

第2章 第1調査 第2調査	第3章 第3調査			第4章 第4調査	終章 総合考察
インタビュー調査	質問紙調査			質問紙調査	
佐久病院職員 健和会グループ職員	佐久病院職員			卒前IPEを経験した専門職	
多職種連携の経験 職場の連携状況評価 影響する要因	職場の多職種連携状況評価尺度の開発	多職種研修経験の調査	職場の連携状況に影響する要因の量的分析	IPEの長期的効果	効果的な多職種連携の進め方
質的調査	量的調査	量的調査	量的調査	質的調査	
RQ1 & 2	RQ3	RQ4	RQ2 & 4	RQ4	
地域医療において多職種連携はどのような経過で取り組まれてきたのか　多職種連携はどのような要因に影響すなわち促進または阻害されるのか	多職種連携の状況は働き手の目線からどのように捉えられているか	現任教育における多職種研修の現状はどうなっているか	多職種連携はどのような要因に影響されるか　多職種研修は職場の連携状況にどのような効果をもたらしているか	卒前IPEには，どのような長期的効果があるか　職場の連携状況はIPEの効果にどのように影響するか	

注：RQ＝リサーチクエスチョン．
出典：著者作成．

価尺度の適用可能性を検討する．

【注1】菊地はさらに，個人の能力を「専門性のコンピテンシー」と「チーム・アプローチのコンピテンシー」に分けている．そのうえで，個人の能力としての「チーム・アプローチのコンピテンシー」と集団の能力である「チーム・コンピテンシー」を区別し，「2つの概念が混在している」と指摘した上で，特に後者について「多職種チームの実践に合わせて，具体的な内容を明らかにする必要がある」としている（菊地　2004, 13-14）．

第1章　保健・医療・福祉と多職種連携
――先行研究と政策動向の検討

はじめに

　本章では，保健・医療・福祉における多職種連携について，前章で挙げた4つの問いについて先行研究で明らかになっている知見を探ると同時に，問いに迫る上での前提となる論点について，各種文献，先行研究の到達点を参照して整理，検討する．

　具体的には第1に，多職種連携という言葉，および関連する用語と概念を取り上げる．多職種連携は本研究の中心にある概念で，保健・医療・福祉の世界で盛んに使われている．しかしこの概念を示す複数の用語が混在し，それぞれの意味と解釈が定まっていない面があり，現状ではある種の混乱状況にある．本書で論じる上では，必要な範囲でこの用語の問題を検討し，概念と用語についての定義も示すこととしたい．

　第2に，多職種連携の効果と促進・阻害要因についての学問的な到達点を整理する．その際，これらを検討する上での基礎となる多職種連携の意義と類型についても検討しておく．この基礎作業は，第2章以降で行う調査において，多職種連携の効果とその促進・阻害要因に実証的に迫ることを可能にする．

　第3に，IPEの起源と発展の経過，教育目標，成果の評価，教育方法とマネジメントの意義について，この分野の到達点を検討する．IPEは多職種連携を構築する上での方略の1つであり，筆者は実践的にも理論的にも関心をもってきた．特に卒業前の学生に対する教育と，現任教育など社会人の人材育成の両面を視野に入れて，この分野の議論の到達点を検討しておく．あわ

せて，IPE 以外の多職種連携を構築する方法との関係も検討する．

第1節　文献および先行研究の収集方法

本研究では，用語と概念を検討するために，「チーム医療」「多職種連携・協働」「地域包括ケアシステム」「多職種連携教育」「専門職連携教育」「専門職間連携教育」に関する政府や WHO の行政文書，報告書，書籍について，これまで手元にある基本的な文献に加えて，各機関の Web サイトと日本福祉大学図書館 OPAC を用いて追加収集した．

また，多職種連携の「必要性と意義」「困難性と課題」「影響する要因」「モデル」「マネジメント」，IPE の「国際的な経緯」「日本における広がり」「教育目標」「効果とその測定尺度」について文献を収集した．上記の基本文献で引用・参照されているもののほか，専門雑誌として "Journal of Interprofessional Care"，『保健医療福祉連携』，『病院』，『医療と社会』，『看護管理』，『社会福祉学』，『総合リハビリテーション』，『訪問看護と介護』，『リハビリテーション医学』，『医学教育』のバックナンバー総目次にあたった．さらに，文献データベースとして日本語文献は国立情報学研究所学術情報ナビゲータ CiNii と医学中央雑誌 Web 版を，英語文献は Cochrane Library と PubMed を用いて，Review（総説）論文を中心に，必要な場合は原著論文・解説論文を補った．【注1】

以上の方法で，書籍35点，日本政府の行政文書・報告書21点，WHO の technical report 等6点，日本語論文74点，英語論文46点を収集し，検討した．

第2節　多職種連携に関する概念と用語の使われ方

1　多職種連携に関する概念と用語

　本書のテーマである多職種連携には，さまざまな表現がある．日本語では，多職種連携，専門職（間）連携のほか，多職種協働，専門職（間）協働も用いられている．また，チームケアやチームアプローチなどの言葉もよく目にする．

1-1　Interprofessional

　英語での表現について，Leathard A. は，interprofessional に類似する用語として，①概念に基づく（Concept-based）inter-disciplinary, Multi-disciplinary, Multi-professional, Trans-professional, Trans-disciplinary, Holistic, Generic, ②プロセスに基づく（Process-based）Joint planning, Joint training, Shared learning, Teamwork, Partnership, Merger, Groupwork, Collaboration, Integration など，③実行者に基づく（Agency-based）Inter-agency, Inter-sectoral, Trans-sectoral, Cross-agency, Consortium などを挙げている（Leathard　1994, 5）．

　この①の中で，inter- は2つの職種間，multi- はより広い職種間という意味が与えられる場合もあるが，重要なのは "inter-professional work relies on interactive learning"（多職種連携は，双方向の学習を必要とする）ことだとされる（Leatherd　1994, 6; Bar　1994, 105）．

　また，interprofessional という用語だけでなく，inter-disciplinary, multi-disciplinary などの表現も古くから用いられてきた．複数の職種が一緒に働くことを意味する用語としては，interprofessional work（IPW）という用語のほかに，interprofessional collaboration や collaborative practice と

いう言葉もよく使われている．

1-2　日本に紹介されたインタープロフェッショナル

　interprofessional work（IPW）および interprofessional education（IPE）という用語を，日本ではじめて紹介した池川らは，その論文でIPWには「専門職間連携」，IPEには「interprofessional 教育」という訳語を用いていた（池川ら　1998-1999）．その後発表されたこの分野の論文・書籍の主なものをみると，「インタープロフェッショナルワーク」と「インタープロフェッショナル教育」（吉本　2001；大塚ほか　2004），「専門職連携協働」と「専門職連携教育」（Barrら　2005），「専門職連携実践」と「専門職連携教育」（埼玉県立大　2009），「多職種連携」と「専門職の連携教育」（日本学術会議　2011）などの用語が用いられている．

　さらに，地域包括ケアシステムの構築が議論されるようになると，その過程で「多職種協働」（高齢者介護研究会　2004；地域包括ケア研究会　2013）や，「多職種連携」（地域包括ケア研究会　2009；同　2013；同　2016；同　2017）という言葉も用いられている．

　多職種か専門職（間）か，連携か協働かなど，概念的な議論があり，そのことについては後述する．こうした状況について，「多職種連携に関連する概念や用語は，様々に混乱して用いられている」という指摘もある（松岡　2013, 189）．

1-3　チームワークについて

　一般にチームは，集団とは異なる意味で用いられる．多職種連携という場合，そのメンバー同士の関係の緊密性には幅がある．

　例えば，Robinsは，集団（グループ）が「主として情報を共有し意思決定を下すために互いに交流する」ものを指すのに対して，チームは，「協調を通じてプラスの相乗効果（シナジー）を生む．個々人の努力は，個々の投入量の総和よりも高い業績水準をもたらす」とする（Robins　2009, 200）．

保健・医療・福祉の分野では，Barr による「協働はチームワークと同義語として扱われることがあるが，そうならないことを切に希望するものである．全てのチームワークは協働であるが，すべての協働がチームワークではないからだ．必要であれば，協働にはより広い範囲の実践者が関与する」（Barr ら　2005, 5) という指摘がある．

一方で，日本の医療ではチーム医療という言葉が古くから使われてきた．チーム医療も，複数の職種が一緒に仕事をする場合に用いられることがあり，多職種連携の一部を構成するのは確かである．「チーム」と「連携」「協働」という用語の使われ方，とくにそれがカバーする範囲，医療に限定されるのか，保健や福祉なども含むのかについては，次の節で述べる．

ここでは，チーム医療もまた多職種連携を意味するいくつかの用語に並んで，異同を検討する必要があることを確認しておきたい．

2　チーム医療と多職種連携の用例

2-1　チーム医療という用語の出現

チーム医療または医療チームという言葉は，戦後早い時期に使われるようになった．

早い用例としては，1948 年に GHQ 提供厚生省編纂「保健所運営指針」が，医療社会事業を「医療チームの一部門」として定義したことが挙げられる（日本医療社会事業協会　2003, 228)．その中に，医療社会事業を定義して「医療ならびに保健医療機関などの医療チームの一部門として，社会科学の立場から医師の診断を助けるとともに，疾病の治療，予防，更生の妨げとなる患者や，その家族の経済的，精神的，あるいは社会的諸問題を満足に解決もしくは調整できるように，患者とその家族を援助する一連の行為をいう」とした記述がある．こうした指針が示された背景には，「戦後の貧困から脱する時期」に「疾病と生活問題は密接に関係していた」ことが挙げられる

図表 1-1 チーム医療，多職種連携などに関する文献数の推移

	チーム医療	多職種連携
-1970	1	0
1971-1980	69	2
1981-1990	277	88
1991-2000	2613	2518
2001-2010	35705	40372
2011-2017	48580	60449

注：医学中央雑誌 Web 版で，チーム医療（または医療チーム），多職種連携（または職種間連携，専門職連携，多職種協働）で検索される文献数．

（野田　2011, 39）．

2-2　「チーム医療」と「多職種連携」の出現頻度（図表 1-1）

　ここでは，多職種連携を示す言葉の医学論文における出現頻度を見るために，「チーム医療」，「職種間連携」，「専門職連携」，「多職種連携」，「多職種協働」を検索語にして，医学中央雑誌 Web 版ですべての論文種類を対象にして検索される文献数の年次推移を調べた．

　各検索語で検索された文献でもっとも早く発表されたものは，「チーム医療」で検索された，赤星進ほか「総合病院精神科におけるチーム医療の経験」で，埼玉県医師会雑誌に掲載されていた（赤星ほか　1970）．

　「チーム医療」をタイトルまたは抄録に含む文献数は，1970 年代から一貫して増加傾向を示しているが，1990 年代から増加の速度が増し，1981〜1990 年 297 と 1991〜2000 年 1255 では 4.2 倍，1991〜2000 年と 2001〜2010 年 6509 では 5.2 倍に拡大している．

「職種間連携」を含む文献数も，類似した傾向を示す．「専門職連携」を含む文献は 2001 年を過ぎてから現れ，増加傾向にある．「多職種連携」を含む文献がはじめて出現するのは 1990 年代で，2000 年代に入って急速に増加している．「多職種協働」を同じく含む文献も「多職種連携」と似た増加傾向

を示す．「広義の多職種連携」として「専門職連携」「多職種連携」「職種間連携」「多職種協働」のいずれかを含む論文の数をみると，2000 年以降の増加は，「チーム医療」よりも極端で，1991〜2000 年 39 に対して，2000 年以降は 2001〜10 年 832 と，実に 21 倍に達している．

「チーム医療」と「広義の多職種連携」を含む論文数を比較すると，両者の比（前者／後者）は，1971〜80 年 57，1981〜90 年 99，1991〜2000 年 32.2，2001〜2010 年 7.8，2011〜2017 年 1.8 で，「チーム医療」が一貫して多いが，その差は縮小していた．

「チーム医療」と「広義の多職種連携」の両方を含む論文数をみると，1990 年まではなく，1991〜2000 年に 2，2001〜10 年 71，2011〜17 年 370 で，全年代の合計は 443 で「チーム医療」16605 の 2.7%，「広義の多職種連携」5518 の 8% を占めた．

以上から医学論文で見る限り，「チーム医療」は 1970 年代から増加しているのに対して，「職種間連携」は 1990 年代，「専門職連携」は 2000 年代と，遅れて増加しはじめている．また，「職種間連携」「多職種協働」は 2000 年代に急激に増加し，2010 年代には「チーム医療」に匹敵する頻度で使われるようになっている．そして，「チーム医療」と「広義の多職種連携」を含む論文のうち重複しているのは 1 割以下である．【注2】

2-3 "patient care team" と "interprofessional" の出現頻度（図表 1-2）

次に英語の文献について PubMed を用いて同様の比較を行った．

PubMed では，医学用語の見出し（Medical subject Headings: Mesh）に "patient care team" が導入されており（1968〜），これがチーム医療に対応すると考えられる．この言葉を用いて検索される文献は 1950 年以前からあり一貫して増加傾向を取っている．特に 1990 年代には，1981〜1990 年 5672 から 1991〜2000 年 17016 と 3 倍に急増し，それ以降も増加傾向が続いている．

一方，医療に限らずより広い分野にわたる "interprofessional" で検索され

図表1-2 patient care team, interprofessional, multi-disciplinary, multi-professional, inter-disciplinary を含む文献数の推移

	(1) patient care team	(2) inter professional	(3) multi professional	(4) inter disciplinary	(5) multi disciplinary	(6) (2)～(5) のいずれか
−1950	8	1	0	0	0	1
1951−1960	18	29	0	0	4	33
1961−1970	1107	321	2	4	4	2029
1971−1980	4683	5120	33	18	68	5237
1981−1990	5672	5808	123	30	206	6266
1991−2000	17016	9560	409	78	568	10765
2001−2010	19088	15561	1406	237	1582	18148
2011−	14033	11682	1877	472	2682	15257

注：PubMed で，*interprofessional, multi professional, inter disciplinary, multi disciplinary を検索語として得られる文献数．

る文献数も一貫して増加している．1970～80年代には "patient care team" の文献数を上回ったが，1990年代以降は "patient care team" よりは少ない数で推移している．同様の意味をもつ用語では，"multi-disciplinary" は1950年代から検索され，"interprofessional" よりは少ないが，10年間に2～3倍のペースで増加している．"multi-professional" と "inter-disciplinary" は60年代からあり漸増しているが，その数は "interprofessional" "multi-disciplinary" より少ない．"広義の interprofessional" として，"interprofessional"，"multi-professional"，"inter-disciplinary"，"multi-disciplinary" のいずれかを含む文献数でみると，1990年代に激増しているが，1981～1990年 6266 から 1991～2000年 10765 と 1.7 倍であり，"patient care team" の増加速度を下回る．【注3】

「patient care team」と「広義の interprofessional」を含む論文数を比較するために，前者／後者の比を見ると，1950～60年代には後者が前者の2倍近くあったが，1970～80年代に差は縮小し，1990～2000年代には逆に前者が後者を上回り，2010年代に再逆転して，2011～2017年には0.92となっていた．

また，"patient care team" と "広義の interprofessional" の両方を含む文

献数は，全年代を通じて増加傾向にあり，その総数 6860 は"patient care team"の総数 61625 の 11%，"広義の interprofessional" 57736 の 12% であった．

　PubMed で検索される論文数で見る限り，"patient care team"も"広義の interprofessional"も，ともに 1950〜60 年代から増加し，1980 年代までは後者の文献数が多かったが，1990 年代に"patient care team"が急増した．2000 年に"広義の interprofessional"がキャッチアップし，2010 年代に再び"patient care team"を上回っている．また，"patient care team"と"広義の interprofessional"の重なりはそれぞれの約 1 割で，医学中央雑誌 Web 版による調査の重なりと同程度ないしやや大きいといえる．

　以上から，医学中央雑誌 Web 版と PubMed で検索される文献数の傾向を比較すると，前者すなわち日本語の文献数では，1970 年代から 1990 年代までは「チーム医療」が「広義の多職種連携」を上回っていたが，2000 年代に「広義の多職種連携」が急増し，両者は拮抗しつつある．それに対して，英語の文献数では，"patient care team"と"広義の interprofessional"の文献数の傾向はより複雑で，1950〜80 年代は後者が前者を上回り，1990 年代以降はそれが逆転し，2011 年以後で再度逆転している．また，年代を追っての比較で，日本の「多職種連携」の文献数にある極端な急増は認められない．

　チーム医療 patient care team と広義の多職種連携 interprofessional の両方を含む文献の重なりの比率は，日本国内と国際的な傾向がほぼ同様と考えられる．

　英語と日本語の文献の傾向を比較すると，前者では patient care team と Interprofessional 等の出現頻度が拮抗しているのに対し，後者では 1990 年代にチーム医療に関する文献が急増し，続いて 2000 年代に多職種連携に関する文献が急増していることが特徴的といえる．

第1章　保健・医療・福祉と多職種連携

図表 1-3　IPE または多職種連携教育に関する文献数の推移

年	IPE	多職種連携教育
−1960	0	0
1961–1970	6	0
1971–1980	10	0
1981–1990	19	0
1991–2000	83	0
2001–2010	667	65
2011–	2133	377

注：IPE は，PubMed で，interprofessional education/learning, inter disciplinary education/learning, multi disciplinary education/learning で検索される文献数．
多職種連携教育は，医学中央雑誌 Web 版で，多職種連携教育，専門職連携教育，専門職間連携教育で検索される文献数（2018 年 3 月 20 日現在）．

2-4　多職種連携教育 IPE に関する文献数（図表 1-3）

多職種連携教育 IPE に関する文献数の推移を，文献データベースを用いて調べた．

PubMed で検索語に，"interpfrofessional education" または "同 learning"，"multi-disciplinary education" または "同 learning"，"multi-professional education" または "同 learning"，"inter disciplinary education" または "inter disciplinary learning" を，title または abstract に含む文献数を検索したところ，全部で 1960 年代に 5 件出現し，その後 70 年代 10，80 年代 18 と 10 年間に 2 倍のペースで増加し，その後，90 年代 80，2000 年代 607 とさらに急激に増加している．

これらのうち，レビュー論文は 153 あり，1991〜2000 年 4，2001〜2010 年 45，2011〜2017 年 104 であった．このなかで Reeves らは，IPE のエビデンスについてレビュー論文の系統的レビューを行い，レビュー論文の統合作業 Synthesis of Review を行って（Reeves　2010a），数年ごとにこれをアップ

デートしている（Reeves　2015b; Reeves　2017）．

　多職種連携教育に関する文献を，医学中央雑誌Web版で検索したところ（検索語には"多職種連携教育"or"専門職連携教育"or"専門職間連携教育"or"インタープロフェッショナル教育"or"interprofessional教育"を用いた），多職種連携教育は2000年までは文献はみあたらず，2000年代に86，2010年代（2017年まで）に317と増加を示していた．

第3節　多職種連携に関する研究テーマの動向（図表1-4）

　チーム医療と広義の多職種連携に関する論文の動向をみるために，タイトルに「チーム医療」，「専門職連携」，「多職種連携」，「多職種協働」を含む総説論文を，医学中央雑誌Web版とCiNiiで検索し，重複を除いて集計した．

　これらの総説論文についても，チーム医療に関する文献が先行し，1990年代に4本（すべて「チーム医療」をタイトルに含む）が発表されていた．その後については，2000年代には33本（「チーム医療」31，「専門職連携」1，「多職種連携」1），2011年以降は23本（「チーム医療」19，「多職種連携」6，「多職種協働」3）であった．

　これらの論文のタイトルと抄録で内容を検討し，分類したところ，①特定の疾患か診療技術に関するもの，②特定の職種か診療領域に関するもの，③多職種連携等そのものに関するものに分けることができた．

　1990年代には全ての総説論文が①特定の疾患か診療技術（歯科，糖尿病，リエゾン精神医学，頭頸部癌）に関するものであった．2000年代は，①（口唇口蓋裂，小児慢性不全，がん，糖尿病，院内感染，喘息，心臓カテーテル，HIV感染症，アレルギー，慢性心不全，鬱病）と，②特定の職種か診療領域（管理栄養士，精神保健福祉，クリニカルパス，栄養管理・栄養サポート，臨床検査，事故防止，呼吸サポート）が大半を占めたが，③多職種連携等そのものに関する5本の総説論文（チームケア研究，専門職連携教育，チーム医療の理論的基盤，患者の主体化，チーム医療の理念と現実）が発表されていた．2011年以降

図表 1-4　チーム医療，多職種連携等に関する総説論文の傾向

	チーム医療	多職種連携	テーマ		多職種連携等
			疾患，診療技術	職種，領域	
1991-2000	4	0	歯科 糖尿病 リエゾン精神医学 頭頸部ガン	高齢者の在宅医療	
2001-2010	29	3	口唇口蓋裂 小児慢性腎不全 頸部癌，口腔癌 乳癌 がん 糖尿病 院内感染 喘息 心臓カテーテル HIV 感染症 アレルギー 慢性心不全	管理栄養士 クリニカルパス 栄養管理・栄養サポート 臨床検査 居宅療養管理指導 チーム腫瘍医学 精神保健福祉	チーム医療の理論的基盤 患者の主体化 チーム医療の理念と現実 チームケア研究 多職種連携教育
2011-	17	7	口唇口蓋裂 がん化学療法 周術期感染管理 口腔ケア 下肢救済 肥満 腎移植 がん心理的支援 末梢動脈疾患 周産期精神障害	感染制御 薬物血中濃度モニタリング 共同薬物治療管理 患者アドボカシー 看護 アルブミン自給推進 スクールカウンセラー 看護 口腔機能維持 スクールカウンセラー 転倒予防 歯科保健	実践・研究・教育 多職種連携教育 倫理的感受性 カンファレンス

注：タイトルにチーム医療，専門職連携，多職種連携，多職種協働を含む総説論文数（医学中央雑誌 Web 版および CiNii による）．

も同様で，①（感染制御，癌化学療法，周産期感染，いじめ，口腔ケア，フットケア，精神障害者の周産期，下肢救済，腎移植，がん，末梢動脈疾患，アウトブレイク，認知症ケア，漢方薬），②（薬物血中濃度モニタリング，共同薬物治療管理，薬剤師，アルブミン自給推進，看護，口腔機能維持）が大半を占めたが，③（実践・研究・教育，倫理的感受性，カンファレンス）も発表されていた．

これらのテーマを概観すると，病棟医療，外来医療，救急医療のさまざまなトピックについて論じられてきているといえる．

これらのほかに，在宅医療，在宅ケアに関する原著論文も発表されている（辻 2000 など）．

第4節　多職種連携の背景と経緯

1　多職種連携の必要性

1-1　援助課題の複雑化

多職種連携が必要になった背景として，大塚らは，少子高齢化，医師不足や看護師不足などによる「医療崩壊」，社会保障財源の制約，保健医療福祉の専門分化を挙げている（大塚ら 2009, 2-6）．また，松岡は，多職種連携が求められた要因として，医療の社会的側面，専門分化，健康転換，ケアの質と安全性，患者中心，消費者保護，コスト，医療過疎地域を挙げている（松岡 2013, 181-183）．

これらの社会的な背景をより広げて，①疾病構造の変化，②生活課題の多重問題・複雑化，③医療技術革新，④援助職の専門分化，⑤医療機関の大型化と機能分化，⑥不連続な制度設計下での援助ニーズの拡大，⑦社会における葛藤と軋轢などを挙げることができる（藤井 2018a）．

松岡の指摘する，医療の社会的側面の例として，患者となる人々の生活課

題の多重問題化，複雑化を社会福祉援助の分野で指摘したのが窪田である．すなわち，個人生活の変化が問題の発生よりは経済発展の現れとされたこと，消費生活の変化が生活上の便利さと生活の社会化と「個化」を同時進行させたこと，そこで現れる問題は特殊個別な問題とされ，家族の変化，地域社会の変動，地域生活の分断がもたらされた．その結果，多重問題ケースが「地理的にも組織的にもばらばらの援助機関によって対応され，その全体像を援助者の誰も知らないということになり，1つの機関の失敗が別の機関によって幾度も繰り返されることになり，それが事態をいっそう悪化させる」ことになったとする指摘である（窪田 1993, 157-158）．

Leatherd も，interprofessional work を求めるニードには，医療と福祉サービスが複雑さを増していること，知識の増加とそれにともなう専門分化，資源の合理的利用などが挙げられるとし（Leatherd 1994, 7），ここには医療的ニーズと社会的ニーズが包含されている．

こうした複雑性にどう対応するかについて，Barr らは，専門職に対して3つの選択肢をつきつけられるとしている．その選択肢とは，① 自分自身の許容範囲の中で働き，それ以上の広い問題には取り組まない，② たとえ必要な教育や経験や専門知識はなくとも，それらの限界を超えて働く，③ より広い問題に取り組むため，適切な資格を持った他の専門職と協働する，である（Barr 2005, 4）．

1-2 当事者主権

患者中心，消費者保護については，当事者主権の考え方と運動が，多職種連携に課題を提起していることも指摘されている．上野，中西によれば，「ニーズの帰属する主体」である当事者（上野 2011, 67）が「自分の身体と精神に対する」「自己決定権」をもつ（中西・上野 2003, 3-4）とする考え方が，当事者主権である．そして，これは「専門家主義への対抗として成立した」（上野 2011, 67）としている．

「要介護状態になっても，可能な限り，住み慣れた地域や自宅で生活し続

図表 1-5　年表　戦後日本の保健・医療・福祉職制度の拡大

年	現在の資格名	根拠となる法令
1883（明治 16）	医師，歯科医師	医師免許規則
1889（明治 22）	薬剤師	薬剤師試験規則
1899（明治 32）	助産師	産婆規則
1915（大正 4）	看護師	看護婦規則
1941（昭和 16）	保健師	保健婦規則
1948（昭和 23）	栄養士，あん摩マツサージ指圧師，はり師，きゅう師，柔道整復師	栄養士法，あん摩マツサージ指圧師，はり師，きゅう師，柔道整復師等に関する法律
1949（昭和 24）	歯科衛生士	歯科衛生士法
1951（昭和 26）	准看護師，診療放射線技師	保健婦助産婦看護婦法，診療放射線技師法
1955（昭和 30）	歯科技工士	歯科技工士法
1958（昭和 33）	臨床検査技師	臨床検査技師等に関する法律
1966（昭和 41）	理学療法士，作業療法士，管理栄養士	理学療法士及び作業療法士法，管理栄養士学校施行規則
1971（昭和 46）	視能訓練士	視能訓練士法
1987（昭和 62）	社会福祉士，介護福祉士	社会福祉士及び介護福祉士法
1988（昭和 63）	義肢装具士，臨床工学技士	義肢装具士法，臨床工学技士法
1991（平成 3）	救急救命士	救急救命士法
1999（平成 11）	言語聴覚士，精神保健福祉士，介護支援専門員	言語聴覚士法，精神保健福祉士法，介護保険法
2017（平成 29）	公認心理師	公認心理師法

出典：1）戦前のものは厚生省医務局「医制八十年史」年表 p845-873.
　　　2）戦後のものは電子政府の総合窓口 e-Gov（http://elaws.e-gov.go.jp/search/elaws Search/elaws_search）2017 年 12 月 3 日アクセス．
注：1）各年は根拠法の，戦前は公布年，戦後は施行年．ただし介護支援専門員は第 1 回介護支援専門員実務研修受講試験の実施年．
　　2）公認心理師法は施行されているが，2017 年現在未実施で，2018 年中に実施予定とされている．

け」，「人生最後のときまで自分らしく生きてい」けるという地域包括ケアの考え方（地域包括ケア研究会　2010, 4）に，当事者主権の考え方の影響を認めることも可能である．

　一方で，当事者（サービス利用者，患者，クライエント）が，多職種連携に参加するかどうかについて，論じられた文献は少ない．吉池らは，精神保健福祉実践における「連携」の概念について検討した文献研究の中で，「連携

の主体と援助の主体，援助過程とクライエントの参加の関係を整理する必要がある」としている（吉池ら　2009, 109–110）.

　Leathard は，専門職（professional）は，一定期間の訓練，専門職団体によって認定・資格を得た者で，専門知識と倫理的規範を身につけているとされるが，そうした専門職側の主張には疑問も問題もあるとしている．多職種連携の分野では，専門職，非専門職，ケアの受け手，ボランティアの全てが関連しうるので，inter-professional という言葉自体が信頼性を失いはじめているとも指摘している（Leatherd　1994, 7）.

1-3　専門職制度の拡大（図表 1-5）

　保健・医療・福祉に関する専門職の種類は，各年代を通じて増加してきた．戦前から資格制度があったのは医師，歯科医師，薬剤師，助産婦，看護婦，保健婦（いずれも当時の名称）である．これらに加えて，敗戦後〜1940 年代に栄養士，あん摩マッサージ指圧師，はり師，きゅう師，柔道整復師，歯科衛生士，1950 年代に准看護婦，診療放射線技師，歯科技工士，臨床検査技師，1960 年代に理学療法士，作業療法士，管理栄養士，1970 年代には視能訓練士，1980 年代に社会福祉士，介護福祉士，義肢装具士，臨床工学技士，1990 年代に救命救急士，言語聴覚士，精神保健福祉士，介護支援専門員，2010 年代には公認心理師の資格制度が定められている．

2　日米におけるチーム医療の歴史の時期区分

2-1　チーム医療の「萌芽期」から「絶頂期」まで

　医療チーム health care team の歴史は 1910 年代のアメリカ合衆国に遡ることができる．Flexner report に象徴される，科学・技術を基礎としたアメリカ型の病院システムづくりが推し進められたこの時代（Flexner era）から 1940 年代にかけての時期を，Brown は fitful growth の時代（萌芽期（松岡に

よる））と呼んだ（Brown　1981, 5；松岡　2013, 182）．

　第2次世界大戦後から1960年代後半までを，同じくBrownは，High Tide（絶頂期（同じく））と呼んでいる（Brown　1981, 9；松岡　2013, 182）．日本でも，チーム医療（医療チーム）という用語の用例が1958年に確認できること，その後，1960年代から医療のさまざまな分野で実践と議論が積み重ねられてきた経緯には，既に触れた．

　Tsukudaによると，この時期はさらに区分される．すなわち，1940年代後半〜50年代は在宅医療，精神医療，リハビリテーション医療などでチームによるケアが立ち上がった時期であった．1960〜70年代には，包括的ケア（comprehensive care）と地域ケア（community based care）が広がっていった．高齢者や貧困者を対象とした社会保障制度が拡充され，メディケアやメディケイドに結実していったことがその裏付けでもあった．同時に，チームの目標の欠如や職種間の対立・衝突などの問題も指摘されるようになったとされる（Tsukuda　1998, 22-25）．

　日本でも，1940年代に「保健所運営指針」（GHQ提供厚生省編著　1948）で医療チームへの言及がある．リハビリテーション医療については，1961年の厚生白書がリハビリテーション技術者の養成の必要性に触れ，1962年の同白書が，第1章4（4）専門技術者の不足で，「医師，看護婦のほか機能訓練士，職能療法士，言語療法士，診療療法士，社会事業担当者などの専門技術者を」確保，配置することが「リハビリテーション施設運営のための必須条件」としている（厚生省　1962；上田　2013 16）．

2-2　「再評価期」の変化

　Brownは，1981年の著作で，1970〜80年代をチーム医療のre-evaluation（再評価期）と呼んだ（Brown　1981, 16）．実際，1980年代には，日本の文献でもPubMedでも，チーム医療と多職種連携に関するものの数は，1970年代と同じ水準にとどまっている．その意味でこの時期を「一時衰退」（松岡 2013, 182）とする議論もある．

第1章　保健・医療・福祉と多職種連携

　Tsukuda は，この時期にチームの臨床的な重点が変化したとする．つまり，1970 年代後半から health care team をめぐる議論テーマが，プライマリケア，地域を基盤とする包括的，家族を中心とするケアから，特定のニードをもつ集団に移って，家族計画，血液透析，子どもの虐待，ホスピス，外科治療，がん治療などに焦点が移っていったと指摘している（Tsukuda 1998, 27-28）．

　この時期のチーム医療に関する日本の文献のテーマを見ると，精神医療，栄養管理，看護，リハビリテーションなど，医療のさまざまな分野にわたっている．チーム医療が多彩な分野で語られるようになっていったと見ることもできる．例えば，精神医療では 1970 年代の初期からチーム医療を論じた文献が見られており（赤星　1970），専門誌での議論も行われていた（高臣 1976 ほか）．リハビリテーション医療でも，チームワークの重要性について項目を充てるテキストが現れている（上田　1971, 5：砂原　1977, 89-96）．

　病院の管理運営で，この時期に，医療チームが重要な課題になっていたことを示す文献として，「チーム医療と医療チーム」と題した砂原茂一（前国立療養所東京病院）と若月俊一（厚生連佐久総合病院）の対談が挙げられる．そこでは，医療関連職種（allied health profession）の出現と増加，専門分化の問題点，総合化とインテグレーションの必要，全人間的な医療のための教育の必要性，チーム医療における医師の役割，診療面とソーシャルあるいはジェネラルな仕事の結合，そのための住民とのコンタクト，開発途上国の課題，診療所から各種の規模の病院の協力，病院経営の課題，地域社会で活動する医療関係職種の必要性など，チーム医療の枠を超えて，地域ケア全体について語られている（砂原ら　1979）．

　この時期に芽生えた重要なトピックとして，WHO によるプライマリ・ヘルス・ケア，"Health for All by the Year 2000"（Alma-Ata 宣言（1978 年））の推進を挙げる事ができる．これがヘルスプロモーションの分野での inter-professional work: IPW と，それを実現するための人材育成すなわち IPE の展開を準備した．その結実の 1 つが，1987 年のイギリスにおける the Centre for the Advancement of Interprofessional Education：CAIPE の設立といえる (Leatherd　1994, 20).

このように見てくると，1980年代を，チーム医療や多職種連携が一方的に衰退した時期ととらえるわけにはいかない．これに続く1990年代を，Brown は，チーム医療の再燃期と位置づけている．その時期については，項を改めて述べる．

3　多職種連携が注目される契機

1990年代に，アメリカでもイギリスでも，そして日本でも，多職種協働の必要性が社会的に強く認識されたきっかけには，医療事故の多発があり，あるいは子どもの虐待死などの事件があった．イギリスでは，これらの事件がともに多職種連携教育の推進を決定的にするきっかけとなった．その意味で，チーム医療と多職種連携をひと繋がりの課題として改革のニードが捉えられたと見ることができる．

3-1　児童虐待と多職種連携

英国において多職種連携の必要性が世論となったきっかけとして有名なものに，Victoria Climbie 事件がある．これは，2000年に当時8歳の少女 Victoria Climbie が虐待死した事件で，4つの自治体のソーシャルケア機関，3つの住宅サービス機関，2つの医療機関，2つの警察署，全国児童虐待防止協会の専門機関が関わっていた．それにもかかわらず彼女の命を救うことができなかったことが，社会問題となり，調査委員会が設置されて詳細な報告書が発行された（Laming　2003）．これに対する対策のひとつが，医療・福祉職の間の連携を強化するための IPE の徹底であった（埼玉県立大学　2009, 33）．

日本でも，児童の虐待死を防げなかった経験が，多職種連携教育の推進に繋がった例がある（高橋　2010, 22-23）．

3-2　医療事故と多職種連携

英国において多職種連携教育が強調されるきっかけとなったもう一つの有名な事件に，1990年代に社会問題化したThe Bristol Royal Infirmary事件がある．ブリストル王立小児病院で，心臓外科の手術によって死亡した子どもたちが12年間に100人以上に上り，死亡率は40％に達した（Department of Health　2001）．この事件の原因究明の過程で，「専門職間の協働の欠如，専門職内部の分離，連携プロセスにおける管理の欠如」が明らかとなり，IPEの推進につながったとされている（Barr　2005, 7-8）．

米国で医療における安全向上を目的として出された報告書「人は誰でも間違える」の中でも，「学際的訓練」の必要（Institute of Medicine　2000, 179）や，「臨床スタッフ間の協力」（Institute of Medicine　2001, 104）が提言されている．

日本でも，1990年代に入ると医療事故が社会問題化し，1990年代半ばからは医師不足・看護師不足による「医療崩壊」が話題になった．限りある人員の中で医療の質を保つための方策として，医療制度の側からもチーム医療が改めて注目された．

それがきっかけの一つとなって，診療報酬におけるチームワークの算定がはじまった．2002年の「褥瘡対策未実施減算」新設による褥瘡対策チームの普及が皮切りであった．2018年改訂の時点で褥瘡対策，緩和ケア，感染防止対策，呼吸ケア，介護支援連携，栄養サポート，リハビリテーション総合計画評価，糖尿病透析予防指導，精神科リエゾン，患者サポート体制，移植後患者指導管理，外来化学療法，在宅患者訪問褥瘡管理指導，認知症ケア，外来緩和ケア，退院支援，精神疾患患者訪問支援，抗菌剤適正使用チームの各加算があり，それぞれに2〜16の資格職が参加することが求められている．これらを推進する体制として，厚生労働省医政局にチーム医療推進会議が設置され，全国の多くの病院がこれらに取り組むようになっている（図表1-6）．介護報酬でも，生活機能向上グループ活動などで多職種が共同で実施した場

第4節　多職種連携の背景と経緯

図表1-6　診療報酬に位置づけられた課題別医療チーム

	職種																診療報酬収載
	医師	看護師	薬剤師	PT	OT	ST	管理栄養士	CW	ME	歯科医師	歯科衛生士	診療放射線技師	臨床検査技師	臨床心理士	社会福祉士	精神保健福祉士	
褥瘡対策	◎	◎	◎	△	△	△	△	△									2002
緩和ケア	◎	◎	◎	△	△	△	△				△			○	△		2002
感染防止対策	◎	◎	◎										◎				2010
呼吸ケア	◎	◎	△	◎					◎								2010
介護支援連携	◎	◎	○												◎		2010
栄養サポート	◎	◎	○			△	◎				△						2012
リハビリテーション総合計画評価	◎	◎	○	◎	◎	◎	○							△	△	△	2012
糖尿病透析予防	◎	◎	○				△										2012
精神科リエゾン	◎	◎	○			○								○		○	2012
患者サポート体制	◎	◎	△	△	△	△	△	△		△				△	△	△	2012
移植後患者指導管理	◎	◎	◎														2012
外来化学療法	◎	◎	◎														2012
在宅患者訪問褥瘡管理指導	◎	◎	◎				◎										2012
認知症ケア	◎	◎	○												◎	◎	2016
外来緩和ケア	◎	◎	○												○		2016
退院支援		◎													◎		2016
精神疾患患者訪問支援	◎	◎	○		○											◎	2018
抗菌薬適正使用チーム	◎	◎	◎										◎				2018
退院時共同指導	◎	◎	○												◎		2018

注：◎必須の職種，○必須ではないが記載のある職種，△制度にはないが参加している例のある職種．
出典：各年度の「診療報酬早見表」（医学通信社）をもとに筆者が作成．

合の加算項目があるが，2018年の診療報酬・介護報酬の同時改訂では，生活機能向上連携，生活行為向上リハビリテーション実施，看取り介護，褥瘡マネジメント，排泄支援，低栄養リスク改善，経口維持などに拡大された．

3-3　高齢者介護と多職種連携

　日本において多職種連携への注目をもたらしたもう一つの要因は，高齢者の介護が社会的な課題となったことである．このニーズを反映して，多職種連携のための政策も進められてきた．

　1980年代から地域医療・介護の現場ではさまざまな試みがなされ，それが制度・施策に反映され，制度化されたことによって普及し，それについて個々の地域や事業現場で工夫がなされ，それが再び制度に載せられるという営みが繰り返されてきた．訪問診療料（1986年）など在宅医療に対する診療報酬，社会福祉士・介護福祉士（1987年）などの専門職，老人保健施設（1988年），訪問看護ステーション（1992年），そして介護保険制度（2000年）などである．

　2011年には医療的支援の必要な高齢者・障害者を地域で支える医療と介護・福祉の連携を推進するために「在宅医療連携拠点事業」が開始された．この事業は，「多職種協働による在宅医療の支援体制を構築」することなどを目的に，グループワーク等の多職種参加型研修など8つの事業に取り組むもので，2011（平成23）年度には10箇所，2012（平成24）年度には105箇所が指定された．この事業を通じて「医療側から介護側へ積極的に連携を働きかけ」，「関係者間の顔の見える関係の構築，在宅医療，介護従事者等の多職種連携への理解の深まり等」の成果が得られたとされている（厚生労働省医政局指導課　2013, 3）．

　2015年度からはこの事業は「在宅医療・介護連携推進事業」として，全国の市区町村で実施されるようになっている．全国の1741市区町村を対象にした調査によれば，医療・介護関係者の研修は2015（平成27）年度は675，2016（平成28）年度は1060の市区町村で実施されるに至っている（厚生労働省老健局【注4】　2017, 32）．

3-4　地域包括ケアシステムと多職種連携教育

　近年では「地域包括ケアシステム」を推進する議論が活発である．地域包括ケア（システム）の概念と用語の使われ方については，二木がその経緯を綿密に検討している（二木　2015；二木　2017）．二木によれば，地域包括ケアには「保健・医療系」と「福祉系」の2つの源流があり，そこで使われる「地域包括ケアシステムという用語は2003年にはじめて用いられて以降2014年まで，変化・拡大・「進化」または試行錯誤し」（二木　2015, 3-4）つづけている．そして，地域包括ケア「システム」の実態はネットワークであり，「全国一律のモデルはない」（二木　2015, 7）．

　この経緯の中で，地域包括ケアにおける多職種連携と多職種連携教育の必要性には，早い時期から言及されてきた．例えば，地域包括ケア研究会の報告書では，2009年の報告書ですでに，「医療と介護の連携」の必要性を指摘し，「居宅介護支援専門員が適切なケアプランを作成できるための，他職種と連携した研修機会が不足している」としている（地域包括ケアシステム研究会　2009, 20）．同研究会の2010年の報告書では，「教育制度においても医療と介護の連携を推進するため，医療職（看護職員等）と介護職（介護福祉士等）が共同で教育・研修を受ける仕組み」の必要性を指摘している（地域包括ケア研究会　2010, 47）．同2013年の報告書では，「真の医療・介護の連携を推進するためには，多職種がともに学び，各専門職の立場から実践を振り返り，共有する多職種教育（IPE）を継続的に実施することも有効ではないか」としている（地域包括ケア研究会　2013, 23）．さらに，2017年の報告書では，「多職種連携教育（IPE）の必要性」という項目で，大学における教育と並べて，「専門職に対する研修の場の提供」すなわち現任教育におけるIPEにも触れている（地域包括ケアシステム研究会　2017, 21-22）．

　医療職と福祉職の人材養成については，「人材の最大活用のための養成課程の見直し」として，複数の資格に「共通の基礎課程を創設する」とする提言も行われている（厚生労働省我が事・丸ごと地域共生社会実現本部　2016, 14）．

ここでは，当初は医療職の例に看護師，准看護師，理学療法士，作業療法士等8職種，福祉職として，社会福祉士，介護福祉士，精神保健福祉士，保育士の4職種が挙げられている．

第5節　多職種連携の要因と効果

1　多職種連携のプロセス

1-1　連携の構成過程

Charlesらは，医療チームが影響を受ける要因間の関係について，Integrated Team Effectiveness Modelを示している．これによれば，「社会・政策的背景」は「事業体の状況（目標，構成，資源など）」を規定する．それが「仕事のあり方（マネジメント，相互関係，規模など）」に影響し，さらに「チームのあり方（意思疎通，協力など）」と「チームの心理社会的特性（凝集性，規範など）」に繋がる．その結果「チームの効果（客観的効果と主観的効果）」がえられるという構造が示されている（Charles　2006, 267）．

実際に多職種連携が構築される過程でいつでもこの順番を辿るとは限らない．Robinsによれば，集団には所属する組織の組織図で決定される（コマンド・グループ），ある職務を達成するための（タスク・グループ）などの公式集団と，それ以外の非公式集団がある．個人が集団に参加する理由は複数あり，安心感，ステータス，自尊心，親密さ，力，目標達成などが挙げられる（Robins　2005, 171-172）．

Hackmanは，チームの構造を，それが属する組織の中の環境，得られる指導や支援などとともに，チームの条件として挙げている．この場合の構造とは，任務が組織の目的にかなっていること，適切なメンバーで構成されること，メンバーが規範に基づいて行動することを指している（Hackman

1990, 9-12).

1-2　動的チーム（チーミング）

これに対してEdmondsonは，こうした「常設の」チームに対して，現在は「境界のある固定された集まりではなく」「安定したチーム構造をもたないまま一丸となって働き，協働する」チームが必要になっているとし，名詞のチームではなく，動詞としてのチーミングが必要になっているとする．動的な活動としてのチームの例として「勤務のたびにスタッフの配置が変わったり，患者ごとにメンバーが入れ替わったりする」救急医療のチームを挙げている（Edmondson　2012, 24-25）．

松岡もまた，多職種連携は「動的で常に状態を変化させるものであり，リーダーやメンバーの能力や構成，周囲のサポートなど，個人的・環境的要因が複雑に絡み合いながら展開されている」（松岡　2013, 192）としている．

1-3　多職種連携の困難性

連携の過程における困難性を指摘する文献も少なくない．

Barrは，「専門職間の関係を難しいものにしているさまざまな要因のうち，クライアントへの保健医療福祉サービスに影響を与える」ものとして，コミュニケーション不足，増加する専門職，複雑さへの対処，チームにおける働き方，幅広い連携，競争の解決，サービスの質の改善，保健医療福祉の労働力，教育の改革を挙げている（Barrら　2005, 1-10）．

また中島は，認知症のケアを例に挙げて，多様な職種が連携していくためには，それまでの「同質的な組織による安定的・静的な秩序」を，「綿密な相互関係を通して有効・効率的に仕立て上げていく」ような変化が必要で，その過程で「異質な個がぶつかり合う動的均衡を求めて自転する」ようになるとし，「連携の過程は常に関係者に何らかの葛藤や脅威を与え」ると論じている（中島　1999, 5）．

全国の訪問リハビリテーション事業所400箇所へのアンケート調査によれ

ば，訪問リハ，訪問看護，訪問介護，居宅介護支援で働く人の間で，互いから得ている情報と互いに期待している情報の間に差がある（日本訪問リハビリテーション協会　2016, 13-36）．この結果に基づいて，内藤は，「多職種協働を困難にしている要因は，業務の中での時間的，物理的な制約」だけでなく，訪問リハの過程で「共通の理解が醸成されにくい」とし，異なる職種間では「欲しい情報」も「リハに対する考え方」も，「異なるものだということそのものを理解することが大切」としている（内藤　2017, 30）．

　上山崎は，退院支援の業務について，地域連携業務を担当する部門で，退院調整看護師と医療ソーシャルワーカーが一緒に働く場面が増えていることを指摘したうえで，「2つの職種が同じ業務を担当するにあたって困難な状況を生み出す」ことがあると指摘している（上山崎　2010, 77）．

　多職種連携の困難性について，Critical Incident Technique を用いて 4 つの医療チームで働く 18 人の医療従事者を対象に行われた Kvarnström による質的研究では，チームの構成員がそれぞれ職種として典型的に行動しあった場合，構成員の専門知識が相互作用した場合，チームを取り巻く組織の影響が関係した場合の 3 通りの経過が抽出された（Kvarnström　2008）．

　細田は，チーム医療を担う者の志向性の中に，相克関係があることを指摘している．すなわち，細田は文献調査とフィールドワークによって，働き手の認識と実践を 4 つの要素つまり，専門性志向（「チーム医療」は各職種が専門性を発揮すること），患者志向（患者が中心であること），職種構成志向（複数の職種がかかわること），協働志向（複数の職種が，互いに協力していること）に分類している（細田　2012, 35）．その上で，「4 つの要素が互いに相容れない緊張関係にあったり，1 つを充足させようとすると，もう一つの充足は困難になったりする」場合があるとしている（細田　2012, 61-94）．

2 連携に影響する要因

2-1 多職種連携の促進要因／阻害要因

多職種連携に影響する要因に関しては，Martín-Rodríguez らが 1999～2003 年までに発表された 10 の実証研究をレビューした文献がある．ここでは，successful collaboration の決定要因として，①システム要因 systemic determinants（社会，文化，専門職，教育システム），②組織要因 organizational determinants（組織構造，組織の理念，管理者の支援，資源，協力の仕組み），③関係性要因 interactional determinants（連携する意思，信頼，意思疎通，相互の尊重）が挙げられている（Martín-Rodríguez 2005；野中 2014, 14）．

また，Vincent らは，統合医療における多職種連携について，37 の質的研究の系統的レビューを行い，連携を構築する上での組織的要素として，組織運営 governance（中心的役割，リーダーシップ，イノベーションの支援，接続可能性）と形式化 formalization（形式のツール，情報交換）を挙げている（Vincent 2012）．

さらに Van らは，薬剤師と GP（general practitioner）の連携を論じた一連の報告を行っている（Van 2007; Van 2011; Van 2012; Van 2013）．在宅医療などに関わる community pharmacist と GP の相互関係に影響する要因について，GP と薬剤師各々 15 人ずつへの聴き取り調査を行い，質的分析の結果 3 つの要因すなわち，関係性要因 interactional determinants（開かれた意思疎通，信頼と尊敬，共に働こうとする意思），働き手要因 practitioner determinants（専門職としての経験，役割についての共通認識，期待），環境要因 environmental determinants（働き手へのアクセスしやすさ，規則・約束事，多職種連携教育，報酬）を見いだしている（Van 2011）．この結果を踏まえて，Van らは，連携手段の使用頻度と使い方に関する尺度（Attitudes Towards Collaboration Instrument for Pharmacists（ATCI-P），Frequency of

Interprofessional Collaboration Instrument for Pharmacists（FICI-P））を用いて，1215人の薬剤師を対象にした量的調査を行っている．その結果，関係性要因が連携のもっとも強く影響する要因であるが，その要因は働き手要因に影響を受けていることが示されている（Van 2012）．

在宅医療などに関わる薬剤師 community pharmacist と GP の連携について，Bardet らのレビュー論文では，連携の鍵となる要素として，信頼，相互依存，理解と期待，スキル，連携への関心，役割の明確化，意思疎通を挙げている（Bardet 2015）．

日本語の文献では，田中らは，専門職43名，利用者・家族4名への聴き取り調査の結果から，6つの促進要因「理念上又は経験上「連携」の有効性を理解している」「良好なコミュニケーションによる情報の共有」「ニーズに応じた支援と利用者の満足度」「個の能力の向上」「組織・機関の質の向上」「支援状況の確認の場・仕組み」と5つの阻害要因「情報の欠如」「コミュニケーションの欠如」「利己的な状態」「個の能力不足」「脆弱な組織」を挙げている（田中 2010）．

また，野島らは，災害急性期の連携について，救護活動を行った経験のある看護師4人への聴き取り調査から，促進要因として「災害看護実践能力がある」「臨機応変な活動ができる」「良好な人間関係を構築する」「情報提供を継続して行う」の4つを，阻害要因として「状況への適応力がない」「相互理解が不十分である」「メンバー間で認識のちがいがある」の3つを挙げている（野島 2015）．

笹本らは，精神科単科病院の看護師4名への聴き取り調査から，多職種連携による学びのなかで「連携の促進要因の発見」（介入のタイミングを見計らう重要性，各職種の担当者の技量の見極めによる進捗の違い，カンファレンスの積極的活用による手応え，体験の分かち合いが可能にする相互理解）と「連携の阻害要因の覚知」（情報の共有不足による連携への困難感，専門用語が生み出す齟齬への気づき，努力に見合わないと感じる評価による足並みの乱れ）を見いだしたとしている（笹本 2015）．

和田は精神科病棟の看護師10名への聴き取り調査の結果から「共有化」「専門職性」「親和性」の不足を阻害要因として挙げている（和田 2008）．

以上をまとめると，多職種連携に影響する要因には，①環境要因：社会，文化，専門職，教育，アクセス，報酬制度など（Martín-Rodríguez 2005, Van 2011），②組織要因：組織の構造・理念，管理者の支援，資源，協力の仕組み，規則，リーダーシップなど（Martín-Rodríguez 2005；Vincent 2012；Van 2011；田中 2010），③関係性要因：意思，信頼，意思疎通，相互の尊重，ツールなど（Martín-Rodríguez 2005；Vincent 2012；Van 2011），④働き手要因：経験，共通認識，期待，個の能力など（Van 2011；田中 2010ほか）などを挙げることができる．

2-2 技術システム

環境要因と組織要因の中に，医療などの技術と技術システムがある．川上の「技術自体と技術システム」（川上 1986, 381-391）という概念装置によれば，地域医療や地域ケアは，医療技術・介護技術などの技術自体と，病院・診療所・介護施設などの技術システムで構成される．この概念を用いて二木は，医療チーム，各種医療施設や福祉施設間の機能分化や連携もまた医療技術システムであると指摘している（二木 1990, 120-122）．

技術自体と技術システムは相互に規制し影響しあうとするならば，多職種の連携のあり方は，医療技術・介護技術と，地域医療を取り巻く技術システムに影響されるということができる．

2-3 連携のコンピテンシー

関係性要因と働き手要因の中に，働き手の連携に関連する能力コンピテンシーがある．

Barr（1998）は，医療専門職に求められるコンピテンシーには，個々の専門職のもつもの（complementary），全ての職種で共有されるもの（common），専門職が連携するためのもの（interprofessional collaborative）の3

つのタイプがあるとした．3つめの多職種連携におけるコンピテンシーについて，その後，いくつかの団体によって概念が呈示されている．

Canadian Interprofessional Health Collaborative は，the National Interprofessional Competency Framework についての報告で，役割の明確化 Role Clarification, 患者／クライアント／家族／地域中心のケア Patient/Client/Family/Community-Centred Care, チームの機能 Team Functioning, 連携のためのリーダーシップ Collaborative Leadership, 職種間の意思疎通 Interprofessional Communication, 職種間の衝突の解決 Interprofessional Conflict Resolution の6つの領域 Domain を挙げている（CIHC　2010）．

また，Interprofessional Education Collaborative は，連携した実践についての価値観／倫理観 Values/Ethics for Interprofessional Practice, 役割／責任 Roles/Responsibilities, 職種間の意思疎通 Interprofessional Communication, チームとチームワーク Team and Teamwork の4つの領域 Domain があるとした（IPEC　2011）．

これに対して菊地は，連携のコンピテンシーには，個人のコンピテンシー（インディビデュアル・コンピテンシー）と集団のそれ（チーム・コンピテンシー）があるとした．前者は，各メンバーの，「専門性のコンピテンシー」と「チーム・アプローチ」のコンピテンシーを指し，チームのメンバーは2つのコンピテンシーをもつ必要がある．それに対して，チーム・コンピテンシーは，チーム全体がもつ「チーム・パフォーマンスを生むチームの特性」を指す（菊地　2004, 25-28）．

2-4　マネジメントの課題としての多職種連携

篠田は，多職種連携を実現するために「組織・チームが人，モノ，お金，情報，知識という経営資源を共有し，有効に活用することで，質の高いサービスを生み出す営み」として，チームマネジメントの必要性を強調している（篠田　2011, 13）．

3 多職種連携の効果とその評価

3-1 多職種連携のもたらすメリットとデメリット

多職種連携にはメリットとデメリットがあるとする言説もある．Leatherd は，多職種連携を実践することのメリット（advantages）として，①スタッフをより効率的に使い，②効果的にサービスを提供し，③仕事の環境をより満足できるものにし，④ケアの目的を十分に，そして経済的に達成できることを挙げている．逆にデメリット（pitfall）としては，①相談に時間がかかること，②管理や意思疎通にコストがかかる，③リーダーシップのスタイルの違い，④専門職間の用語や価値の違い，⑤分離された養成課程，⑥地位と給料の格差，⑦専門職と組織間の境界と帰属の衝突，⑧働き手がばらばらなまま，殆ど支援を受けられていないこと，⑨役割の不明瞭さ，⑩お互いへのネガティブな認識と潜在的な偏見を挙げている（Leatherd 1994, 8）．

才藤は「新職種によるチームワークが必要」なことをリハビリテーションの弱点とし（才藤 2003, 3），「チームワークは効率から考えた場合，必要悪である」と指摘している（才藤 2003, 4）．

3-2 多職種連携の評価尺度

多職種連携がメリットとデメリットのどちらをもたらしているのかは，評価が必要である．ここで，多職種連携の評価に関する文献を検討しておく．

日本の文献に関して，多職種連携またはチーム医療と評価尺度または評価基準を検索語に用いて，医学中央雑誌 Web 版で検索すると 13 の文献がえられた．これらのうち，連携状態の評価に関するものは 3 つで，いずれも福井らによる研究であった．福井らの尺度は，森田らの「緩和ケアに関する地域連携評価尺度」（森田 2013）をもとにしていた．森田らも，その後，より広範な対象でもちいるための「医療介護福祉の地域連携尺度」を開発していた

（阿部ら 2014）．さらに CiNii を用いて同様の検索をおこない，得た 6 文献を加え，ここでは 8 つの先行研究を検討する．

3-2-1「連携活動評価尺度」

筒井の開発した「連携活動評価尺度」は，地域福祉権利擁護事業に携わる専門員の実態調査のために開発されたもの（筒井 2003a；筒井 2003b）で，情報共有，業務協力，関係職種との交流，連携業務の処理と管理の 4 因子 15 項目からなる．いずれの項目も，連繋に関する行動を回答者が取っているか否かを問うものである．筒井らには，この尺度を用いて全国の保健師を対象に実施した研究もある（筒井ら 2006）．

3-2-2 「顔の見える関係尺度」

森田らは，「在宅で過ごすがん患者に関わる医療福祉従事者から見た連携の良さ」を測定するために，文献調査とインタビュー調査で作成したアイテムプールをもとに，7 つの下位尺度，計 35 項目からなる尺度を開発した（森田 2013）．

福井らは，この尺度を改変し「在宅医療介護従事者における顔の見える関係」を評価する 21 項目の尺度を開発した．これは森田らに従って，7 つの分類項目①他の施設の関係者とやりとりができる，②地域の他の職種の役割がわかる，③地域の関係者の名前と顔・考え方がわかる，④地域の多職種で会ったり話し合う機会がある，⑤地域の相談できるネットワークがある，⑥地域のリソース（資源）が具体的にわかる，⑦退院前カンファレンスなど病院と地域の連携がよい，で構成されている（福井 2014）．この尺度を用いた，過疎地域における医療・介護関係者 398 人を対象とした横断的質問紙調査では，「多職種で会ったり話し合う機会」の得点が低く，「他施設の関係者とのやりとり」「病院と地域の連携」が高いことが示されている．

一方，森田らはその後，がん患者に限定された項目などを除き，6 下位尺度 26 項目からなる「医療介護福祉の地域連携尺度」（阿部ら 2014）を開発

している.

なお,福井らはLeutzによる多職種連携の3つの段階Linkage-Cordination-full integrationによって,連携を評価する尺度としても3つの尺度を用いることを提唱している.上述した「顔の見える関係」尺度は,Leutzのlinkageに相当する第1段階の連携力を評価するものと位置づけられている.福井は,第2段階のcordinationに相当する能力を「連携意識力」と呼び,AndersonらのTeam Climate Inventory: TCI (1998)の短縮版（Kivimaki 1999）を翻訳した「連携意識評価尺度」で測定し,第3段階のfull integrationについては「在宅ケアにおける医療・介護職の多職種連携行動尺度」を開発している（福井　2015）.

福井らの3つの尺度のうち,「連携意識力」「連携行動力」は関係者の能力に注目しており,「顔の見える力」は,その基礎となる関係者間の関係性や情報共有の度合いを評価するものといえる.

3-2-3 「特定の相手とのチームワーク評価尺度」

成瀬らは,「『特定の相手』とのチームワーク」を評価する尺度（Relational coordination尺度）の日本語版（J-RCS）を開発している（成瀬ほか　2014）.この尺度は,Relational coordination theoryに基づく「どのような職種や個人から構成されるチームであっても,その時の回答者と周囲とのチームワークを評価できる自記式の尺度」（成瀬　2014, 566）とされる.J-RCSは,「特定の相手とのコミュニケーションの良好さ」4項目（コミュニケーションの頻度,タイミング,正確さ,問題解決的姿勢）と,「特定の相手との関係性の良好さ」3項目（仕事に関する目標共有,役割認識,尊重の態度）の合計7項目で構成されている.阪井らはこれを用いて,訪問看護師を対象に職種間連携と職場環境要因の関係を検討している（阪井ほか　2016）.

照屋らは,インクルーシブ教育の立場から,教育,福祉,医療,保健,労働,家庭の6分野について,連携機関・関係者,連携システムの構築,連携活動に関する18の質問項目で構成された尺度を開発している（照屋ら

2016).また,飯岡らは,チームアプローチに対する個人の評価を測定する評価尺度の原案を開発し,大学院履修生63人を対象に調査を実施し,開発を進めている(飯岡ほか 2016).

3-3 多職種連携への介入とその評価

Reevesらは,多職種連携を進めるための働きかけ方法に着目して,評価の内容を論じている.そこでは,働きかけ方法は,①関係性に焦点をあてる(多職種学習,コミュニケーションへの働きかけ),②プロセスに焦点をあてる(職員の人材マネジメント,ケアの一体化,ケースマネジメント,役割の変更),③組織に焦点をあてる(品質改善,認証,ケアの組織的再編成),④背景に焦点をあてる(政策の変更,資金)の4つに類型化されている(Reeves 2010b, 114-115).

その上で,働きかけの狙い(Targets)を,①連携のために投入される資源(Inputs),②連携のプロセス(Processes),③その結果(Outcomes),④連携が与えた影響(Impacts)の4つに分け,それぞれで評価する内容を示している.

その内容は,①投入される資源では,チームワークを改善するための研修,コンサルタント,新たなスタッフなどが評価の内容になる.②仕事のプロセスについては,メンバー間の相互関係に着目した変化が,③結果については,連携・協働の改善,意思疎通の豊富化,相談と意思決定の適切性・包括性が,④影響については,患者の生活における価値(健康状態,社会的統合,家庭での暮らしの継続など)の達成,働き手の仕事(満足度,ストレス,離職など)の改善が,同じく,評価の内容となるとしている(Reeves 2010b, 123).

4　連携のモデルと援助者間の関係

4-1　多職種連携の類型化

次に，連携や協働のあり方を類型化する議論について，検討する．

例えば，King は，リハチームについて，その形態を，medical model, multidisciplinary team model（多職種参加型），interdisciplinary team model（多職種連携型），transdisciplinary team model（超職種型）に分類している（King　1998, 280）．

菊地は，上述の King らを含む6つの文献をもとに，それらが言及している3つのモデルの違いに注目し，「多少の相違はあるが類似した内容になっている」として，次のように整理している．multidisciplinary は，「アセスメント，ケアプラン作成そしてケアの提供などが個別に行われ」ている．interdisciplinary は，「他の専門職とのコミュニケーションに重点が置かれ，アセスメント，ケアプラン作成そしてケアの提供などに多職種による協働・連携が行われている」ものである．transdisciplinary は，「多職種による協働・連携に加えて，『role release（役割解放）』と呼ばれる，意図的な専門職種間の役割の横断的共有の概念が含まれる」とされている（菊地　1999）．

一方，Reeves らは interprofessional チームワークを Teamwork, Collaboration, Coordination, Networking に類型化したうえで，relational（関係性による），processual（過程による），organisational（組織性による），contextual（背景による）という4つの概念枠組みを用いて検討している（Reeves 2010b）．

松岡によれば，「実際の多職種連携は，単純に類型化されるものではなく複雑であり，先述した5つの共通要素が多様なレベルで動いている」とされる（松岡　2013, 189）．

4-2 ケアの統合をめぐって

　また，連携の類型を発展段階として理解する議論もある．前田は，異なる分野が1つの目的に向かって一緒に仕事をすることを連携とした上で，「このような連携が強化され発展していくと，業務一本化に加えて，異なる組織や分野の一体化がなされる」とし，「連絡，連携，統合という3つの状態を発展段階的に理解することができる」と規定している（前田　1990, 13）．

　同様の議論は，武川による4段階の分類（①連絡，②調整，③協力，④統合）（武川　1997, 4-5），Leutzによる3段階レベル（連絡または連携Linkage, 協力または調整coordination, 完全な統合full integration）（Leutz　1999, 98 Table1）のほか，宮島（宮島　2012, 88-89），筒井（筒井　2013, 40-68）などにも見られる．

　一方，二木が行った「医療施設（病院・診療所）となんらかの保健・福祉施設の両方を開設している」「保健・医療・福祉複合体」の実証的な研究によれば，調整や連携の段階を経ずに事業間の複合（＝統合）が行われることが多く（二木　1998, 30-36），連携から統合に段階的に発展していくとは限らないことが示されている．

第6節　多職種連携教育IPEの動向と課題

1　IPEの定義と特徴

　IPEについてはCAIPE：the Centre for the Advancement of InterProfessional Educationによる定義（CAIPE　2002）があり，国際的に用いられている．すなわち，

"Interprofessional Education occurs when two or more professions learn with, from and about each other to improve collaboration and the quality of care"

IPE は 2 つ以上の専門職が，一緒に，お互いから，お互いについて学び，連携とケアの質を改善しようとすることである（藤井訳）.

2 IPE の国際的な経緯

WHO では，health care の人材を育成する上で team での教育が有効だとする議論は 1970 年代からされていた（WHO 1988）．当初は医療資源の制約が大きい開発途上国で医療人材を確保するための方略として受け止められる面もあった．

一方で，北米やヨーロッパなどの先進国でも，医療専門職の専門分化が進み，その連携協働が注目されるようになる．北米では 1960 年代から多様な医療専門職 allied health professionals が出現し，その教育が議論になっていた（Institute of Medicine 2013）．IPE を進める上で画期となったのは，英国における Centre for the Advancement of Interprofessional Education (CAIPE) の設立（1987 年）であった．

3 日本における IPE の広がり

日本の教育機関における IPE は，1972 年からはじまった藤田保健衛生大学のアセンブリ教育（藤田 1989, 184-201）などの先行例はあるが，本格的に広がってきたのは 2005 年度の「文部科学省特色ある大学教育支援プログラム」に，東京慈恵会医科大学と埼玉県立大学の IPE が採択されて以来である．ちなみに，日本に IPE という用語が紹介されたのは 1998 年（池川 1998）である．以後，多くの大学で IPE が開発されてきた．

2005 年に実施された，全国の保健・医療・福祉系教育機関を対象にした調査（回答数 128 学科）では，「他学部または他大学との協力関係」がカリキュラムに反映していると回答したのは 9 学科であった（大嶋 2009, 33；大嶋 2011, 473）．近年では，例えば，JAIPE 第 9 回学術集会（2016 年 8 月開催）

の抄録集に掲載されたIPEプログラム数だけで，10プログラム15大学32学部52学科（重複を除く，記述のない学科数は一部カウントされていない）に及ぶ．この20年間に，学生時代にIPEを経験して社会に出る人も，大きく増加していることになる．

　IPE経験者への調査も蓄積されている．医学中央雑誌Web版とCiNiiを用いて，多職種連携教育（または専門職（間）連携教育，インタープロフェッショナル教育）と成果（または評価，効果）をタイトルまたは抄録に含む原著論文を検索し，重複を除き，タイトルと抄録から連携教育の評価に関する論文を抽出したところ，該当する論文は37本あり（2018年1月現在），教育対象は30が学生，7が社会人であった．最も早く発表されたものは2006年（大塚　2006；高屋敷　2006）であった．

　学生を対象にしたプログラムについてみると，学部・学科数は1プログラムあたり2～9学科で，医学部を含むもの14，看護学部・学科26，歯学部4，薬学部9，理学療法学17，作業療法学18，言語聴覚学2，社会福祉学11，臨床検査7，放射線2，栄養3，介護，心理，養護教諭と栄養教諭が各1で，医学部と社会福祉学部の両方を含むものは4であった．教育効果の評価方法は，質問紙調査29（うち信頼性・妥当性の検証された尺度を用いたもの5），インタビュー調査4，提出物や記録物が3であった．これらの中で，経験者が社会人になった後のフォローアップ調査を行ったものは，見当たらなかった．

　2006年にはIPEの専門学会である，日本保健医療福祉連携教育学会（Japan Association for Interprofessional Education, JAIPE）が設立され，学術集会と学会誌の発行がはじまった．その後，IPEに取り組む教育機関は増加を続け，前述したJAIPE学術集会の報告者リストをもとに，インターネットで確認できたものに限って集計すると44のプログラムに延べ68の大学が参加している（2018年3月現在）．

4 IPEをめぐる論点

4-1 教育目標

　IPEの目標としては，学習者の実践的能力であるコンピテンシーが置かれることが多い．

　上述したとおり，IPEのコンピテンシー概念を提起したCIHC（2010）とIPEC（2011）のいずれも，Roleの項では，各専門職が自他の役割について認識し尊重し合うことが必要としている．またTeamの項ではチームマネジメントの方法を使うことを求めている．

　ただし，これらの文献ではチームのリーダーシップがどのように築かれるかについては，ほとんど言及されていない．

4-2 IPEの効果

　IPEの定義は多職種連携の改善を目的とすることを含んでいる（CAIPE 1997）ことから，IPEが医療現場における多職種連携の展開に影響する要因の一つであることが期待されているといえる．実際，IPEの効果測定は，国際的にこの分野の主要な研究テーマの一つである．

　効果を議論する際によく用いられるのが，教育プログラムを評価するためのKirkpatrickの4段階モデル（Thackwray　1997, 17-23；柴田　2014, 188）を，IPEのために修正した6段階モデル（Freeth et al. 2002, 14 Figure2）（IPE-Kirkpatrickモデル）である．

　これは学習成果を，反応（Level 1），態度や認識の修正（Level 2a），知識とスキルの習得（Level 2b），行動の変化（Level 3），組織的な実践の変化（Level 4a），患者にとっての利益（Level 4b）へと，個別的，概念的な成果から実践的，組織的なものへと段階的に分類したものである．本研究では，このIPE-Kirkpatrickモデルを，調査の結果を先行研究と比較するツールとし

て用いる.

学生時代の IPE の，医療現場における多職種連携の展開における意義を検討する上では，その個別的・概念的な成果（Level 1, 2a, 2b）よりも，実践的・組織的な成果（Level 3, 4a, 4b）に着目したいところである．しかしながら，IPE に関する Level3, 4a, 4b のエビデンスは，多いとは言えない（Reeves 2015a, 306）.

4-3 IPE の測定尺度

日本でも，教育機関からの IPE の成果を報告した論文は増加しているものの，卒前 IPE の効果・成果を検討した国内の 26 の実証研究のうち，学習者が社会人になって以降のフォローアップを含むものは，卒業後 1 年目を対象にした 1 研究のみである．報告の大半は，プログラム実施から比較的短期間に実施した近接的な評価に基づいているといえる．より長期を要する遠隔的な効果測定は，教育機関のみで測定することは難しく，卒業後のフォローアップ調査が必要である．もとより，我が国の教育機関が IPE に取り組み始めたのは比較的最近なので，卒業後 10 年以上たった IPE 学習者への調査は，まだほとんど存在しない.

さらに，医療現場における多職種連携の展開には，学生時代の IPE 以外に，複数の要因がある可能性が高い．むしろ，現場における IPE に影響する多要因を検討することで，IPE-Kirkpatrick Level3, 4a, 4b の成果を評価するための方法に迫ることができると考えることもできよう.

多職種連携教育の効果を論じたレビュー論文に，Zwrenstein ら（2009），Reeves ら（2013）などがある．参加者を対象に多職種連携教育の効果等を測定する目的で多くの評価尺度（スケール）が開発されているが，心理測定尺度としての信頼性や妥当性の検証がされているものは少ない．Thannhauser はこれらの条件を満たした指標として，RIPLS（Readiness for Interprofessional learning Scale）（Parsell 1999）と IEPS（Interdisciplinary Education Perception Scale）（Luecht 1990）を挙げている（Thannhauser 2010, 339）

が，ほかに AHCTS（Attitudes toward Health Care Teams Scale）（Helnemann 1999），JSAPNC（Jefferson Scale of Attitudes toward Physician Nurse Collaboration）（Hojat 1999）などがある．このうち日本語版が存在し信頼性・妥当性の検証がされているものに，田村らが開発した RIPLS 日本語版 19 項目（Tamura 2012），小味らによる JSAPNC 日本語版 15 項目（小味 2011），山本らによる日本語版 AHCTS 9 項目（山本 2012）がある．

教育の目標にコンピテンシー概念が用いられるようになり，コンピテンシー概念を示す評価尺度が開発されている．日本でも自己評価尺度として，酒井らの Chiba Interprofessional Competency Scale29 が信頼性・妥当性の検証を終えて発表されており（Sakai 2016），日本語版も公開されている（千葉大学大学院看護学研究科付属専門職連携教育研究センター 2018）．

これらは多職種連携教育の前後で，多職種連携教育への準備状況 readiness や認識状況 perception を比較するための評価尺度であり，各々特徴がある．RIPLS は回答者として学生を想定しており，すでに専門職として働いている人への調査では使いにくさがある．JSAPNC は看護師の医師に対する態度を問うもので，多職種を対象にしたものではない．IEPS の質問項目は，社会人でも違和感が少なく，日本の研究でもこれを用いた報告がある（阿部ほか 2015）が，日本語版での信頼性・妥当性の検証はされていない．それに対して，日本語版 AHCTS は，もともと医療機関で働く多職種のチームを対象にして開発されたスケールであり，日本語版での検証もされている．ただしこの検証の対象は看護職のみで構成されており，「複数の医療機関及び多様な職種を含む対象において…再検証する必要がある」「尺度項目の表現を日本語に馴染んだものにする必要がある」（山本 2012, 44）などの課題を残している．

4-4　日本における IPE の評価研究

医学中央雑誌 Web 版と CiNii で，多職種連携教育（または専門職（間）連携教育，インタープロフェッショナル教育）と成果（または評価，効果）をタイ

トルまたは抄録に含む原著論文を検索し，重複を除き，タイトルと抄録から連携教育の評価に関する論文を抽出した．

日本でIPEを実施し，その実施後，または前後に行った評価を報告した論文は，37本あり（2018年3月現在），最も早く発表されたのは2006年（大塚 2006；高屋敷 2006）であった．教育プログラムの対象は，30が学生，7が社会人であった．

学生を対象にしたものでは，参加した学部・学科の数は2～9学科で，医学部を含むもの14，看護学部・学科は26，歯学部4，薬学部9，理学療法学17，作業療法学18，言語聴覚学2，社会福祉学11，臨床検査7，放射線2，栄養3，介護，心理，養護教諭と栄養教諭が各1であった．医学部と社会福祉学部の両方を含んだものは4であった．

評価方法は，質問紙調査が29あり，信頼性・妥当性の検証された評価尺度を用いたものはその中の5（うち4はRIPLS）であった．インタビュー調査は4あり，提出物や記録物を用いた研究が3あった．

4-5 現任教育におけるIPE

医学中央雑誌Web版で，（多職種連携教育または専門職連携教育）と（職員教育または現任教育または人材育成または人材開発）を含む原著論文，解説論文，総説論文を検索したところ，24文献が得られた．これらの本文または抄録を確認し，日本の保健・医療・福祉の現任教育を扱っていたのは13文献であった．加えて，CiNiiで，同じ検索語を用いて検索したところ，得られた文献は0件であった．そこで，（多職種連携教育または専門職連携教育）を検索語に用いて得られた192の文献のタイトルと抄録を読み，日本における保健・医療・福祉の現任教育を扱っているものをピックアップしたところ，34文献がえられた（2018年3月現在）．

これらの文献リストをあわせ重複をのぞいた30文献を検討したところ，①事業所内でのIPEに関するもの8，②地域内の異なる事業所から参加するIPE14，③より広い地域の多施設から参加するIPE2，④大学院でのIPE4，

第6節 多職種連携教育IPEの動向と課題

⑤その他2（文献レビュー，評価尺度開発）（小味　2011）であった． 【注5】

①事業所内でのIPEについての文献では，病院での取り組みに関するものが6件あり，その内訳は，大学病院内の14職種が参加する研修（柴田2014），チーム医療研修を経験した看護師（佐野　2014），救命救急センターと集中治療病棟の医師，看護師，薬剤師，臨床工学技士，理学療法士108人を対象とした研修（皿田　2014），心臓リハチームの医師，看護師，薬剤師，臨床工学技士，管理栄養士，理学療法士，SWの事例検討など（北野　2014），PT，OT，STの新人11名の研修（寺山　2015），病院職員57名を対象にした退院支援教育（次橋　2015）であった．ほかには特別養護老人ホームの職員を対象にしたもの（酒本　2013），病院や施設など法人内の研修（森2015）であった．

②地域内の異なる事業所から参加するIPEとそれに関する文献は，地域内の組織による研修会が4で，その内容は，県が後援する「専門職連携推進会議」に59の事業所・機関が参加しているもの（小川　2014），医師会などの専門職団体によるもの（布施　2014；布施　2015；吉村　2015）であった．また，大学が支援して行われている3つの研修（文献数4）は，市内の10地域包括支援センター職員の研修会（井出　2011），複数の大学と県薬剤師会が開催するもの（安井　2011；安井　2016），大学が主催する研修会（朴　2011）があった．ほかに，有志のネットワークによる5つの研修（文献数6）（平川2014；藤田　2015；飯塚　2017；井階　2017；平川　2017-1；平川　2017-2）があった．

以上から，病院の職員が参加する多職種研修は，多職種連携を目的とした院内研修，課題別医療チームの研修，新人研修，事例検討会，専門職団体や大学などが行う院外の研修などに分けることができる．

第7節　本書で用いる概念と用語の定義

1　地域医療

　地域医療という言葉は，ある地域で活動している医療機関の配置，その地域で行われている医療の全体像という意味で用いられる場合と，地域社会を舞台にして運動を通じて，そこに暮らす人々のニーズと条件を探り，必要な人材と資金を集めて構築される医療という場合がある．本書では，後者の立場でこの用語を用いている．

2　多職種連携

　複数の職種が連絡を取り合い，あるいは一緒に働き（連携，協働），互いの役割の境界を越えて働くことを許容する（役割の開放）場合を，広い意味で多職種連携と表記する．多職種協働，専門職連携・協働なども，引用等の特別の場合を除き多職種連携で統一して表現する．
　また，医療機関内における多職種連携は，文脈によってチーム医療と表現する．

3　多職種連携教育

　CAIPE の定義に従い「2つ以上の専門職が，一緒に，お互いから，お互いについて学び，連携とケアの質を改善しようとすること」を多職種連携教育 IPE として扱う．

　【注1】専門雑誌としては，"Journal of Interprofessional Care"，"保健医療福祉

第7節　本書で用いる概念と用語の定義

連携","病院","医療と社会","看護管理","社会福祉学","総合リハビリテーション","訪問看護と介護.","リハビリテーション医学","医学教育"にあたった.

【注2】「チーム医療」をタイトルまたは抄録に含む文献数は，1971～80年114, 1981～90年297, 1991～2000年1255, 2001～10年6509, 2011～17年には8429に達している.「職種間連携」を含む文献数は，1971～1980年2, 1981～1990年3, 1991～2000年37, 2001～2010年298, 2011～2017年501である.「専門職連携」は2001～2010年44, 2011～17年に285である.「多職種連携」は1991～2000年2, 2001～2010年313で，2011～2017年は3061と急増している.「多職種協働」では，1991～2000年1, 2001～2010年185, 2011～2017年932である.「専門職連携」「多職種連携」「職種間連携」「多職種協働」のいずれかを含む論文数は，1971～80年2, 1981～90年3, 1991～2000年39, 2001～10年832, 2011～17年4642であった.

【注3】"patient care team"で検索される文献数は1950年以前8, 1951～60年18, 1961～70年1107, 1971～80年4683, 1981～90年5672と増加し，1991～2000年に17016と急増したあと，2001～2010年19088, 2011年以降14033となっている."interprofessional"で検索される文献数は，1950年以前1, 1951～60年29, 1961～70年321, 1971～80年5120, 1981～90年5808, 1991～2000年9560, 2001～2010年15561, 2011～2017年11682である."multi-disciplinary"は1950年代4, 60年代4, 70年代68, 80年代206, 90年代568, 2000年代1582である."multi-professional"は60年代2, 70年代33, 80年代123, 90年代409, 2000年代1406, "inter-disciplinary"は60年代4, 70年代18, 80年代30, 90年代78, 2000年代237である."interprofessional" "multi-professional" "inter-disciplinary" "multi-disciplinary"のいずれかを含む文献数は，1950年以前1, 1951～60年33, 1961～70年2029, 1971～80年5237, 1981～90年6266, 1991～2000年10765, 2001～10年18148, 2011～2017年15257であった.「patient care team」と「広義のinterprofessional」のそれぞれを含む文献数の比は1950年以前8.0, 1951～60年0.55, 1961～70年0.55, 1971～80年0.89, 1981～90年0.91, 1991～2000年1.58, 2001～2010年1.05, 2011～2017年0.92であった."patient care team"と"広義のinter-professional"の両方を含む文献数は，全年代を通じて6860 (1961～70年119, 1971～80年517, 1981～90年524, 1991～2000年1329, 2001～10年2298, 2011年～2073) である.

【注4】この事業における多職種研修に関する研究によって制作されたガイドブックも刊行され，全国の市町村に配布されている（国立長寿医療研究センター2018；全国国民健康保険診療施設協議会　2016など）.

【注5】内訳は，①事業所内でのIPEに関するもの（柴田　2014；佐野　2014；皿田　2014；北野　2014；寺山　2015；次橋　2015；酒本　2013；森　2015），

第 1 章　保健・医療・福祉と多職種連携

②地域内の異なる事業所から参加する IPE（井出　2011；菊地　2009；吉村　2015；飯塚　2017；安井　2011；安井　2016；井階　2017；平川　2014；平川　2017；藤田　2015；小川　2014；布施　2014；布施　2015；朴　2011），③より広い地域の多施設から参加する IPE（加部　2014；藤田　2016），④大学院での IPE（木村　2013；木村　2014；木村　2015；宇佐美　2013），⑤その他（松田　2016；小味　2011）であった．

第2章　病院における多職種連携の発展過程
——農村と都市の病院での質的調査

はじめに

職種連携の2病院間比較

　本章では，農村と都市で地域医療を追究してきた2つの病院を取り上げ，保健医療福祉分野における多職種連携の展開事例として，比較検討を行う．これら2つの調査は，序章で示した研究上の問いの1から4の全体にわたって，現場で働く人々の実践知を抽出しようとするものであり，特に第1と第2の問いに焦点をあてる．

　どちらの病院も，病院・診療所の運営からスタートし，1990年代には介護，福祉，教育などに事業を広げてきた事業体である．いわば，地域医療を出発点に地域包括ケアを展開してきた事例といえる．

　これらを取り上げることで，①地域医療におけるチーム医療から多職種連携への展開過程を振り返り，②連携の状況とそれに影響した要因を把握し，③IPEが果たしうる効果を探る．同時に④両病院間の特性の違い，特に農村と都市という地域性の違いによるこれらの異同について検討することが，本調査の狙いである．

　その中で，医療機関の現任教育における効果的なIPEの構築方法を明らかにする．その際，IPEの機会になり得る研修を広くとらえるために，複数の職種が参加する研修（以下多職種研修）に着目し，多職種研修への参加経験者率と職員の属性の関係を調査する．

　対象とする2つの医療機関は筆者が働いてきたフィールドである，筆者自身が経験し，直接知っている事実も少なくない．調査にあたっては，語り手

の話す内容を聞き取るだけでなく，それらの経験や筆者の知る事実を示して，聞き手の語りを引き出すように努め，調査と結果の記述においては筆者の経験も活用し，内容を豊富にするよう努めた．

調査の方法

　本研究では，2つの病院における6職種20名の様々な世代にわたる職員へのインタビュー調査（第2・第3調査）を行う．

　インタビュー対象者は，なるべく多くの職種にわたるように工夫しながら，佐久総合病院人材育成推進室および東都保健医療福祉協議会教育研修部のご紹介で，ご協力の得られた方で構成した．医師，看護師については診療科や働く分野が多彩なので，限られた方へのインタビューで可能な限り全体像を構成し，不足する部分は筆者自身の臨床医としての経験や，非公式な聞き取り調査で補うこととする．

　インタビューは，1人1時間前後の半構造化面接とし，あらかじめ作成したインタビューガイドを用いた．インタビューガイド作成にあたっては，多職種連携の状況や影響した要因を抽象的に聞くのではなく，被調査者が体験に基づいて話しやすい，各職種，職場，時代を通じてある程度共通している要素を切り口に設定した上で，話しの流れを作りやすい質問項目を設定するよう工夫した．

　具体的には，カンファレンスを最初の切り口にインタビューガイドを構成した．なぜなら医療機関におけるカンファレンスは，職場で複数の職種が参加して，情報の共有や方針の決定を行う場であるからである．筆者の経験では，カンファレンスは病棟，外来，在宅ケア，介護施設などで行われる共通の方法である．また，多職種連携の重要な技法のひとつと認識されている（篠田　2014）．

　それに続いて，連携の善し悪しに影響する要因を尋ねる前段階として，被調査者が連携の善し悪しを具体的にどういう場面で捉えているかを聞き，それに影響する要因，IPEについての意見という項目を配列することとした．

以上により，インタビューガイドの質問項目は，
（ⅰ）　どのようなカンファレンスに参加してきたか？
（ⅱ）　職種間の連携の善し悪しは，業務上のどのような点に表れるか？
（ⅲ）　それにはどのようなことが影響するか？
（ⅳ）　多職種連携教育についてどのような機会を経験し，どのような意義があると思うか？
とした．

ただし，実際の調査に際しては，こうした流れにあまり固執せず，語り手との話題の展開に従ってインタビューを進め，冒頭で示した狙いを達成するために必要な範囲で，補足的な質問を加えるように努めることとした．

個人情報の保護と倫理上の配慮

本調査では，以下のように倫理的配慮を行い，あらかじめ日本福祉大学倫理審査委員会で承認を受け（申請番号16-06，2016年7月29日承認），審査結果を調査のご協力を得た病院に提出した．

インタビュー調査については，説明文書に下記の内容を記載し，説明に用いた．すなわち，聞き取った内容は研究目的以外で使用しない．インタビュー内容は，筆記および被調査者の同意のもとで録音によって記録する．インタビュー中に患者・利用者の個人名等が出た場合は，筆記記録はせず，録音記録の該当部分を可能な限り速やかにマスク処理する．記録は，連結可能匿名化を行い，記録と対応表・同意書は，別々に研究者の研究室の所定の保管場所に施錠して保管する．研究結果は，学会発表や学術論文として公表するが，被調査者や聞きとりに登場する患者・家族の個人情報は秘匿する．インタビュー途中あるいは終了後に協力を撤回された場合，速やかに資料を破棄する．記録は研究終了後に廃棄する．対応表，同意書は5年間保管したのち廃棄する．

調査の記録，記述，分析方法

インタビュー調査の際は，フィールドノートに筆記でやりとりの要点を記録すると同時に，本人の承諾を得てICレコーダーで録音を行った．

調査後に，被調査者ごとに，フィールドノートをもとに録音記録で補足し，逐語録をおこし，聞き取り記録とした．

分析にあたっては，聞き取り記録を読んで，「基本的な意味の単位としての文書セグメント」（佐藤 2008, 47）すなわち，ひとまとまりの意味をもつ被調査者の発言あるいは調査者と被調査者のやりとりの文書セグメントを抜き出し，全ての文書セグメントを，インタビューガイドの質問項目（ⅰ）から（ⅳ）に分けた．

次に，聞き取り記録を読んで，冒頭で示した狙いを基軸にしながら，記録の内容を考慮してテーマを設定しなおし，文書セグメントを再分類する作業を行った．設定しなおしたテーマは，どの面接でも導入部となったカンファレンスと，狙いに挙げた4つの主なテーマと，その他とした．すなわち，

① 多職種が参加するカンファレンスの種類と内容（年代，参加職種，頻度，運営など）
② 多職種連携の時代による変化
③ 職場における多職種連携の状態を評価する際に注目する点
④ 多職種連携の展開に影響したと考えられる要因
⑤ 多職種連携教育についての経験と意見
⑥ その他

である．①②は被調査者の事実認識，③④は被調査者の見解・意見，⑤⑥は事実認識と見解・意見の両方を含む．また，①②③は発言の対象となる時代と職場が特定される場合が多いが，④⑤は特定の時代・職場を対象とするものではない．⑥はインタビューガイドで想定しなかったやり取りのうち，研究者が重要と考えた「発言」である．

全ての文書セグメントを，質問項目（ⅰ）から（ⅳ）のどこにあるかにこだわらず，内容によって，上記の6つのテーマに分類しなおし，一覧表を作

成した．文書セグメントの中には複数のテーマに関連するものもあり，その場合は両方のテーマの一覧に入れた．

次に，コーディング，すなわち文書セグメントの「内容を吟味し，類似する内容ごとにカテゴリー化」(白澤　2012，64) する作業を行った．この際，カンファレンス等に関するもの（①）と，職場における連携の変化，評価，影響する要因と多職種連携教育（②③④⑤⑥）で，コーディングの方法を別にした．以下，それぞれのコーディング方法を説明する．

カンファレンス等に関して，その特徴を時代と職場（事業所，診療科）について比較するために，文書セグメントごとに，それが言及するカンファレンス名をコードとして扱い，語り手とその職種，カンファレンスの行われていた時代，職場，その参加者，内容を一覧表にし，年代順，コード別に配列し，検討した．

その上で，各時代の背景との関係をみるために，各病院の事業展開や保健医療福祉制度における出来事を記入した年表欄を設け，時系列的な分析（Yin　1996，151）を試みた．これらは，「カンファレンス類型とその時代推移」にまとめた．

②③④⑤⑥については，各文書セグメントの内容の要約をコードとし，語り手，職種，時代，職場の属性情報をつけて一覧表を作成した．

次に，佐藤の質的データ分析法（佐藤　2008）を参考に，コードと文書セグメントの間の共通性と差異性を読み取り，共通性の高いセットに分け，具体的な意味内容を保ったサブカテゴリー名を付ける作業を行った．さらに，サブカテゴリーとそこに含まれる分析単位の全体を読みなおし比較検討して，サブカテゴリーの名称を整理し，サブカテゴリー数が多い場合はそのいくつかをまとめて，同様にカテゴリー名をつける作業を行った．これらの作業を繰り返してカテゴリー／サブカテゴリー化の洗練度を高めた．

以上によって，②〜⑥のそれぞれについて，カテゴリー／サブカテゴリー化された分析単位とその属性情報の一覧表がえられた．以上の作業を，第2調査と第3調査について行った．

さらに④多職種連携の展開に影響したと考えられる要因を精査して，多職種連携の促進要因と阻害要因の抽出を試みた．コードおよび文書セグメントが「○○な場合に連携が促進／阻害される」という構造をもつ場合は，それに従って「○○な場合」を促進／阻害要因とした．また，「○○な場合がある」という条件のみを示し，それの連携への影響が促進か阻害かを示していない場合には，聞き取り記録やフィールドノートに遡って文脈を検討し，促進／阻害要因を特定するように試みた．

これらを用いて，事実経過や調査対象者の経験，意見に関する情報の関係を考察し，文脈化し，第1調査，第2調査，両者の異同の順に結果を記述し，考察を加える．

第1節　佐久総合病院における多職種連携（第1調査）

1　調査対象の概要

調査を行なった佐久総合病院は，長野県厚生連を経営母体とし，本院（佐久市），佐久医療センター（同），付属小海分院（南佐久郡小海町），小海診療所（同），付属老人保健施設（佐久市），老人保健施設こうみ（南佐久郡小海町）のほか，6つの訪問看護ステーションなどの事業所でグループを構成している．

1944年に設立された当時は病床数20床であったが，1945年に若月俊一医師が赴任してから，外科手術や病院給食など病院機能の拡大に取り組み，一方で山間地への出張診療，農村演劇による保健活動，病院祭などの文化活動を行った（松島　1999, 31-186）．

1960〜70年代には病院施設・設備を拡大し，1982年には病床数1003床（精神科病床112床を含む）となった．1980〜90年代には救命救急センター，日帰り手術センター，ドクターヘリなど急性期医療の機能を強化する一方，

老人保健施設（1987年）の開設，在宅医療の取り組みを進めている．

筆者は2011年から15年までここで常勤医（地域ケア科，リハビリテーション科）として勤務し，現在も非常勤医師として診療に参加している．

佐久総合病院管理者会議および人材育成推進室の承認・協力を得て，医師4名，看護師2名，ソーシャルワーカー3名，理学療法士2名，作業療法士2名，言語聴覚士1名の計14名に聞き取り調査を行った．

2　カンファレンスの種類と時代による変遷（図表2-1）

2-1　カンファレンスの種類

聞き取り調査の記録から調査対象者があげたカンファレンスを抽出し，整理したところ31種類のカンファレンスが行われていた．目的，内容，職場を検討し5つの類型に大別した．1980年代から2010年代に，カンファレンスの種類は大幅に増加している．

① 単独職種が参加するカンファレンス

外科症例検討会（外科医，1980年代から），外科病棟看護師カンファレンス（1980年代から），ICU朝のミーティング（医師，1990年代から），転倒・転落防止カンファレンス（看護師，2010年代から）である．

② 職場・病棟カンファレンス

職場・病棟で複数の職種が参加して行われるカンファレンスをさす．外科病棟カンファレンス（1980年代から），内科病棟カンファレンス（1990年代から），地域ケア科カンファレンス（1990年代から），訪問看護カンファレンス（1990年代から），老健施設カンファレンス（1990年代から）である．

③ 課題別医療チームのカンファレンス

診療や個別ケアのための専門科・専門職チームが，病棟などを横断的に回診し，評価と治療方針をたてるためのカンファレンスである．ここには，終末期カンファレンス（1990年代から），栄養サポートカンファレンス（2000

第 2 章　病院における多職種連携の発展過程

図表 2-1　佐久病院のカンファレンスの類型と年代

年代	名称	開催場所	類型
1980	外科症例検討会	外科病棟	単独職種
	病棟看護師カンファレンス	外科病棟	単独職種
	病棟カンファレンス	外科病棟	病棟・職場
	ICUカンファレンス	集中治療室	病棟・職場
	脳外科リハカンファレンス	リハ室	リハビリテーション
	一般病棟リハカンファレンス	整形外科，総合診療科，神経内科	リハビリテーション
1990	終末期カンファレンス	外科・内科病棟	課題別医療チーム
	地域ケア科カンファレンス	地域ケア科	多事業所
	老健入所判定会議	老人保健施設	多事業所
	朝のミーティング	救命救急センター	単独職種
	昼のミーティング	救命救急センター	病棟・職場
	病棟カンファレンス	内科病棟（循環器，呼吸器，緩和ケア等）	病棟・職場
	訪問看護カンファレンス	訪問看護ステーション	病棟・職場
	老健施設カンファレンス	老健施設	病棟・職場
	整形外科リハカンファレンス	整形外科病棟	リハビリテーション
2000	栄養サポートチームカンファレンス	外科・内科病棟	課題別医療チーム
	心臓外科カンファレンス	集中治療室	課題別医療チーム
	小児虐待防止チームカンファレンス	小児科	課題別医療チーム
	総合外来感染症カンファレンス	総合診療外来	課題別医療チーム
	退院調整会議	回復期リハ病棟	多事業所
	南佐久町村カンファレンス	小海分院	多事業所
	在宅介護支援センターカンファレンス	在宅介護支援センター	多事業所
	回復期リハ病棟カンファレンス	回復期リハ病棟	病棟・職場
	病棟カンファレンス	小海分院	病棟・職場
	総合診療科症例検討会	総合外来	病棟・職場
	急性期リハカンファレンス	一般病棟	リハビリテーション
2010	退院支援カンファレンス	佐久医療センター	課題別医療チーム
	心臓外科カンファレンス	心臓外科	課題別医療チーム
	退院調整会議	本院病棟	課題別医療チーム
	転倒・転落カンファレンス	佐久医療センター	単独職種
	病棟カンファレンス	佐久医療センター	病棟・職場

年代から），小児虐待防止カンファレンス（2000年代から），心臓外科カンファレンス（2000年代から），退院支援カンファレンス（2010年代から）が含まれる．このほか褥瘡対策，呼吸ケア，緩和ケアなどのカンファレンスに筆者は参加した経験がある．
④ リハ・カンファレンス
　理学療法士，作業療法士，言語聴覚士，リハビリテーション科医師が中心に，他の診療科の医師や看護師と行うカンファレンスである．脳外科リハカンファレンス（1980年代から），一般病棟リハ・カンファレンス（1990年代から），回復期リハ病棟カンファレンス（2000年代から），急性期リハ・カンファレンス（2000年代から）が挙げられる．
⑤ 多事業所から参加するカンファレンス
　佐久病院以外の事業所や行政機関の職員とともに行われるカンファレンスである．老健入所判定会議（1990年代から），地域ケア科（在宅医療）カンファレンス（1990年代から），在宅介護支援センターのカンファレンス（2000年代から），退院調整会議（2000年代から），南佐久町村カンファレンス（2000年代から）が挙がった．

2-2　時代によるカンファレンスの変遷

2-2-1　1980年代：多職種カンファレンスの広がり

　1970年代末に佐久病院の病床は800床を超え，外科と内科の病棟があった．
　外科病棟には，医師による「症例検討会」，看護師による「ナース・カンファレンス」があった．ほかに，医師，看護師，薬剤師，必要なときリハ，SWも参加する「病棟カンファレンス」もあり，看護師が医師に率直に意見を言う場面も珍しくなかった．
　「外科医は，オペができればどんどんオペしちゃうというタイプが多いけれども，看護師は『この人は確かにがんだけれども，こういうことを考えれ

ば，オペはどうなんでしょう』ということがあった．」

集中治療室，内科系の病棟でも，医師，看護師，薬剤師によるカンファレンスがあった．

リハビリテーション医療では，1970年代後半からPT，OTが配置され，脳外科医，看護師，PTがリハ訓練室で「リハ・カンファレンス」を行っていた．整形外科と神経内科では，PTやOTが医師の回診に同行して経過を報告し，必要な指示を受けていた．1988年にリハビリテーション専門医が赴任すると，各科の主治医から依頼を受けて診察とリハ処方をするようになり，各科の主治医と「リハ科のミーティング」と呼ばれるカンファレンスを行った．

2-2-2　1990年代：多職種カンファレンスから多事業所カンファレンスへ

内科系の病棟の場合は，医師，看護師，SW，栄養士が参加して，病状の情報や診療方針を共有していた．外科病棟では，①術前の患者について，診断内容や予定されている術式について医師から看護師に伝える，②術後経過が思わしくない場合に，病状やケアの方向性を検討するカンファレンスに，医師，看護師，SWや管理栄養士が参加していた．

「術後の経過が思うように行かないと，患者さんも不安になるので，そういう時に，どういう方法がいいのかとか……（看護師も意見を言った）．」

1998年に，救命救急センターと集中治療室が本格的に稼働し，朝と昼にミーティングが行われるようになった．朝のミーティングでは，救急担当の医師が中心に，前夜の新入院患者の情報と診療方針の共有を行った．昼は，医師と看護師でミーティングが行われた．このスタイルは現在に至っている．

リハ科のミーティングは，依頼した科ごとに行われるようになった．

在宅医療の取り組みは1983年にはじまり（在宅医療実行委員会），1994年に地域ケア科が設立されて本格的に行われるようになった．退院後に新規に在宅ケアをはじめるケースと，問題を抱えたケースについて，地域ケア科，

病棟，老人保健施設，訪問看護ステーションが参加する多事業所間の「地域ケア科カンファレンス」が毎週もたれるようになった．

佐久病院は全国7か所のモデル事業の一つとして，1987年に老人保健施設を開設した．「入所判定会議」は，多職種・多事業部門が参加した．

入所申し込みを「受けるにあたっては関門があった．佐久病院の老健施設しかない時代で，申し訳ないけど，在宅に帰るつもりがある人から優先して受けさせてもらいたいと（条件をつけていた）．ハードル高かったと思います．」

老健施設で入所者のケアについてカンファレンスがはじまったのは，1990年代からだった．

また終末期カンファレンスも外科医，看護師，薬剤師が参加して立ち上がり，他科の医師なども参加するようになった．2000年代に全国に広がる機能別医療チームの先行例であった．

2-2-3　2000年代：課題別カンファレンスへ

病棟カンファレンス

2000年代はじめには臓器別・医療技術の専門分化が進んだ．一般外科が消化器，呼吸器，循環器外科に分化し，さらに上部消化管，下部消化管，肝胆膵のグループが生まれた．カンファレンスの内容は，医師による病状や治療方針の説明，質疑が主であったが，科によって実際の様子は異なっていた．

「腫瘍内科のカンファレンスは……患者さんが副作用などでつらそうなことがある，いましか帰るチャンスがない，外出や外泊を積極的に提案するほうがいい，退院を計画した方がいいなどの提案が，看護師から出ていた」という．

また，消化器内科では，医師，看護師，管理栄養士，薬剤師，SWが参加していた．当時，内視鏡治療などの先進的な技術が開発・普及してきており，早期がんの治療方針について話される一方で，病名告知や末期・ターミナル，緩和ケアの進め方が話されるなど，多岐の課題を扱っていた．病棟業務は多

忙で，カンファレンスには一回に30分しか取れないなかで，告知するか否かで医師と看護師の意見が分かれることもあったという．

腎臓内科・透析室，神経内科，婦人科，小児科でも，医師，看護師，SW，管理栄養士，薬剤師，地域医療連携室（看護師）などが参加するカンファレンスが行われていた．

整形外科ではカンファレンスはなく，医師が回診する時に必要な指示や相談を看護師に伝え，看護からPT，OT，STなど職種に連絡するスタイルであった．

総合診療外来では，感染症カンファレンスや，初診で診断がついていない患者について医師が診療を振り返り，研修医を教育する症例検討会が毎日行われ，そこに看護師が参加することもあった．

リハ・カンファレンス

2000年に回復期リハ病棟が制度化され，佐久病院でも療養病棟を回復期リハ病棟として運用しはじめた．医師，看護師，PT，OT，ST，介護福祉士，SW，管理栄養士が参加し，毎日数名の患者についてカンファレンスが行われるようになった．また，病院機能評価の受審をきっかけに，それ以外の病棟でもリハ・カンファレンスを行う仕組みが整備され，一般病棟のリハ・カンファレンスに看護師とSWが入るようになった．

小海分院

2003年に，南佐久郡小海町にあった小海赤十字病院が閉鎖され，その土地と職員を引き継いで，佐久病院小海分院が開設された．一般病棟と療養病棟で構成される病床数，合計99床で，ここでも「病棟カンファレンス」が行われるようになった．

「小海に行ったら，（カンファレンスが）記者会見にもならない．先生がずっと喋ってくれないと，質問も出ないという感じ．それにびっくりした．もうちょっと看護師はどう思っているんですか？　と感じた．」

児童虐待防止チーム

　児童虐待防止のためのカンファレンスができたのがこの時期である．

　「1990年代にあった虐待死の事例がきっかけで，事例検討を行った結果，どの部門，職種も個々には心配していたにもかかわらず救えなかったことがわかった．そこでチームを作って，虐待事例を収集したところ2年間で14例あった．2000年代後半にCAPS委員会ができて，救急部，小児科，産科の医師と看護師，SW，医事課，病院外から保健師，児童相談所，学校が参加して活動を始めた．虐待が疑われる事例があったらSWが招集することになっている．これとは別に，小児フォローアップ会議をつくり，市の保健師や保育士と一緒に活動するようになっている．」

在宅介護支援センター

　2000年に在宅介護支援センターの制度ができ，佐久病院も委託を受け，院外の事業所が集まるカンファレンスが行われるようになった．

　「介護サービス事業所，役場の福祉課，保健師，診療所が週に一回集まって，ケースについて相談していた．その後，個人情報の共有範囲が問題となり，ケース検討は別の場で行われ，全事業者が集まるケア会議は月に一度になった．」

栄養サポートチーム

　課題別医療チームとしては，2000年に栄養サポートチーム（NST）が立ち上がり，外科医，看護師，管理栄養士，薬剤師，歯科医師，STが参加している．

　「NSTができて，それまでほとんど接触の機会がなかった医師と管理栄養士が，日常的に話をするようになった．」

第 2 章　病院における多職種連携の発展過程

2-2-4　2010 年代：地域医療支援病院の開院

病棟カンファレンス

全病棟で病棟カンファレンスがもたれるようになり，参加する職種は医師，看護師，SW で，必要時に薬剤師，管理栄養士が加わっていた．

転倒・転落カンファレンス

転倒リスクの高いケースについて，病棟の看護師が転倒・転落カンファレンスをはじめた．

リハカンファレンス

PT，OT，ST は，1990 年代までと同様に，各科ごとの「リハ・カンファレンス」に参加していた．

2006 年に診療報酬制度で疾患別リハビリテーション料が導入され，算定できる診療報酬が厳密に決められてから，カンファレンスに参加する PT，OT，ST のメンバーが限定されるようになった．総合診療科と神経内科では，「リハ・カンファレンス」に，引き続きほぼ全員が参加していた．他の科は，「病棟カンファレンス」に，PT，OT，ST の代表のみが参加するようになった．受け持ちセラピストはカンファレンスに参加しないことが多く，知らないうちに退院の準備が進むことにもなりやすくなったという．

循環器カンファレンス

2008 年に新しい循環器外科の医師が着任し，人工補助心臓や心臓リハビリテーションなどが導入され，2010 年以降本格的に取り組まれるようになった．プロジェクトチームが作られ，循環器外科医，循環器内科医，看護師，PT，OT，ST，褥創専門看護師，薬剤師，臨床検査技師，臨床工学技師が参加し，定期的に勉強会やカンファレンスがもたれた．

「全体的にはその一人の患者さんに関して，本当に専門的に，自分たちの

第 1 節　佐久総合病院における多職種連携

得意分野を活かしていくということができていた」と話されている．

退院支援カンファレンス

2014 年に開設された佐久医療センターは地域医療支援病院の指定を受け，平均在院日数 10.8 日（2015 年）である．ベッドを効率的に回転させ，重症者を含む救急患者を受け入れるために，退院支援が病棟管理のポイントとなっている．そのための仕組みとして退院支援チームのカンファレンスがある．病棟師長，地域医療連携室の看護師，ソーシャルワーカーによる退院支援カンファレンスが毎日行われ，各病棟でも医師ごとの治療方針・方向性のカンファレンスが毎週行われている．

2-2-5　佐久病院のカンファレンスの種類と時代による変遷（図表 2-2）

佐久病院では 1980 年代以前から，医師と看護師が病棟カンファレンスで，診断と治療の知識，方針の共有などを行ってきた．経過が思わしくない，複雑な課題を抱えたケースについては，医師と看護師が対等な意見交換をしてきた．

1988 年には，全国に先駆けて老人保健施設が開設され，在宅医療やリハビリテーションと同時期にカンファレンスがもたれるようになった．

1990 年代には療養病棟が開設され，老健施設，在宅ケア部門と合わせて，リハビリテーションの方針決定，老健施設や在宅医療の利用決定などのために，医師と看護師以外の職種が参加するカンファレンスが定着した．

2000 年代には，一部の急性期の病棟，外来，課題別の医療チームで，より多くの職種が参加するカンファレンスがもたれるようになってきた．その契機は，①従来の病棟カンファレンスで，治療の終了後も退院が困難なケース，病状経過が思わしくないケースについて，多職種で検討するようになった．②褥瘡対策，栄養サポート，循環器などの課題別に多職種で構成される医療チームのカンファレンスがもたれるようになったことである．

第2章 病院における多職種連携の発展過程

図表2-2 佐久病院のカンファレンス参加職種の推移

年代	佐久総合病院本院						小海分院				
	ICU救急	外科	内科	回復期リハ病棟	地域包括ケア病棟	地域ケア・訪問看護	一般病棟	療養病棟	小海診療所	老健佐久	老健こうみ
1980	医師 看護師	医師 看護師	医師 看護師 (SW)	未開設	制度なし	未開設	未開設	未開設	未開設	未開設	未開設
1990	医師 看護師	医師 看護師 薬剤師 管理栄養士 (SW)	医師 看護師 薬剤師 管理栄養士 (SW)	医師 看護師 PT OT ST SW	制度なし	往診医師 看護師 訪問看護師 管理栄養士 訪問PT/OT 病棟医師 老健SW 在宅介護支援センター	未開設	未開設	医師 看護師	SW CW 看護師 PT OT	未開設
2000	医師 看護師	医師 看護師 管理栄養士 SW (薬剤師) (PT) (OT)	医師 看護師 薬剤師 管理栄養士 SW (PT) (OT)	医師 看護師 PT OT ST SW CW 薬剤師	制度なし	医師 看護師 SW PT OT 薬剤師 管理栄養士	医師 看護師 SW PT OT ST 管理栄養士	医師 看護師 SW PT OT ST CW 管理栄養士	医師 看護師 SW PT OT	SW CW 看護師 PT OT	未開設
2010	医師 看護師	医師 看護師 SW (薬剤師) (管理栄養士) (PT) (OT)	医師 看護師 SW 薬剤師 管理栄養士 (PT) (OT)	医師 看護師 PT OT ST SW CW 薬剤師 管理栄養士	医師 看護師 PT OT ST SW CW 管理栄養士	医師 看護師 SW PT OT 薬剤師 管理栄養士	医師 看護師 SW PT OT ST 管理栄養士	医師 看護師 SW PT OT ST CW 管理栄養士	医師 看護師 SW PT OT	SW CW 看護師 PT OT	SW CW 看護師 PT OT

注：SW ソーシャルワーカー，PT 理学療法士，OT 作業療法士，ST 言語聴覚士，CW ケアワーカー，CM ケアマネジャー，（ ）は必要時のみ参加．

3 多職種連携のあり方の変化（図表2-3）

　多職種連携のあり方が変化してきたことを指摘するコードは24あった．それらの内容を比較，検討して，10のサブカテゴリーすなわち，①患者ニーズの変化，②医療技術の変化，③職種の構成や役割の変化，④職種についての認識の変化，⑤チームワークの変化，⑥課題別医療チーム，⑦職場・事業所の役割の変化，⑧マネージメント上の変化，⑨病院外との連携，⑩制度の変化に分類した．
　これらのサブカテゴリーは，本章第2節で述べる第2調査の結果と合わせて，第3節でさらに上位のカテゴリーに分類することとする．

① **患者ニーズの変化**には，1コードが含まれる．
　「入院患者全体で，リハ処方が出る患者の割合が増加し，7割くらいになっている．」
　リハ処方の増加は，リハ医療へのニーズとカテゴリー化することも考えられる．しかし，全入院患者の7割に達するとなると，病院が受け入れる患者全体のニーズの変化が基礎にあると考えられる．

② **医療技術の変化**にも，1コードが含まれる．
　「補助人工心臓の患者では，本当にみんなで見ないといけない．毎週カンファレンスをする．合併症も多いが，患者や家族は希望を抱いている．チームは，しんどいけれど一緒に頑張る楽しさがある．孤独感や悲壮感がない．」

③ **職種の構成や役割の変化**
　このサブカテゴリーには，職種の構成，役割に関する8コードが集まったが，これらは同時に職種間の関係性にも関係している．
・「薬のことを，昔よりも，薬剤師にきくようになった．昔は職種が際立た

第2章 病院における多職種連携の発展過程

図表 2-3 佐久病院における多職種連携の変化

カテゴリー	サブカテゴリー	年代	コード
[1] 患者のニーズ	①患者ニーズの変化	2010	リハ処方が出る患者の割合が増加し，全入院患者の7割に達している．
[2] 医療技術とそれを担う専門職	②医療技術の変化	2000	新しい技術の導入で，チーム機能が活性化された．
	③職種の構成や役割の変化	1990	職種の専門性が高まり，カラーが明確になってきた．
		1990	ME が加わった．
		2000	ME の業務範囲が拡大．
		2010	PT，OT，ST の中で分業が進んできた．
		2000	SW の数が増えて，カンファレンスに入るようになった．
		2010	PT，OT，ST の中で，チームワークのための勉強会をするようになっている．
		2010	PT，OT，ST の年齢構成が若くなってきた．
		2010	プライマリナースが退院調整に関わり，再入院時にも受けもつ．
[3] 職員・職種間の関係性	④職種についての認識の変化	2010	ST が何をしているか，知られてきた．
	⑤チームワークの変化	2010	チームワークが，いろいろな方向から見るよりも，同じ方向を見るようなものになってきている．
		2010	リハカンファレンスが，形骸化している．
	⑥課題別医療チーム	1990	NST ができて，医師と管理栄養士が話すようになった．
		2000	循環器チームの活動．
[4] 職場・事業所の役割	⑦職場・事業所の役割の変化	1990	機器のメンテナンスを ME 室に中央化した．
		1990	集中治療室が，重症救急患者を受け入れるようになった．
		2000	救急科と総合診療科が一緒に，どんな初診患者も診るようになった．
		2010	救急患者の振り分け機能が，病院総合外来から，救急隊に移った．
	⑧マネージメント上の変化	2010	多職種構成の職場のマネージメントが課題になってきた．
[5] 他事業所との関係	⑨病院外との連携	2000	病棟に，病院外の事業所の人が来るようになって，情報のやり取りが増えている．
[6] 制度	⑩制度の変化	2000	回復期リハ病棟．
		2000	疾患別リハ．

第 1 節　佐久総合病院における多職種連携

ないまま，ごちゃごちゃに連携していたのかもしれない．もともと連携があったところに，「多職種連携」という概念が出てきた（ように感じる）．」
・「ME という職種が独立しはじめたのが，2000 年に入ってからですね．職種ができたのが 90 年代で，最初は 10 人もいなかったんですよ．いま何人いるんだろう．20 人くらいいますよね．心臓外科がフルに動き出した，そのちょい前くらいからですよね．」
・「『PT 的にはこうです』とか，そういう言葉ですね．例えば『PT は高次脳はノータッチ』っていうことを言う若いスタッフがいたり（する）．」

④　職種についての認識の変化

　1 コードが含まれる．

　「昔は，ST が何してるのか分からないというよりは，OT と ST が混同しているような感じで見られていたことがあって，例えば，ST が嚥下評価でお昼にいったときに，看護記録に「OT さんが食事評価をした…」という風に書かれてあったり，ST だけで OT ってかかれていたり，OT が食事動作で介入したら「ST さんが見に来た」って書いてあったりで，そこでは OT と ST の区別がつきにくいのかな．最近はないですね．」

⑤　チームワークの変化

　2 コードが含まれる．
・「チームワークは，いろんな方向からみて方針を決める場合と，同じ方向からみて決める場合で違う．いまは，後者ばかりになっている．本当のチームワークといえないのではないかと思う」
・「PT，OT，ST は病棟カンファレンスに参加できず，別にリハカンファレンスを行っている．それは実は，総合実施計画書作成料を取るために（各職種が書類作成に参加することが）必要（だから）で，カンファレンスが形骸化している．」

⑥ 課題別医療チーム

2コードが含まれる．

・栄養サポートチーム（NST）ができて，医師と管理栄養士が話をするようになった．

・2000年代に人工心臓などの新しい技術の導入をきっかけに，多職種が参加する循環器チームが動きはじめ，継続して活動している．

⑦ 職場・事業所の役割の変化

このサブカテゴリーには，4コードが含まれる．病院内での職場の役割の変化と，病院と他の事業所の役割分担の変化が，多職種連携にも影響したという発言があった．職場の役割の変化については，事業部門や診療科についての指摘があった．

臨床工学技士MEが配置され，ME室が開設されると，機器を効率的にメンテナンスする「貸し出しシステム」ができて，それまで各病棟が購入していた機器類も「中央化」された．

救命救急センターも，院内の役割分担の変更が多職種連携に影響を与えた．救急部門を構成する，救急室と集中治療室が一体的に運営されるようになった．

同じ頃，総合診療外来が開設され，2000年代には総合診療科ができた．歩いてくる急患・新患は総合診療科，救急者やドクターヘリで搬送される患者は救急部が診る体制である．佐久病院の場合，ふたつの科の医師が密接に協力しあって患者を受け入れた．その結果，どんな患者でも受け入れる姿勢がはっきりしたという指摘がある．

その後，2014年に高度急性期部門が新病院（佐久医療センター）として独立する．重症患者への対応機能は強化されたが，連携上の矛盾も生じている．それは，本院は重症救急患者の受け入れが難しくなった．一方，医療センターは紹介状なしに来院する患者の受け入れが，病院の機能に合わなくなった．患者は病院の機能に合わせて受診しなければならない．病院の総合外来・救

急外来で行ってきた重症度による振り分けは，救急隊が搬送前にする役割になった．

「その前は，佐久病院にとにかく運べば，という流れでやってきた時代が，大きく様変わりした．救急隊にとっては，衝撃的なことだったと思います．佐久病院に運べば何とかなっていたのが，そうではなくなった（ということで），自分たちのところで振り分けなくてはいけないし，振り分けるのに戸惑っていましたね．」

⑧ **マネージメント上の変化**

1コードが含まれる．

多職種で構成される職場ができて，どのような役職体制を置き，病院全体のラインにどう位置づけるか，マネージメント上の課題が生まれている．

患者からの相談を受ける「患者サポートセンター」を「医事課，連携室，相談室，診療情報管理課が一緒になって『総合支援センター』として運営していくときに，誰が管理者になるかという問題がある．」

⑨ **病院外との連携**

1コードが含まれる．

「昔は病棟内に病院（職員）じゃない人が入ってくるって，そうなかったんですが，（今では）ケアマネは来るは，これから利用する施設の職員が見に来るは，いろんな人が入ってきていて，それに病棟が丁寧に対応してくださっているので，情報のやり取りはしやすくなっていると思います．」

⑩ **制度の変化**

2つのコードが含まれる．

新しい専門職制度や介護保険制度など，制度が多職種連携に関係している．
例えば，回復期リハ病棟では，PT，OT，STの訓練時間は1日最大180分である．リハ病棟の患者は，日常生活行為を自分で行うように促されるの

で，更衣，食事，トイレ，入浴などの日課がある．日常生活のケアと訓練の間に綿密な時間調整が必要である．一方で，疾患別リハの診療報酬制度の下で，PT，OT，ST の訓練実施時間によって診療報酬が決まる．そこで，病棟での入浴と療法士の訓練の時間調整がしばしば問題になる．

「病棟別でやり方は違いますが，ある病棟では訓練スケジュールを前の晩に見て，お風呂の順番を考えてくれてます．療法士側が訓練時間を変更する場合は，病棟のお風呂当番の人に言って，連れてっていいかどうかの確認をしています．別のある病棟では，お風呂の順番は男が先か女が先かくらいしか決まっていないので，訓練スケジュールを合わせるのが難しいです．男性の時間と女性の時間という順番はあるので，それで少し情報を得ています．訓練に行くと，その場で後の人と前の人とチェンジしてくれたりしてますね．また別の病棟では，患者さんがお風呂行っちゃったら，療法士は時間ずらしてもう一回行くとか，そんな感じです．」

4 多職種連携に影響した要因（図表 2-4）

「多職種連携の展開にどのようなことが影響したと思うか？」についての文書セグメント・コードは 104 あった．6 つのカテゴリーすなわち，①患者のニーズ，②働き手の能力，③働き手の間の関係性，④職場の構造・機能・運営，⑤制度，⑥技術の変化と，34 のサブカテゴリーに分類した．

その上で，各コード・文書セグメントの内容を検討し，促進・阻害要因を抽出した．促進・阻害要因のどちらかに特定できない要因を整理して，連携の促進要因 45 と阻害要因 42 を抽出した．以下，各カテゴリー，サブカテゴリーごとにコードと抽出した促進／阻害要因，抽出しなかった場合はその理由を記述する．

① 患者のニーズ

このカテゴリーには，「入院患者の日課」と「患者の尊厳を守る」の 2 つ

のサブカテゴリーを含めた．とくに前者は，患者のニーズと同時に，病院の診療とケアの方針も反映するので，④職場の構造・機能・運営にも跨がるサブカテゴリーと考えられる．

　入院患者の日課について触れたのは2つのコードであった．これらは，病院職員の業務の調整の必要度を上げているが，調整を難しくしている面もあり，「患者の日課の調整が多職種連携の契機になる」が促進要因，「患者の日課が立て込んでいて調整が難しい」は阻害要因とした．

　患者の尊厳を守るの1つのコードからは，阻害要因「患者が伝えて欲しくない情報は共有しない」を抽出した．

② 働き手の能力

　働き手の能力には，「働き手の姿勢や態度，働き方，力量」，「勉強して力をつける」，「アイデンティティ」，「他職種のことの理解」，「連携を促進する職員の存在」の5つのサブカテゴリーを含めた．

　このうち働き手の姿勢や態度，働き方，力量の11のコードのうち5つが医師について述べ，促進・阻害どちらの解釈も可能で，互いに一見対立するコードがあった．すなわち，「患者の家での様子や家族背景を考えて全体をみている医師と，病気の治療が終わったら「退院調整お願いします」という医師がいる」は，患者の全体像を見る医師の行動を連携促進的と見なしている．

　それに対して別の文書セグメントは，「地域ケアの経験のある医師は，生活の場に近いところを経験しているので，ケアマネと自分で連絡を取ろうとしたりする．それで逆にケアマネから「窓口が誰か分からない」と言われることがある．いい面だけでなく，連携的でない面もある」と，医師がケアマネに連絡を取ろうとする行動を，連携的でないと評価している．

　以上からは，促進要因として「患者や家族の全体をみている」，「ケアマネとの連携を重視する」，阻害要因として「個別にケアマネと連絡を取る」を抽出した．

第2章　病院における多職種連携の発展過程

図表2-4　佐久病院における多

カテゴリーとサブカテゴリー		促進要因	阻害要因
[1] 患者の ニーズ	入院患者の日課	患者の日程調整	患者の日課が立て込んでいる
	患者の尊厳を守る	―	患者が伝えて欲しくない情報は共有しない
[2] 働き手の 能力	働き手の姿勢や態度，働き方，力量	難しい相談もする	忙しい
		相手に分かる言葉で伝える	話しかけにくく，他職種の話しを聴かない
		話しかけやすく，他職種の話しを聞く医師	仕事を丸投げする
		他職種への期待が分かり合える	紙やメモだけで連絡する
		患者や家族の全体をみている	専門用語をならべる
		ケアマネとの連携を重視する	退院調整に関わらない
		連携のための他の職種の動きを活用する	自分だけの考えで病名告知する
			個別にケアマネと連絡を取る
	勉強して力をつける	看護師が勉強する・資格を取る	―
	専門職のアイデンティティ	―	自職種のアイデンティティが分からない
	他職種のことの理解	―	他職種の名前を間違える
	連携を促進する職員の存在	連携を促進する職員が活躍する	―
[3] 働き手の 間の関係性	一緒に働いた経験	共通の患者に関わった積み重ね	若い職員が多い
		看護師の異動が頻繁でない	―
		一緒に働いた人が多い	医師が2年くらいで交代する
	その病院で初期研修をした医師	研修医（のころからいる）医師	初期研修を他所で終えた医師
	業務外での共通体験	組合活動やサークル活動，病院祭で共通体験をする	業務外活動を，勤務扱いにする
		保育所や地域のスポーツ活動で一緒になる	
	職種間の連絡や相談の頻度，方法	医師が他職種に頻回に相談する	職種間のディスカッションが乏しい
		カンファレンス以外の場で，患者のことを話す	
	新しい職員		新しい職員が多くいる
	職種の取り合わせ	看護師・介護職からSWに意見を言う	看護師・介護職から医師に意見を言う
	職員間の距離	他職種との物理的な距離が近い	他職種との物理的な距離が遠い
	医師の間の力関係	―	研修医のころからいる医師の居場所がなくなる

第1節　佐久総合病院における多職種連携

職種連携の促進要因と阻害要因

	連携を促進する職員を受け入れる職場	新しいことをやろうとする者を受け入れる職場	—
[4]職場の構造・機能・運営	病院の構造・規模	規模が小さい 各職種の数が少ない PTとOTが仕事場所を共有している	規模が大きい 人が多い
	スタッフの年齢，キャリア構成	ベテランの病棟看護師 — —	人の生活を知らないスタッフ 若い病棟看護師 ベテランの医師
	専門職の充足状況	SWの増加	—
	病院の役割や機能，運営方法，文化	病院の機能分化 地域に近い病院 —	患者が全国から集まる 在院日数が短い 複数の病棟を担当する
	病棟の役割や機能	病棟の機能分化 チームで診療する病棟	混合病棟 —
	勉強会	看護師と医師が勉強会をする	—
	カンファレンス	カンファレンスが，職種間の認識を深める機会になる 必要なところで自主的に発言する 職種間で対等に話ができる サービス担当者会議 退院調整会議	カンファレンスに参加できない 全員が参加するカンファレンスがない 各職種の視点を話さない 順番が来たときだけ発言する カンファレンスの原則が話されていない
	電子カルテ	電子カルテで，各職種の記録を読める	電子カルテで，声かけや話し合いが減る
	共通の目的，帰属意識がある	職場に対して帰属意識がある	—
	事業所の経営的体力	—	経営に追われている
	事業所間の連携	保健所のよびかけ	—
[5]制度	チーム医療の評価	医療チームで多職種が一緒に働く機会になっている —	医療チームが書類に振り回される 医療チームが医者主導
	リハ診療報酬	リハ実施計画書	疾患別リハの訓練ノルマ
	在宅介護支援センター	在宅介護支援センターでSWの業務が明確になった	—
	書類	—	書類で伝える
	専門職制度の新設	専門職の新設	—
[6]技術の変化	新しい技術	新しい技術を受け入れる	新しい技術に閉鎖的である
	専門分化	分化した専門家を繋げる役割が生じる	—
	要因の数	45	42

これらを含めて，5つのサブカテゴリーから合わせて，9つの促進要因と10の阻害要因を抽出した．

③ 働き手の間の関係性

働き手の間の関係性は，「一緒に働いた経験」，「その病院で初期研修をした医師」，「新しい職員」，「職種の取り合わせ」，「職員間の距離」，「医師の間の力関係」，「職種間の連絡や相談の頻度，方法」，「連携を促進する職員を受け入れる職場」，「業務外での共通体験」の9サブカテゴリーを含み，あわせて11の促進要因と9つの阻害要因を抽出した．

④ 職場の構造・機能・運営

このカテゴリーには，「病院の規模・構造」，「スタッフの年齢やキャリア構成」，「専門職の充足状況」，「病院の役割や機能，運営方法，文化」，「病棟の役割や機能」，「カンファレンス」，「勉強会」，「電子カルテ」，「共通の目的や帰属意識があるかどうか」，「事業所の経営的体力」，「事業所間の連携」の11のサブカテゴリーが含まれ，18の促進要因と16の阻害要因が抽出された．

このうち，専門職の充足状況には，1つのコードが含まれ，促進要因「SWの増加」を抽出した．ただし，人数の不足が連携を阻害するか促進するかは，単純ではない．文書セグメントには「SWが足りないので退院調整に療法士が入る」，「看護師が足りないので病棟とリハ室間の患者の送迎を療法士が行う」とあり，これを連携が促進されていると見るか否かが問題となる場合もある．

また病棟の役割や機能には，5つのコードが含まれ，促進要因として「病棟の機能分化」，「地域包括ケア病棟」，「高度急性期病棟」，「回復期リハ病棟」，「外科病棟で医師がチームで診療している」を抽出したが，これらは「病棟の機能分化」と「チームで診療する病棟」の2つにまとめることができる．

「リハ科医師は，リハ病棟だけでなく，全科のリハ依頼に関わってリハ処

方をし，カンファレンスに参加する．しかし，患者が多すぎて状況を把握できない．セラピストに任せて，困ったときの相談役になっている」という文書セグメントがあった．医師のこうした役割は，多職種連携上の要ではあるが，連携を促進するか阻害するかは解釈できず，どちらの要因にも含めなかった．

⑤ 制度

このカテゴリーには，診療報酬での「チーム医療の評価」，「リハ診療報酬」，「書類」，「在宅介護支援センター」，「専門職制度の新設」の5つのサブカテゴリーが含まれ，4つの促進要因と4つの阻害要因を抽出した．

チーム医療の評価からは，促進要因「医療チームで多職種が一緒に働く」と，2つの阻害要因「医療チームが書類に振り回される」，「医療チームが医者主導になる」が抽出された．チーム医療が診療報酬算定の対象になったことは，多職種が一緒に働く機会となっている反面，書類など診療報酬上の手続きに手間を取られたり，チームが医師主導で運営される傾向につながったりしており，連携・協働の促進と阻害の両方の要因になっていると解釈できる．

書類では，1つの阻害要因が抽出された．すなわち診療報酬制度で求められる書類が，必ずしも読まれていないため，連携・協働を阻害しているという指摘であった．「チーム医療の評価」でも，書類は阻害要因に上がっている．一方で，「リハ診療報酬」では書類（リハ実施計画書）が促進要因として挙げられていた．

⑥ 技術の変化

このカテゴリーは，「新しい技術」，「専門分化」の2つのサブカテゴリーを含み，2つの促進要因と1つの阻害要因を抽出した．

5 職場における多職種連携の状況の評価 （図表2-5）

　自分が働く職場の多職種連携の状況を評価する際に注目する点について，インタビューガイドでは「チームがうまくいっているかどうかを判断するときの着眼点は？」あるいは「連携の善し悪しはどこに現れますか？」という質問を設定した．これらから，働き手が職場の連携状況を評価するための質問項目を抽出する．
　関連する文書セグメントは25あった．それらを，連携状況を評価する設問の形でコーディングして，内容を比較・検討した．その結果，①患者理解，②患者中心，③時間を共有してきた，④解決志向，⑤双方向性，⑥意思疎通，⑦誰もが楽しく，⑧目標の共有，⑨相互理解の9つのサブカテゴリーを得た．
　これらのサブカテゴリーとコードは，第3調査（第2節で記述）と合わせて，第3節でカテゴリー化の作業を行う．

① 患者理解

　援助の対象である患者について，職種間で共通の理解ができているかどうかに関するもので，2つのコードが含まれる．

・**患者さんについて，各職種の間で色々な視点から情報を共有できるか**
　患者についての共通理解を形成するプロセスが機能しているかどうかを問うものである．
　「これはこうだったんですね，そんなこともあったんですねという風に話し合えること．……看護師さんなら病棟の状況，先生なら病状のこと，そういうことを皆が共有できている．それがチームかなと思っています．」

・**入院中の評価が，在宅の実情と合っているか**
　病院の職員の間の共通理解が，当事者の実情と合っているかどうかを問うコードである．
　「退院の準備では，病棟やリハの評価が在宅の実情とかい離していること

図表 2-5　佐久病院職員が連携の状態を評価するポイント

カテゴリー	サブカテゴリー	コード
[1] 患者	①患者理解	患者さんについて，各職種の間で色々な視点から情報を共有できるか
		入院中の評価が，在宅の実情と合っているか
	②患者中心	自分の視点ではなく，患者の生活を中心にして，意思疎通ができるか
		患者さんへの支援の方向性と足並みが揃っているか
		連携の状態に，患者や家族が満足しているか
[2] 職場	③時間を共有してきた	ある程度の期間一緒に働いた人がいるか
	④解決志向	課題の原因ではなく，それをどう解決していくかを考えられているか
[3] 働き手	⑤双方向性	職種間で自由に意見が言えているか
		意思疎通が一方通行になっていないか
		主治医だけでどんどん方針を決めてしまわないか
		職種間で，業務のことを教えあっているか
		一緒に考えられているか
	⑥意思疎通	カンファレンスなどで意思疎通や方針共有ができているか
		伝えたことが実施され，カルテに反映され，目を合わせて話しているか
		カンファレンスで，ディスカッションがうまくできるか
		職種間の連絡は取りやすいか
		話しやすい人柄か
	⑦誰もが楽しく	孤独感や悲壮感がなく，しんどいけれど一緒に頑張る楽しさがあるか
		ケアワーカーが活き活きと活躍しているか
		元気のない職種がいるかどうか，それが変わりうるか
	⑧目標の共有	チームが挑戦的な目標を共有しているか
		目標が統一されて，共有されているか
		多職種間である程度ゴールを共有して関われているか
		ケアや指導，援助が，同じ方向，目標で行われているか
	⑨相互理解	お互いが何をする人かわかっているか

がある．とろみ食で全量食べられているから帰りますというが，帰る先が老夫婦世帯で，85 のおばあちゃんが 86 のおじいちゃんにご飯を作っていて，じゃあ 85 のおばあちゃんがとろみを覚えるのかい？　ペースト状の食事を作るのかい？　と……．」，「(看護師は) 飲み込むことは ST に任せています，食べる動作は OT に，姿勢は PT に任せてますというと，トータルにやって

いるはずの看護師も，看ていないことがある.」

② 患者中心

援助する多職種間の関係だけではなく，チームが当事者への援助を軸にしているかどうかを評価する問いである．

・自分の視点ではなく，患者の生活を中心にして，意思疎通ができるか

病院という場での援助専門職の視点ではなく，患者の生活をチームが意識しているかどうかを問うている．

「治療だけでなく，どうにもならない問題もあることを理解，共有できるかどうか.「退院，大変だからお願いします」と依頼してくる医師もいるが……「明日退院」と言ってくる人もいる.」

・患者さんへの支援の方向性と足並みが揃っているか

実際の患者に提供される支援は，生活を中心にするという方向性だけでなく，タイミングや足並みが揃っている必要があることを問うコードである．

「退院で言えば，ターミナル期の患者さんで，今このタイミングだったよねというような，みんなの意見が一致しているとうまくできたと思うし，そこの意見が割れていると……もう少し調整した方がよかったんじゃないかと（思う）.」

・連携の状態に，患者さんやお家の方が満足しているか

患者中心であるかどうかが，チーム内の思いだけでなく，当事者である患者や家族とも共有されているかどうかの問いである．

③ 時間を共有してきた

職場での付き合いが長くなることで，連携がしやすくなることを指摘するコードである．ここでは1つのコードが含まれる．

・ある程度の期間一緒に働いた人がいるか

職場の中に，全員ではなくても，一緒に働いた期間がある職員がいることで，職場の連携状況がよくなるという立場での問いである．

第1節　佐久総合病院における多職種連携

「知っている人がそれぞれ1人でもいれば，コミュニケーションがうまくいきますよね．あとはまあ，僕のことを向こうが知っていれば，逆に，うまく取れるような気がしますよね．」

④ 解決志向

　チームが向き合っている課題について，その原因や責任を追及するのではなく，解決を志向することで連携が促進されるという立場での問いである．
・課題の原因ではなく，それをどう解決していくかを考えられているか
　「体幹抑制とかを，やってしまっているのがいけないんじゃなくて，そうしないためにはどうしたらいいのかという視点で，モノが言えていくといいですね．」

⑤ 双方向性

　職種間での情報交換や意思疎通が，一方的でなく相互に伝えあうやり取りになっているかどうかを評価する問いである．5つのコードが含まれた．
・職種間で自由に意見が言えているか
「医療は，医師が頂点みたいになりやすい．佐久は割りとそうじゃなくて，労働者みたいな感じがあった」，「研修医や研修医上がりの医師は，他職種と自由に意見が言い合える．そうでない医師が増えると，自由に話す文化がなくなる．」
・意思疎通が一方通行になっていないか
　このコードは，一方的に意思を伝えたことで連携できたとしてしまう傾向がないかを問うものである．連携の促進・阻害要因のなかの電子カルテについても，関連する発言があった．ここでは，SWの一人の下記の語りを例として示す．
　「伝えたから連携していると思っていることが多い．相手の情報を取って，自分は何をするかが大事．忙しさの影響もあり，お互いのスキルアップが必要．一方的に，伝言しただけでは（連携にならない）」

第 2 章　病院における多職種連携の発展過程

- **主治医だけでどんどん方針を決めてしまわないか**

　医師の行動が一方向的になっていないかを問うている．類似の指摘は，阻害・促進要因についての聞き取りで「病名告知」を医師だけで進めることについての語りの中にもあった．ここでは，入院患者の食事形態についての指示に関する言語聴覚士の指摘を挙げる．

　「食事を出すタイミングや嚥下評価について，明日評価に行ってと思っていたら，明日のお昼から食事が出ていたとか．……あるいは，入院期間がこの日までと決まっていて，逆算して評価していく必要があってもどうしても予定通りに行かないとき（がある）．」

- **職種間で，業務のことを教えあっているか**

　双方向のやり取りの内容の中で，業務の中で専門的な技術や知識を教えあうようなやり取りがあるかどうかを問うものである．

　「嚥下造影検査で，STが放射線技師に質問したり，管理栄養士に所見を教えたりする．私は，自分がわからなかったときに聞いていますね．放射線の方でも，嚥下にも興味もってくれている方もいるので．」

- **一緒に考えられているか**

　問題に向き合って解決方法を模索している場面で，異なる職種が力を合わせるために，双方向の意見交換で一緒に考えられるかどうかを問うている．

　「自分はこういうふうにやってきたけれど……施設の話までできなかった．私たちはこうしたい」という具合に，ケアマネさんともう少し先を見通した会話ができれば，「では，こういうふうに支援していこう」ということが導き出せると思う．」

⑥　意思疎通

　意思や意見が伝わっているかどうか，そのための条件が準備されているかについての問いである．5つのコードが含まれる．

- **職種間の連絡はとりやすいか**

　病院の規模など職種間の距離が連携に影響する要因であることは，前項で

第1節　佐久総合病院における多職種連携

示した．このコードはその点を問うものである．

「小海分院だと，ほぼ先生方が病棟にいらっしゃることが多いので，相談しやすいというところがあります．報告連絡相談がしやすい．先生の方から連絡をいただくことも多いです．本院だと，どうしてもその機会が少ないというところがあって……．」

・話しやすい人柄か

意思疎通のしやすさには，環境的な要素だけでなく，人間的な要素もある．それに対応するのがこのコードと考えられる．言語聴覚士の1人は，栄養士とのやり取りを例にこの点について語っている．

「食事を変更したいときに……栄養士さんに連絡をして，今日のお昼から何々さんの食事を何々でお願いします，という時に，全部言い終わらないうちに切られてしまって，もう一回かけて，さっきの続きなんですけどと……（笑い）．」

・カンファレンスなどで意思疎通や方針共有ができているか

個別の打ち合わせだけではなく，関係する職員が集まる場があるかどうかの問いである．

「SWとリハ，ドクターとリハというように話しはしていても，一堂に会していないと，調整会議をやらなくてはならなくなる．」

・カンファレンスで，ディスカッションがうまくできるか

会議が行われても，それが意思疎通や意思決定の場になっているとは限らない．

「発言が出てたかっていうのと，あとはある程度の方向性が見出されたか．（結論?）そうですね，明らかなのではなくても，じゃあこういう風にしていきましょうっていうようなことが出てくると，それでやってみようかという感じだけでもいいんですけど……．」

・伝えたことが実施され，カルテに反映され，目を合わせて話しているか

言葉で伝えただけではなく，それが実際の業務に反映されているかどうかを問うものである．

第 2 章　病院における多職種連携の発展過程

「忙しそうな病棟というのがあって，そこでは看護師さんがつかまらないわけです．そういうときには連携がとりにくくて，一方的に伝えるわけですが，「はい，わかりました」とか言われると，伝わったのかどうか不安です．カルテを見ると，ちゃんと伝えたことを受け取ってもらえているので，「あっ，ちゃんと伝わっていたんだ」と思うことはあります．しっかり目と目を合わせて話していると何となく伝わっていると思うけれど．」

⑦ **誰もが楽しく**

職場における職種間の関係や雰囲気が楽しく充実しているかどうかを問うもので，3つのコードが含まれている．

・**孤独感や悲壮感がなく，しんどいけれど一緒に頑張る楽しさがあるか**

チーム全体の雰囲気を問うコードである．循環器チームの活動についての医師の語りを示す．

「補助人工心臓の患者では，本当にみんなで見ないといけない．毎週カンファレンスをする．合併症も多いが，患者や家族は希望を抱いている．チームは，しんどいけれど一緒に頑張る楽しさがある．孤独感や悲壮感がない．」

・**ケアワーカーが活き活きと活躍しているか**

チームの中のある職種に焦点をあてて，そこが活き活きとしているかどうかを全体のメルクマールとするという問いである．ケアワーカーに注目する語りを示す．

「患者さんに接する最前線である彼女たちがイキイキと会話できるように，セラピストや看護師もケアワーカーを支える．」

・**元気のない職種がいるかどうか，それが変わりうるか**

チーム全体を見渡して，元気のない職種がいないかを，職場の連携状況のポイントとする問いかけである．

「セラピストは患者に1時間ついている．ケアワーカー・介護福祉士も，患者の日常生活活動についてる．看護師は，患者のところにもっといたいけれどできずにもんもんとしている．」

⑧ 目標の共有

連携する多職種がチームとして行動する上での目標についての一連の問いである．4つのコードがここに含まれる．

・目標が統一されて，共有されているか

チームでの目標の統一の有無についての問いである．

「同じ目標に向かって皆が進めるというか……．目標の統一感というか，そのへんですかね．てんでばらばらでは，チームではないだろうと思う．」

・チームが挑戦的な目標を共有しているか

目標の内容について，チームを構成する職種がそれぞれ役割を発揮する必要があるような，ある程度挑戦的な目標が必要だとして，そこについて評価する問いである．

「挑戦的な目標が共有されると，団結力が強まり，役割意識も高まる．『この患者さんを社会復帰させよう』という共通の目標が力になって，全ての職種で同じところに視点が集まり，『この人をうちに帰すために頑張ろう』『移植に繋げよう』とか，『この人の力を借りよう』……とかの連携が生まれる．」

・多職種間である程度ゴールを共有して関われているか

共有する目標の形成過程を多職種で共有しているかについての問いである．

「回復期も……カンファレンスやってるんですが，PT，OT，STで意見を一致して，看護師も意見一致して医者に言っていくんならいいんですけど，なんだか先生に決めてもらうみたいになっているので……．」

・ケアや指導，援助が，同じ方向，目標で行われているか

より具体的な，患者への日々の接し方についてチーム内で同じ方向にあるかどうかを問うコードである．

「患者さんに対する接し方とか，説明の仕方も，そういう話じゃなかったとか，どんどん先走ってしまって，ということもあったり．例えばトイレをまずベッドサイドって言ってたのに，トイレに行っちゃっていたりとか……．」

第 2 章　病院における多職種連携の発展過程

⑨ **相互理解**

　職種間でお互いの職種の役割や特徴，専門性について理解しているかどうかの問いである．1 つのコードが含まれる．

・お互いが何をする人かわかっているか

　職種の名前のような基本的な事柄が混同されていることについての指摘を挙げる．連携に影響する要因でも挙がっていたエピソードである．

　「昔は，ST が何してるのか分からないというよりは，OT と ST が混同しているような感じで見られていたことがあって，ST が嚥下評価でお昼にいったときに，看護記録に「OT さんが食事評価をした」と書かれてあったり，OT が食事動作で介入したら「ST さんが見に来た」って書いてあったりで，OT と ST の区別がつきにくいのかな．」

　以上，9 つのカテゴリーに分かれた 25 のコードすなわち連携の状態を評価するポイントを尋ねる質問のリストを得た．

6　多職種が参加する研修の経験と意義 （図表 2-6, 2-7）

　多職種連携教育の経験やその意義に関連した 19 のコードから 12 のサブカテゴリーを抽出し，多職種連携の機会として上げられた，多職種が参加する研修の種類に関する 3 つのカテゴリー「OJT」，「研修プログラム」，「業務の活動」と，多職種研修に際しての姿勢や方法に関するカテゴリー「研修機会を通した学び方，育て方」にまとめた．

6-1　多職種研修の種類

6-1-1　OJT

　仕事の現場において，業務の遂行過程で行われる教育・訓練すなわち，委

第1節 佐久総合病院における多職種連携

図表2-6 佐久病院における多職種研修の種類

カテゴリー	サブカテゴリー	コード
OJT	委員会活動	委員を担当していると研修の機会になる
		委員会によって教育的な効果が異なる
	多職種カンファレンス	カンファレンスの場が，多職種連携教育になる
		新人時代のカンファレンス
	面談	面談やリハカンファレンスは，スタッフの教育も兼ねている
研修プログラム	新人研修	新人研修
	多職種での事例検討	医師が呼びかけた臨床倫理の検討会
		多職種での事例検討は効果的だが，機会が少ない
	多職種が参加する職員研修	管理職研修
		糖尿病指導からハーブまで，多職種が参加するさまざまなセミナー
	外部の研修会	臨床研修指導者WS
業務外の活動	業務外の活動	病院祭など業務外で多職種が一緒に活動する機会があった
		応援団で一緒だった人とは，仕事で連携しやすかった
		病院祭の準備での多職種の交流の機会は減っている

図表2-7 佐久病院における多職種研修を通した学び方，育て方

カテゴリー	サブカテゴリー	コード
研修機会を通した学び方，育て方	他職種から学ぶ	学生時代の訪問看護実習が生活を考える契機になった
	他職種への指導・教育を心がける	医師が，他職種のサポートや教育をする
	連携の得意な人を見極めて，育てる	まとめるのが得意な人を育てていく
	個別の症例を共有する	カンファレンスよりも，個別の成功体験を共有する
		一例の変化をみんなで共有する

員会活動，多職種カンファレンス，患者・家族との面談が含まれる．

・**委員会活動**

　感染対策，スキンケア，テクノエイドなどの委員会が挙がり，委員を担当していると研修の機会になる，一方で，委員会によってIPE的な効果が異なるという指摘があった．

　「（委員会によって）看護師だけではできない専門的学習を，病棟のスタッ

フが経験できる場合」と「限られた患者を特定のメンバーだけが回るタイプのチーム」がある（看護師）．

・多職種カンファレンス

多職種が参加し，ケアの方針や職場運営を話すカンファレンスの場が，多職種連携教育になる．特に，新人時代のカンファレンスは，勉強になる．ただし，他職種への指導に適した会議とそうでないものがある．

「カンファレンスで看護師が，患者のことをよくとらえた上で，医師に意見を言っていた」，「それを聞いて，看護師という職種について認識が深まった」（SW）．

「新人時代に，他の職種から，患者の家族背景や事情を考慮すること，説明の際の言い方など指摘を受けた．カンファレンスが勉強の場になった」（PT）．

「カンファレンスの場では，経験知の低い他職種の発言を訂正することがあるが，調整会議や病状説明ではそれはしにくい」（SW）．

・患者・家族との面談

前項の最後のコードとは逆の意見もある．

患者・家族との面談も，「各スタッフの発言の内容と言葉遣いについてフィードバック」しスタッフの教育を兼ねる場合がある（医師）．

6-1-2 研修プログラム

多職種が参加する研修プログラムとして，新人研修，多職種での事例検討，多職種が参加する職員研修，外部の研修会が挙がった．

・新人研修

病院では，新たに採用された職員は，職種を超えた新人研修プログラムが実施されている．

・多職種での事例検討

事例検討は，患者の経過から学ぶために職員が集まって行う会議である．多職種での事例検討は効果的だが機会が少ない．例として，医師が呼びかけ

た臨床倫理の検討会が挙がっている．

・**多職種が参加する職員研修**

1990年代には「糖尿病指導からハーブまで，多職種が参加するさまざまなセミナー」，2015〜16年には，多職種合同の「管理職研修」が行われた．

・**外部の研修会**

病院外で行われる多職種が参加する研修会の例に「医師の臨床研修についてのワークショップ」があり「多職種で参加していた」（医師）．

6-1-3　業務外の活動

この病院では，病院祭やサークル活動など業務外の活動が盛んで，異なる職種が一緒に活動し，多職種連携教育の機会になっている．

病院祭では，あまり一緒に仕事をしない職場同士が協力して，展示パネルの製作やアトラクションの練習に取り組む．積極的に参加することが多職種連携を学ぶ機会になるとする指摘があった．また，運動部の対外試合の応援団も同様の機会となる．しかし，こうした業務外の活動は，参加者が減っているという．

「いろんな人たちと顔を合わせて，一緒に応援の振りを合わせたり，声の出し方がどうしたとか．それで知り合って，VF検査で，透視中にいま喉頭侵入してた？とか，聞きやすかった」（ST）．

「病院祭も然りですけど，いま段々短い時間で，9時までに帰れる内容にしているので……，みんなでやることを好まない？……リハ職だけでまとまることを好むようになっています．看護部なんかも人がいないから出せないと……」（OT）．

6-2　多職種研修を通した学び方，育て方

このカテゴリーは，どういう点でIPE的効果が得られたと語られているかを示している．

第 2 章　病院における多職種連携の発展過程

6-2-1　他職種から学ぶ

医学生時代に，訪問看護実習を経験したことが生活を考える契機になった．「看護師さんと一緒に（在宅患者のところに行って）床ずれの処置に行った．僕は，学部の 2 年か 3 年だったが，褥瘡ってなんなのかわからなかった．看護の視点，在宅の視点が急に出てきて，いやこれは，ずいぶん大学のと違うという感じがした」（医師）．

6-2-2　他職種への指導・教育

「医師が，各職種の意見を聞いて，サポートしていく．それによって若い職員を育てていく」（医師）．

6-2-3　連携の得意な人を見極めて，育てていく

「誰もがみんな連携（が得意）という訳じゃないと思う……まとめるのが得意な人を見極めて，ある程度中心になる人を作らないといけないんじゃないか」（医師）．

6-2-4　個別の成功事例を共有する

カンファレンスよりも，個別の成功体験を共有する．そのために，一例の変化をみんなで共有する．
「食事の時に身体を起こしたら元気になったよとか，そういう経験をみんなが積んで感じてもらう，一例をつくって，実際に変わっていく様子をみんなで見ると，嬉しくなって，もうちょっとやってみようかなってなると，しめしめって思う」（OT）．

7 小括

第1調査では，14人の病院職員（医師3名，看護師3名，ソーシャルワーカー3名，理学療法士2名，作業療法士2名，言語聴覚士1名）に聞き取り調査を行った．

7-1 カンファレンスの展開

31種類のカンファレンスが行われており，①単独職種が参加するもの，②病棟・職場で多職種が参加するもの（そのうち病棟カンファレンスは，各病棟で実施），③課題別医療チームで行うもの，④リハビリテーション・チームのもの，⑤多事業所から参加するものに類型化された．そのうち，1980年代にはじまったものは6種類あり，90年代からが9，2000年代からが11，2010年代からが5種類であった．

病棟カンファレンスに参加する職種は，1980年代にはほぼ医師と看護師だけであったが，90年代から薬剤師，管理栄養士，SW，PT，OT，STが加わるようになった．また，地域ケア・訪問看護のカンファレンスには，病院外もふくめ8職種が参加していた．2000〜2010年代には病棟の機能分化により，回復期リハ病棟や地域包括ケア病棟が開設され，多職種でのカンファレンスが定期的に行われるようになった．

多職種が相談や打ち合わせをするには，医師の回診や個別の相談などカンファレンス以外の方法もとられてきた．

内科や外科の病棟カンファレンスでは，全期間を通じて医師から他職種への病態や治療方針の説明が行われている．一方で，治療後の経過が思わしくないケースで看護師と医師の意見交換が行われることも1980年代からあり，1990年代からは終末期，退院困難などのケースでケアや退院について調整する場面も増えた．

リハビリテーション・チームは，佐久病院では，病棟カンファレンスとは

別に，主治医，病棟看護師と，リハ医，PT，OT，ST，SW が集まって，リハビリテーションの目標や状況を確認するリハ・カンファレンスが1980年代から行われてきた．

課題別医療チームのカンファレンスは，1990年代には終末期カンファレンスが，2000年代には栄養サポートや児童虐待防止のカンファレンスがもたれていた．2006年以降に医療チームに診療報酬が加算されるようになって増加している．また，心臓外科など新しい医療技術の導入によって，専門的なチームで行われるようになっている．

複数の事業所が参加するカンファレンスは，在宅医療や老人保健施設で1990年代から行われていたが，在宅介護支援センターや介護保険の制度がはじまってから増加し，在宅ケアのサービス担当者会議や，病棟の退院調整会議として開かれるようになっている．

7-2　チーム医療や多職種連携の変化

多職種連携がどのように変化してきたかの概観を問う質問に関する聞き取り内容を分析したところ，24のコード・文書セグメントが得られた．これらから11のカテゴリー，①患者ニーズの変化，②医療技術の変化，③職種の構成や役割の変化，④新しい職種，⑤職種についての認識の変化，⑥チームワークの変化，⑦課題別医療チーム，⑧職場・事業所の役割の変化，⑨マネージメント上の変化，⑩病院外との連携，⑪制度の変化が抽出された．これらからさらに，患者のニーズ（①），医療技術（②）やそれを担う専門職（③，④），職員間の関係性（⑤，⑥），職場や事業所の役割やマネジメント（⑦，⑧，⑨），事業所外や制度（⑩，⑪）などの要素を見いだすことができる．

7-3　チーム医療や多職種連携の展開に影響した要因

多職種連携に影響した要因を問う質問に関する内容を分析して，104のコード・文書セグメントを収集し，それらを40のサブカテゴリーに分類した．

第1節　佐久総合病院における多職種連携

それらのカテゴリーはさらに，①入院患者の日課，②患者の尊厳を守る，③働き手の能力，④働き手の間の関係性，⑤職場の構造・機能・運営，⑥制度，⑦技術の変化の7つのカテゴリーに分類された．

各サブカテゴリーのコードから，チーム医療と多職種連携に影響する要因として，促進要因45，阻害要因42を抽出した．

7-4　連携の状態を評価するポイント

回答者が働いている職場における多職種連携の状態を評価するときに，どこに着目するかという質問に関連する聞き取り内容を分析し，25のコード・文書セグメントを得た．これらを相互に比較検討して，①患者理解，②患者中心，③双方向性，④意思疎通，⑤目標の共有，⑥相互理解，⑦誰もが楽しく，⑧時間を共有してきた，⑨解決志向の9つのカテゴリーに分かれた．合計27の評価ポイントを尋ねる質問を得た．

7-5　多職種連携教育の経験と意義

多職種連携の経験と意義についての質問に関連する聞き取り内容からは，21のコード・文書セグメントを得た．それらの分析によって，①「委員会活動」，②「他職種から学ぶ」，③「多職種カンファレンス」，④「他職種への指導・教育」，⑤「面談」，⑥「連携の得意な人を見極めて，育てていく」，⑦「個別の事例を共有する」，⑧「業務外の活動」，⑨「外部の研修会」，⑩「新人研修」，⑪「多職種が参加する職員研修」，⑫「多職種での事例検討」のサブカテゴリーを得た．これらはさらに(1) OJT，(2)業務外の活動，(3)研修の3つのカテゴリーに分類された．

また，多職種研修を通した学び方，育て方に関する4つの指摘を得た．

7-6　連携の変化，影響した要因，連携状況の評価の相互関係（図表2-8）

以上の分析のうち，7-2「チーム医療や多職種連携の変化」（以下7-2多職種連携の変化）は，調査対象者から聞き取った事実である．

第 2 章　病院における多職種連携の発展過程

図表 2-8　佐久病院における多職種連携の変化・影響した要因・連携状況の評価の対照表

		多職種連携の変化	影響した要因	連携状況の評価
患者		患者ニーズの変化	入院患者の日課	患者理解
			患者の尊厳を守る	患者中心
技術		医療技術の変化	技術の変化	
職場		職種の構成や役割の変化	職場の構造・機能・運営	時間を共有してきた
		新しい職種		解決志向
		マネージメント上の変化		
		職場・事業所の役割の変化		
		病院外との連携		
		課題別医療チーム		
働き手		職種についての認識の変化	働き手の間の関係性	双方向性
		チームワークの変化	働き手の能力	意思疎通
				誰もが楽しく
				目標の共有
				相互理解
制度		制度の変化	制度	

　一方，7-3「チーム医療や多職種連携の展開に影響した要因」（以下 7-3 影響した要因）は，病院で実際にチーム医療や多職種連携に携わってきた人々の体験と観察結果から抽出したものである．

　また，7-4「連携の状態を評価するポイント」（以下 7-4 連携状況の評価）は，連携がうまくいっているかどうかについての，調査対象者の実践的なノウハウであり，直感的・主観的な語りから構成したものである．

　7-2 多職種連携の変化に含まれる 11 のカテゴリー，7-3 影響した要因の 7 つのカテゴリー，7-4 連携状況の評価の 9 カテゴリを比較・検討すると，「患者」，「技術」，「職場」，「働き手」，「制度」の 5 つのテーマに分類することができる．

第1節　佐久総合病院における多職種連携

「患者」には，7-2 多職種連携の変化の「患者ニーズの変化」，7-3 影響した要因の「入院患者の日課」，「患者の尊厳を守る」，7-4 連携状況の評価の「患者理解」，「患者中心」が含まれる．

「技術」には，7-2 多職種連携の変化の「医療技術の変化」，7-3 影響した要因の「技術の変化」が含まれる．

「職場」には，7-2 多職種連携の変化の「職種の構成や役割の変化」，「マネージメント上の変化」，「職場・事業所の役割の変化」，「病院外との連携」，「課題別医療チーム」，7-3 影響した要因の「職場の構造・機能・運営」，7-4 連携状況の評価の「時間を共有してきた」，「解決志向」が含まれる．

「働き手」には 7-2 多職種連携の変化の「職種についての認識の変化」，「チームワークの変化」，7-3 影響した要因の「働き手の間の関係性」，「働き手の能力」，7-4 連携状況の変化の「双方向性」，「意思疎通」，「誰もが楽しく」，「目標の共有」，「相互理解」が含まれる．

「制度」には 7-2 多職種連携の変化の「制度の変化」，7-3 影響した要因の「制度」が含まれる．

7-2 多職種連携の変化と 7-3 影響した要因は，全てのテーマに属するカテゴリーを共有している．

それに対して，7-4 連携状況の評価には，「技術」と「制度」に属するカテゴリーは含まれていない．また，「職場」テーマに含まれるカテゴリーを詳しく見ると，事業所や病院外との連携など職場を超えた意味をもつカテゴリーは含まれていない．

以上をまとめると，今回のインタビュー対象者の語った内容からは，佐久病院における多職種連携には，患者，技術，職場，働き手，制度の5つの力が働いていることが示唆される．これらを，抽出の背景にある文書セグメントを思い起こしながら，ミクロ（個々の診療やケアの場面），メゾ（チームや職場，事業所），マクロ（地域社会，自治体や国）のレベルに当てはめてみると，ミクロでは患者，職場，働き手，メゾでは技術，職場，働き手，マクロでは患者，技術，制度に，それぞれ関連していると見ることができる．

第 2 章　病院における多職種連携の発展過程

それに対して，7-4 連携状況の評価で抽出した項目は，むしろミクロやメゾに関するもので，マクロの要因を問う項目は見られなかった．

第 2 節　医療法人財団健和会における多職種連携（第 2 調査）

1　調査対象の概要

医療法人財団健和会は，「東都保健医療福祉協議会」（以下東都協議会と略す）という企業グループの 1 法人である．

東都協議会は，医療法人 4，社会福祉法人 1，株式会社 3，学校法人 1，協同組合 1 で構成される保健・医療・福祉複合体で，病院 3，診療所 20，訪問看護ステーション 10，老人保健施設 1，特別養護老人ホーム 1，通所介護 10，訪問介護 17，居宅介護支援事業所 11，グループホーム 8，小規模多機能サービス等 6，地域包括支援センター 4，見守りつき住宅 2，軽費老人ホーム 1，保育園 2 を運営し，資材・機材の協同購入や教育研修事業を行う協同組合を組織している（健和会　2001）．

協同組合の人材教育部は，加盟法人の職員 1,800 名に対する教育事業を担当している．教育プログラムは，新入職員，中途採用職員，初級，中級，役職者，職責者，管理者（管理職）むけの「制度教育」からなり，医師を除く 1,711 名の職員の 66.7% が参加している（2015 年度現在）．

ただし，医師は新入職員研修には全員が参加しており，それ以上の研修については参加対象となっていない．

インタビュー調査の対象としたのは，医師 4 名（経験年数 22〜35 年），看護師 2 名（同 26〜38 年），ソーシャルワーカー 1 名（同 25 年），理学療法士 1 名（24 年），作業療法士 1 名（28 年）の計 9 名である．

2　カンファレンスの種類と時代による変遷

2-1　カンファレンスの種類（図表 2-9）

聞き取り調査の記録を整理した結果，カンファレンス 38 種類とそれ以外の方法 10 種類（個別の打ち合わせ 6，医師の回診に同行 1，面談・病状説明 3）が収集された．各カンファレンスが行われていた時期については，筆者自身が 1980〜2010 年代にこの病院グループで働いていた時の参与観察によって得た情報を補足した．以上を検討し，整理した結果，30 種類のカンファレンスが行われてきたと推定した．

これらのカンファレンスは 5 つに類型化された．

2-1-1　単独職種が参加するカンファレンス

外科術前カンファレンスは，今回の調査では，みさと健和病院で 1990 年代に外科医が行っていたという聞き取りを得たが，筆者の参与観察では 1980 年代から行われたことを経験しており，さらに，この病院を開院する前にその母体となった柳原病院では，1980 年代以前から同様のカンファレンスが行われていたことを複数の外科医から聞き取っている．

2-1-2　職場・病棟カンファレンス

これは職場・病棟で行われ，複数の職種が参加するカンファレンスを指す．外科病棟カンファレンスは 1970 年代から医師，看護師が参加しており，1990 年代には SW，薬剤師，手術室看護師，PT，OT が参加していた．内科病棟カンファレンスは，1970〜80 年代に医師，看護師，時々 SW が参加し，1990 年代に PT，OT，訪問看護師，2000 年代には薬剤師，管理栄養士，病棟クラーク，2010 年代には退院調整看護師が加わった．

ほかに，在宅医療部門カンファレンス（1970 年代から），整形外科病棟カ

第2章 病院における多職種連携の発展過程

図表2-9 健和会グループでおこなわれてきたカンファレンスとその類型

年代	名称	事業所	職場	類型
1970	術前カンファレンス	柳原病院	外科病棟	単独職種
	外科病棟カンファレンス	柳原病院	外科病棟	病棟・職場
	内科病棟カンファレンス	柳原病院	内科病棟	病棟・職場
	在宅医療カンファレンス	柳原病院	在宅医療部	病棟・職場
1980	術前カンファレンス	みさと健和病院	外科病棟	単独職種
	外科病棟カンファレンス	みさと健和病院	外科病棟	病棟・職場
	内科病棟カンファレンス	みさと健和病院	内科病棟	病棟・職場
	リハ病棟カンファレンス	みさと健和病院	リハ病棟	リハビリテーション
	整形外科病棟カンファレンス	みさと健和病院	整形外科病棟	病棟・職場
	透析室カンファレンス	みさと健和クリニック	透析クリニック	病棟・職場
	在宅医療部門運営会議	みさと健和病院	地域看護室	病棟・職場
1990	緩和ケア病棟プロジェクトチーム	みさと健和病院	緩和ケア病棟	課題別チーム
	訪問看護カンファレンス	みさと南訪問看護ステーション	訪問看護ステーション	病棟・職場
	週カンファレンス	老人保健施設千寿の郷	老人保健施設	病棟・職場
	入所判定会議	老人保健施設千寿の郷	老人保健施設	課題別チーム
	回復期リハ病棟カンファレンス	みさと健和病院	回復期リハ病棟	リハビリテーション
2000	回復期リハ病棟カンファレンス	柳原リハ病院	回復期リハ病棟	リハビリテーション
	外来リハカンファレンス	柳原リハ病院	外来	リハビリテーション
	通所リハカンファレンス	柳原リハ病院	通所リハ	リハビリテーション
	訪問リハカンファレンス	柳原リハ病院	訪問リハ	リハビリテーション
	サービス担当者会議	居宅介護支援事業所みさと南	居宅介護支援	多事業所
	事例検討会	特別養護老人ホーム葛飾やすらぎの郷	特別養護老人ホーム	病棟・職場
	緩和ケア病棟カンファレンス	みさと健和病院	緩和ケア病棟	病棟・職場
	地域包括ケア病棟カンファレンス	みさと健和病院	地域包括ケア病棟	病棟・職場
2010	デスカンファレンス	まちかどひろばクリニック	往診診療所	課題別チーム
	訪問看護ステーションカンファレンス	みさと南訪問看護ステーション	訪問看護ステーション	課題別チーム
	在宅リハカンファレンス	柳原病院	在宅リハセンター	課題別チーム
	身体拘束カンファレンス	老人保健施設千寿の郷	老人保健施設	課題別チーム
	デスカンファレンス	老人保健施設千寿の郷	老人保健施設	課題別チーム
	転倒カンファレンス	老人保健施設千寿の郷	老人保健施設	課題別チーム

ンファレンス（1990年代から），透析室カンファレンス（1980年代から），訪問看護カンファレンス（1990年代から），老人保健施設千寿の郷の週カンファレンス（1990年代から），特別養護老人ホーム葛飾やすらぎの郷の事例検討会（2000年代から），緩和ケア病棟カンファレンス（2010年代から），地域包括ケア病棟カンファレンス（2010年代から）などがある．

2-1-3　課題別チームのカンファレンス

緩和ケア病棟の開設を準備する緩和ケアプロジェクトチームのカンファレンス（1990年代），老人保健施設千寿の郷の入所判定会議，身体拘束カンファレンス，デスカンファレンス，転倒カンファレンス（2010年代から），その他（褥創対策，栄養サポートのチームカンファレンス）などがある．

2-1-4　リハカンファレンス

リハビリテーション病棟やチームで行われるカンファレンスとして，みさと健和病院のリハビリテーション病棟カンファレンス（1983年から），回復期リハ病棟カンファレンス（2001年），柳原リハビリテーション病院（2005年開設）の回復期リハビリテーション病棟，地域リハ病棟（障害者一般病棟）カンファレンス，外来リハ，通所リハ，訪問リハのカンファレンス，柳原病院付属在宅リハセンター（2011年開設）の在宅リハカンファレンスなどがある．

2-1-5　多事業所カンファレンス

訪問看護ステーションが制度化された1990年代からある．介護保険実施以後には，サービス担当者会議，訪問看護・訪問診療カンファレンスなどが行われている．

2-2　病棟カンファレンス参加者の時代推移（図表2-10）

内科病棟カンファレンスでは，外科病棟と同様，1990年代までは理学療

図表 2-10　健和会グループにおけるカンファレンスに参加する職種の変化：病棟・職場別

| | 柳原病院 | 柳原在宅医療 | みさと健和病院 | | | | | みさと在宅医療 | 老健千寿の郷 | 特養葛飾やすらぎの郷 | 柳原リハ病院 |
			外科	内科	リハ	緩和ケア	地域包括				
1970's	医師 看護師 (SW)	医師 看護師 SW	未開設	未開設	未開設	未開設	未開設	未開設	未開設	未開設	未開設
1980's	医師 看護師 SW	医師 看護師 SW (PT)	医師 看護師	医師 看護師 (SW)	医師 看護師 PT OT SW	制度なし	制度なし	医師 看護師 (SW)	制度なし	未開設	未開設
1990's	医師 看護師 SW (PT) (OT)	医師 看護師 PT OT SW	医師 看護師 (SW) 薬剤師 (手術室看護師) (PT, OT)	医師 看護師 (SW)	医師 看護師 PT OT SW 薬剤師 事務	制度なし	制度なし	医師 看護師 PT OT SW	CW 看護師 SW PT OT (医師)	未開設	未開設
2000's	医師 看護師 SW PT OT 薬剤師 管理栄養士 事務	CM 訪問看護 PT・OT (医師) 往診 看護師 訪問介護 通所リハ 福祉用具 (地域包括)	医師 看護師 (SW) (PT) (OT)	医師 看護師 SW (PT) (OT) (薬剤師) (管理栄養士) (事務)	医師 看護師 PT OT ST SW CW 薬剤師 事務	未開設	制度なし	CM 訪問看護 PT・OT (医師) 往診 看護師 訪問介護 通所介護 福祉用具 (地域包括)	CW 看護師 SW PT OT (医師)	CW 看護師 SW	医師 看護師 PT OT ST SW CW
2010's	医師 看護師 SW PT OT 薬剤師 管理栄養士 事務	CM 訪問看護 PT・OT (医師) 往診 看護師 訪問介護 通所介護 福祉用具 (地域包括)	医師 看護師 薬剤師 (SW) (PT) (OT)	医師 看護師 SW (PT) (OT) (ST) (薬剤師) (管理栄養士) (事務)	医師 看護師 PT OT ST SW CW 管理栄養士 薬剤師 事務	医師 看護師 PT OT ST SW CW 管理栄養士	医師 看護師 PT OT ST SW CW 管理栄養士	CM 訪問看護 PT・OT (医師) 往診 看護師 訪問介護 通所介護 福祉用具 (地域包括)	CW 看護師 SW PT・OT (医師)	CW 看護師 SW	医師 看護師 PT OT ST SW CW

注：SW　ソーシャルワーカー，PT　理学療法士，OT　作業療法士，ST　言語聴覚士，CW　ケアワーカー，CM　ケアマネジャー，（　）は必要時のみ参加．

法士や作業療法士は，参加するのは稀だった．

「（内科でも外科でも）急性期病棟のカンファレンスに，セラピストが参加するのは，20年かかった」（S作業療法士）．

2-3　時代によるカンファレンスの変遷

聞き取り結果を整理して，カンファレンスがどのように変遷してきたかを，概括的に記述する．

2-3-1　1970年代：多職種カンファレンスのはじまり

1970年代には柳原病院の内科病棟，外科病棟，在宅医療（往診と訪問看護）で，医師，看護師，SWが参加するカンファレンスが行われていた．外科病棟カンファレンスについて聞いたところ「医師が説明して，病棟の看護師が質問する．問題があれば看護師が提起する」ことがあったという．

2-3-2　1980年代：多職種カンファレンスの広がり

柳原病院では，1970年代と同様に内科病棟，外科病棟，在宅ケア部門で，医師，看護師，時にSWが参加するカンファレンスが行われていた．

1983年に開院されたみさと健和病院では，外科病棟，内科病棟，リハ病棟，透析室，整形外科病棟のカンファレンスが行われた．

内科病棟でのカンファレンスについて，難しい病状の患者について看護師に医師が質問を受け，時には「なんで治らないんですか？」と「病態について詰められた」という．看護師が病態を把握したいという要求が強かった一方で，看護計画について看護師が説明することはほとんどなかったともいう．

リハ病棟カンファレンスは，医師，看護師，理学療法士，作業療法士，MSWが参加し，患者ごとのカンファレンス用紙を用いて各職種が順番に発言した．主として，医師は病状，看護師がケアの内容，理学療法士や作業療法士が機能・活動の評価と訓練内容，SWが家族や家での暮らしの状況などを報告した．各患者について1～3ヶ月に一度のペースでカンファレンスを

行い，退院の目標（ADLや退院先）と時期を確認していた．開院当時中心になった医師は，東京大学病院のリハビリテーション部で研修した経験があり，また東京都内で脳卒中早期リハビリテーションに取り組む病院を見学した職員もいた．カンファレンスはこれらの病院を参考にしていた．

1988年には往診，訪問看護が開始され，在宅医療部門の運営会議が行われるようになった．患者の受け入れ，業務の打ち合わせなどを行った．

2-3-3　1990年代：カンファレンスの多職種化と，多事業所化の萌芽

柳原病院では1992年に訪問看護ステーションを併設，1995年には病院前に診療所を併設し往診部門が移転し，在宅医療部門のカンファレンスは複数の事業所の医師，看護師，SW，OT，PTが参加するようになった．

柳原病院の診療圏に老人保健施設千寿の郷が，1995年に開設され，入退所判定会議（SW，看護師，CWが参加），週カンファレンス（CW，看護師，PT，OT，SW，管理栄養士，医師が参加）をした．週カンファレンスは，CWが「気になるケース」を挙げ，30～40分ほどかけて検討した．立ったまま行い，利用者に呼ばれたCWや看護師は「出たり入ったり」しながら参加した．

みさと健和病院では，外科術前検討会に時々麻酔科医，病理医，診療放射線技師が参加するようになった．外科病棟カンファレンスは，週1回昼休みなどに医師，看護師，時にSWが参加して行われていた．術後にADLの回復が進まないケースでは，PT，OTが参加することもあった．内科病棟カンファレンスは，医師，看護師が参加し，看護師が司会をした．ADL制限，自宅退院困難のあるケースでは，PT，OTやSWが参加することもあった．整形外科病棟カンファレンスにはSWが常時参加するようになった．リハ病棟カンファレンスには薬剤師，病棟医事課（クラーク）も参加するようになった．1991年に門前に診療所を開設し，血液透析と在宅医療部門がそこに移った．1995年に訪問看護ステーションを開設すると訪問看護部門は移転した．そのため，在宅医療部門のカンファレンスは，複数の事業所から医

師，看護師，SW，PT，OT が集まるようになった．

2-3-4　2000 年代：多職種化と，本格的な多事業所化

　柳原病院は，2001 年に往診専門診療所である柳原ホームケア診療所を開設し，2005 年には柳原リハビリテーション病院を開設した．

　柳原リハ病院では，回復期リハ病棟カンファレンス（医師，看護師，SW，PT，OT，ST，CW，薬剤師が参加），療養病棟カンファレンス（回復期リハ病棟と同様），外来リハカンファレンス（医師，看護師，PT，OT，ST，SW），通所リハカンファレンス（CW と PT，OT，SW が参加），訪問リハカンファレンス（PT，OT，SW，医師）が行われてきた．

　みさと健和病院は，2003 年にみさと健和クリニックを新築し，外来診療部門を病院から移転した．同時に，在宅医療部門はまちかどひろばクリニックとして独立し，訪問看護ステーション，居宅介護支援事業所，在宅介護支援センターが同居した「地域ケア支援センターまちかどひろば」ができた．

　外科病棟カンファレンスは，2000 年代初めまでは，PT や OT も呼ばれるのは，退院困難や廃用症候群が重いケースのみで「年に数例程度」だった．2000 年代に，国立がんセンターなどでの研修から帰った外科医によって，術後の早期離床や呼吸器リハに取り組むようになり，PT や OT が外科医に働きかけて，術後のリハに PT，OT が入るようになっていった．2010 年近くになると，PT や OT もカンファレンスで報告を求められるようになった．内科病棟カンファレンスには，薬剤師，管理栄養士，病棟クラークが参加するようになった．2001 年に回復期リハ病棟が開設され，従来のリハ病棟カンファレンスに加えて，ケアワーカー（CW）が参加するようになった．在宅医療部門カンファレンスは，構成する職種の所属する事業所が，医師，PT，OT は往診診療所，看護師は訪問看護ステーション，SW は在宅介護支援センター（2006 年からは地域包括支援センター）となった．

　両病院を経営する医療法人は 1990 年代にはすでに「保健・医療・福祉複合体」（二木　1998）になっていたが，2000 年に介護保険がはじまると，両

病院の在宅医療部門と関連法人の在宅介護事業所は，サービス担当者会議，訪問看護カンファレンスを行うようになった．

また，特別養護老人ホーム葛飾やすらぎの郷が2001年に開設された．開設当初に，利用者同士でトラブルが頻発した時に，両者の人権に配慮しながら，施設のケアをいかに行っていくか，くり返し事例検討会が開かれた．

2-3-5　2010年代：カンファレンスの多様化

柳原病院では，内科病棟カンファレンスに退院支援看護師が参加するようになった．2011年からは，在宅リハカンファレンスにはリハ専門医，訪問看護師，PT，OT，SWが参加して，月1回2-3例のケースについて，評価と方針の共有を行っている．

老人保健施設千寿の郷では，新たに身体拘束カンファレンス，デスカンファレンス，転倒カンファレンスが行われるようになった．

みさと健和病院は，2009年に建物を新築し，緩和ケア病棟を開設し，2015年に地域包括ケア病棟を開設して，それぞれ多職種構成のカンファレンスを行っている．在宅医療のカンファレンスは，2000年代には「地域ケア支援センターまちかどひろば」に集まって行われていたが，2010年代になってから，往診診療所の医師，看護師が訪問看護ステーションに出向いて行うようになっている．

2-4　健和会のカンファレンスの種類と時代による変遷

健和会では，1970年代に開設された柳原病院では，医師，看護師，SWが参加するカンファレンスが，内科病棟，外科病棟，在宅ケア部門で行われ，診断，治療についての情報や方針の共有が行われていた．

1980年代には，みさと健和病院が開設され，カンファレンスの方法は踏襲された．一方，リハ病棟が開設され，PTとOTが参加するカンファレンスが始まった．

1990年代には，柳原病院とみさと健和病院の在宅ケアのカンファレンス

にPT，OTが参加するようになり，新たに開設された老人保健施設ではケアワーカーが中心になって看護師，SW，PT，OTが参加するカンファレンスがもたれた．

2000年代には，病棟と在宅ケア部門の両方で参加する職種がさらに多様化した．リハ病棟ではST，薬剤師，事務が加わった．柳原病院の内科，外科病棟でも，PT，OT，薬剤師，管理栄養士，事務が加わった．みさと健和病院の内科，外科病棟でも，PT，OT，薬剤師，管理栄養士が参加するようになった．両病院の在宅ケア部門では，訪問介護，通所リハ，通所介護，福祉用具貸与業者などが参加するようになった．

2010年代には，みさと健和病院に緩和ケア病棟，地域包括ケア病棟が開設され，医師，看護師，SW，PT，OT，ST，薬剤師，管理栄養士，ケアワーカーが参加するカンファレンスが開かれている．

3 多職種連携のあり方の変化（図表2-11）

チーム医療や多職種連携のあり方が変化してきたことを指摘するコードは37あった．それらを比較・検討して内容を要約し，11のサブカテゴリーすなわち，①患者ニーズの変化，②医療技術の変化，③職種の構成や役割の変化，④チームワークの変化，⑤権威勾配，⑥課題別医療チーム，⑦職場・事業所の役割の変化，⑧マネージメント上の変化，⑨制度の変化，⑩研修や勉強会，⑪新しい環境で育った世代に分類した．

3-1 患者ニーズの変化

1つのコード，決定についての当事者の態度の変化を含む．

「『決めてください』ということが多かった当事者の態度が，そうでなくなってきている」という指摘があった．これはSWによるもので，広い意味での患者のニーズの変化を示すものとして扱うことができる．

第2章　病院における多職種連携の発展過程

図表2-11　健和会グループにおける多職種連携のあり方の変化

カテゴリー	サブカテゴリー	年代	コード
[1] 患者のニーズ	①患者ニーズの変化	1990-2010	決定についての当事者の態度の変化.
[2] 医療技術と専門職	②医療技術の変化	1990-2010	内視鏡手術で，手術が多職種のチームワークになった.
	③職種の構成や役割の変化	1980-2010	職種が増加した.
		2000-2010	薬剤師から医師への疑義照会が増加した.
		2000-2010	PT，OT，STが訓練なしに，看護師やSWの替わりをする場面が増えている.
		2000	外科医の業務がますます手術中心になった.
		2000	PT，OT，STがいろいろな診療科に参加した.
		2000	セラピスト，ケアワーカーが，患者に長時間深く関わるようになった.
		2000	看護師の書類作業が増え，患者のことを話す時間が減った.
		1980-2010	認定看護師を取得した看護師が配置された.
		1980-2010	栄養士，調理師，検査技師などの職種が患者に直接かかわるようになった.
[3] 職員・職種間の関係性	④チームワークの変化	1990-2010	外科医の意思決定の主体が，術者からチームへ変わった.
		2000	外科病棟で早期離床や呼吸リハに，外科医，看護師，PT，OT，STで取り組むようになった.
		1990-2010	連携が，マメな連絡を意味するようになってきた
		1980-2010	医師や他職種に意見をいえるようになってきた.
		1980-90	看護師不足に対する運動がおこり，看護師が医師に意見や要望を積極的に言った.
	⑤権威勾配	2000	権威勾配は残っている
		2010	権威勾配はむしろ強まり，パワハラに繋がっている面もある.
		2000-2010	カンファレンスや面談では，権威勾配が縮小している.
		1980-2010	余裕のない現場になっていることが，権威勾配やパワハラに繋がっている.

第2節　医療法人財団健和会における多職種連携

	⑥課題別医療チーム	2000-2010	課題別医療チームが増加して，病態の把握とそれに基づく対処には効果的である．
		2000-2010	課題別医療チームが拡大し，診療報酬の規定に従うことが優先され，自主的なチーム活動が弱くなっている．
		2000-2010	課題別医療チームと，主治医やプライマリ看護師との軋轢が生じている．
[4] 職場・事業所の役割	⑦職場・事業所の役割の変化	1990-2010	患者をトータルに見られる現場が減った
		1990-2010	職場の共同体的価値が切り崩されている
		2000	ERができて在宅からの入院依頼がスムースになった．
		2000-2010	慢性期病棟（回復期リハ，緩和ケア，地域包括ケア）ができて，外科病棟で退院調整や緩和ケアの対応をする機会が減った．
		1980-2010	病棟での支援の対象が，病態中心から生活全体へと広がり，連携の必要が増している．
	⑧マネージメント上の変化	1990-2010	多職種構成の職場が増えている．
[5] 制度	⑨制度の変化	2000	介護保険時代になって，病院から外に目を向けなければならなくなった．
		1990	介護保険を境に，病棟と訪問看護の行き来が減って，連携の質が下がっている．
		2000	在宅介護支援センターと病院のSWはチームで行動したが，地域包括支援センターになって別々に動くようになった．
[6] 研修・勉強会	⑩研修や勉強会	1980-2010	看護師や医師の研修，仕事の仕方が変化してきた．しかし，関係がフラットになってきたとは必ずしも言えない．
		2000	医師臨床研修で，多職種の意見を聞くように教育されるようになった．
		1990	緩和ケア勉強会があったところに，緩和ケア病棟の診療報酬がアップしていった．
[7] 新しい世代	⑪新しい環境で育った世代	1990-2010	業務での電話対応を覚えることが職場での課題になっている．

3-2 医療技術の変化

1つのコード，内視鏡手術で，手術が多職種のチームワークになったを含む．

外科手術では，手術の状況をみるための視野（術野）は術者とせいぜい助手1人が占有していたが，内視鏡手術では，術者，助手，麻酔医，看護師など手術室にいる者だけでなく，TV画面を通じて遠隔地からも術野を共有して，共同で意思決定をするようになっている．新しい医療技術によって多職種連携の在り方が変化したという指摘である．

3-3 職種の構成や役割の変化

9つのコードを含む．

3つのコードは，チーム医療に参加する職種の増加を指摘している．1つは従来から病院で働いていた職種である管理栄養士や調理師，臨床検査技師が，栄養指導，服薬指導，生体検査などで，患者に直接接して関わる場面が増えたこと，2つ目は臨床工学技士や言語聴覚士など，1990年代に新しく国家資格になった職種，3つ目は認定看護師に代表される，既存の職種内における専門分化である．

PT，OT，STがいろいろな診療科に参加したことについては，2-4（健和会のカンファレンスの種類と時代による変遷）で示した．PT，OT，STは，リハ病棟に入院している患者以外に，内科や外科の入院医療，あるいは在宅医療などにも参加してきた．健和会では，PT，OTは在宅医療には1980年代から，外科や内科でも2000年代から，参加する機会が増加している．

セラピスト，ケアワーカーが，患者に長時間深く関わるようになった．

健和会では，2000年代に入って相次いで2つの回復期リハ病棟をもった．その過程で，PT，OT，STの数は10数人から100数十人へ増加した．さらに回復期リハ病棟（2000年）や疾患別リハビリテーション（2006年）などの診療報酬制度で患者1人あたり一日2～3時間の訓練が可能になったことで，

各セラピストが患者に接する機会は1日に数十分から，1時間以上に増加した．その結果，昼間の時間帯は，PT，OT，STは看護師や医師以上に患者と接触する機会が多くなった．またケアワーカー（介護福祉士等）が病院でも生活活動援助を行うようになった．

一方で，看護師の書類作業が増え，患者と話したり，患者のことについて職員同士で話をするチャンスが減ったという指摘もあった．

その結果，「セラピストが患者と関わる時間が，看護師以上に長時間取れるように」なって，『トレーニングなしにプライマリ化』している面がある．セラピストは医療現場で急激に人数が増え，患者との距離感，他職種との距離感を学ぶ機会がないのではないか」という指摘もある．PT，OT，STが訓練なしに看護師やSWの替わりをする場面が増えている．訓練中に患者との会話が増えたことが，患者や他職種との関係を変化させているという指摘である．

外科医について，1980年代には内視鏡検査など手術以外の業務もこなしていたが，2000年代以降は内視鏡専門医が配置されるようになり，ますます「手術に集中するようになった．」これには，3-7で示すように，周術期以外の患者が回復期リハや地域包括ケア病棟，緩和ケア病棟に移るようになったことも影響している．

処方箋の内容をチェックし，医師に疑義紹介するのは，薬剤師の本来業務だが，病棟薬剤師の数が増加して，「薬剤師から医師への疑義照会が増加した．」

3-4 チームワークの変化

5つのコードが含まれる．

医師や他職種に意見をいえるようになってきた．看護師不足に対する運動がおこった頃から，看護師は医師に意見や要望を積極的に言っていたという2つのコードは，職種間の関係の変化を指摘している．「運動」とは，看護労働の改善を要求して，日本医労連が中心になって取り組まれた1989〜92

年の「ナースウエーブ」を指す（杉林　2011）．上述の「意見が言えるようになってきた」プロセスのひとつに，こうした看護労働運動があったといえる．

外科医の意思決定の主体が，術者からチームへ変わったとの指摘もある．

「昔は，チームとは言っても，術者がそう言ったら，みんなそっちに行くしかなかった．いまは，術者の意見，主治医の意見だけできまるのではなく，意見を言える関係ができていると思う．もっと，看護師からも言える環境ができれば，ほんとうはいいと思う．」

外科医の間では，②医療技術の変化で挙げた手術中のみでなく術前・術後も，チームで意思決定するようになったが，それは医師の中だけという指摘である．

外科病棟で早期離床や呼吸リハに，外科医，看護師，PT，OT，ST で取り組むようになったという指摘は，2-3-4 ですでに触れたとおりである．

連携が，マメな連絡を意味するようになってきたというコードもあった．

「どんな連携を取っているかは，書面や電話に限られている．連携ということが，マメに連絡を取りましょう，ファックスや電子系のものに頼るようになっている」という指摘がある．これは，連携が連絡という狭い機能を意味するだけでなく，その連絡すらも，顔を合わせることなく書類や電子的手段で行われるようになっていったということである．

3-5　権威勾配は残っている

権威勾配については，複数の対象者が指摘していた．権威勾配がまだ残っている，あるいは，医師と看護師や事務の間の権威勾配はむしろ強まっており，パワーハラスメントに繋がっている面もあるとの指摘があった．

「医師，看護師，事務の勾配は以前よりもあるかもしれない．昔は婦長さんはエラかったし，怖かったが，いまは研修医と婦長の関係を見ると，研修医がエラくなっている面がある．」

一方で，権威勾配は，カンファレンスや面談の場面では縮小しているという指摘もある．

「権威勾配」がどのように変化しているか，あるいは変化していないのかは，単純ではないといえる．

権威勾配に関する複雑な状況の一端を示す，余裕のない現場になっていることが，権威勾配やパワハラに繋がっているという指摘もあった．

「夜間の救急の場面で，事務や看護師，患者さんに，疲れている中ではあっても，伝え方が悪いといってクラークに怒ってしまうなどの事例はいくつもある．もちろん，個人の資質や力量や疲れなどを考慮する必要はあり，医者だけが悪いわけではないけれども．昔より減っているとはいえない，むしろ増えている．余裕のない現場になっているといえるかもしれない．」

3-6　課題別医療チーム

課題別の医療チームが多職種連携に影響しており，診療報酬の対象となったことが背景にあるとし，メリットとデメリットの両面を指摘する発言があった．

課題別医療チームが増加したことは，病態の把握とそれに基づく対処には効果的であるという肯定的な評価がある．

「ICT（感染コントロールチーム）もNST（栄養サポートチーム）も，WOC（皮膚・排泄ケア認定看護師）（が参加する褥瘡対策チーム）などは，病態把握的にはすごくいい」あるいは，「ME，セラピスト，栄養科，ケースワーカー，薬剤師などがこうしたチーム活動に参加できるようにな」った，があった．

一方で，むしろデメリットを強調する，「課題別医療チームが拡大し，診療報酬の規定に従うことが優先され，自主的なチーム活動が弱くなっている面もある」という指摘もあった．

さらに，このようなチームの活動が，従来患者の診療やケアに責任を負ってきた主治医や受け持ち（プライマリ）看護師など，病棟の担当者との間で，トラブルになった場合もあることが挙げられていた．

例えば，「（課題別医療チームの回診）は，チームワークと言うよりも，ある病態を専門的に見て，これがいいですよみたいに，ぽんと（指示が）来る

わけですよね．」，「緩和ケア回診をやっていたときに，外科病棟の患者さんの疼痛のコントロールがうまくいっていなかったので，アドバイスとして（治療方針を）カルテに書いたら，外科の主治医が激怒しちゃって，『おれがこんなにちゃんとやっているのに，余計なこと言うな』みたいな（ことが）ある」という．

3-7　職場・事業所の役割の変化

働いている職場や事業所の役割や機能が変わったことと多職種連携のあり方の変化が関連しているとするコードは5つあった．

ERができて在宅からの入院依頼がスムースになったとする．在宅医療部門から，状態の良くない患者を病院に紹介する際に，特に診療時間外，夜間早朝では，やりとりが複雑で時にトラブルになることもある．

「昔は，夜は当直医に話をして，分かりましたと言ってくれるかどうかが夜間帯のハードルだった」．

1990年代に，救急室ERができ，救急患者は昼夜にかかわらずまずそこで受け入れる仕組みができたことで，「ハードルが低くなった」，在宅医療と入院医療の連携は改善されたという．

ただし，仕組みが改善されても，個々のスタッフの中では感情的なしこりが残っている．

「前は医師から医師（の連絡）じゃないと受けないということがあって……，訪問看護師が嫌な思いをしたことがあったらしい．…患者を目の前にしている人から情報を得るのが正しい……，訪問看護師からの電話で受けるのは当然ということに……なった．まだ……昔のトラウマがあって，電話ができなかった．（医師に）「先生電話してください」ということが，根強くあった」．

病棟の機能の変化を挙げる発言もあった．かつては病態を把握し病気を治すことが病棟医療の中心課題で，職種間連携もそれに沿っていたが，「それが段々と，病態的なことに加えて，生活，全体のことをマネージする」必要

が増してきた．そのためには，「連携がよくないとやっていけない」という面を指摘する発言もあった．

一方で，「地域包括ケア病棟，回復期リハ病棟，緩和ケア病棟に一旦移るケースが増えて」，「病状説明で，末期の場合，術後病状がこじれているときはあるが，退院調整に関する話しを外科の病棟でする機会は減っている」とする指摘もあった．

これも，病棟の機能分化によって，多職種連携の在り方が変化した例といえる．

これを別の側面から見て，患者をトータルに見られる現場が減ったとする発言もあった．すなわち，急性期とそれ以後を診る病棟が機能分化したことで，「自分に見えているものに制限／制約があることを自覚する必要が増している」が，普段の仕事の中ではこの制限／制約に直面する機会は減っている．「そのことについての教育は必要」という意見である．

また，「職場が，共同体としての価値基準をもっている人で構成されてきた傾向があったが，その共同の価値が切り崩されている」という発言があった．

3-8 マネージメント上の変化

1つのコードが，病院の管理・運営上の問題に関係して，新たな問題が生じていることを指摘していた．

多職種構成の職場が増えていることに関して，「病院リハ部門のPTとOT，ST，訪問看護ステーションに所属しているPT，OT」などは「上司と部下が互いに他職種」である．これは，複数の職種が配属される職場やチームができたことで，職種間の連携と管理運営の指示系統が重なり，新たな問題になることの指摘と見ることができる．

3-9 制度の変化

制度の変化は多岐にわたり，3-3職種の構成や役割の変化や3-6課題別医

第 2 章　病院における多職種連携の発展過程

療チームでも，その一部が挙げられたといえる．ここでは，主として介護保険制度に関するもの 3 つを挙げる．

　介護保険が，職種間の連携に及ぼした変化についても，メリットとデメリットの両面が指摘されている．

　1 つは，介護保険時代になって，病院から外に目を向けなければならなくなったというものである．

　このグループでは 90 年代から在宅ケアの事業所を立ち上げた．それによって「病院の中のことしか分からなかった医療従事者も，周辺の事業所と連携しながら，患者さんを自宅や施設に返す」必要が生まれていた．

　介護保険がはじまってから，周辺地域に介護事業所が沢山開設され，「橋渡しになる地域包括ケア病棟ができて，いろいろな医療機関がそういう病棟を作るようになってきている」，「その運営を通じて，在宅ケアと連携する，もっと知ることを余儀なくされている印象がある」という．

　これは，介護保険によって病院と地域ケアの連携が強まる契機となったという指摘である．が，逆の意見もある．介護保険を境に，病棟と訪問看護の行き来が減って，連携の質が下がっているとする語りである．

　「昔は，訪問看護師が，紙一枚ではなく，顔を見に来て，『私の大事な患者さんなのでよろしく』とひとこと，ナース同士が言い合ったりしていた．家族が来たら，リハが始まったからお靴をもってきてくださいと言おう……というような」，「いまだったらチェックシートでいちいち確認しないとできないようなことが，自然にできていた．」現在は「家に帰ったときのイメージが，湧かせる力がない」という．

　あるいは，SW 同士のチームワークが変化したことを指摘する語りもある．柳原病院は 1994 年に在宅介護支援センターを開設し活動していた．2006 年に介護保険法の改正で地域包括支援センターの制度ができるとこれに移行している．

　在宅介護支援センターの時代には，「在宅介護支援センターの SW と病院の相談室の SW がいて，3 人でチームワークをしていた．常に，病院の SW

と在支のSWが一緒にいた」のに対して,「いまは,病院と地域包括支援センターは,完全にセパレートして」いる.地域包括支援センターは「区から委託を受けていて,非該当で見守りレベル,介護保険外の人を見に行く」,「要介護認定を受けた人たちは病院……というようになっている」というものである.

3-10　研修や勉強会

3つのコードが,研修制度や職場での勉強会が,職種間の連携に影響したとしている.

看護師や医師の研修,仕事の仕方が変化してきた.しかし,関係がフラットになってきたとは必ずしも言えないという指摘があった.

看護職については,日本看護協会の専門看護師制度(1994年),認定看護師制度(1995年),認定看護管理者制度(1998年),あるいは,保助看法改正による新人看護職員の臨床研修の努力義務化(2010年)などがある.医師については「研修制度も変わったし,専門医制度も変わろうとして」いる.

このように「環境も,自分たちの意識も変化している」が,「一緒に仕事している中での関係がどう変わっているか.……関係がフラットになってきたといえそうなモノなのにそういえないところがある」といわれている.

医師については,「臨床研修のところで教育できているかも知れません.医者は,多職種の意見はしっかり聞くように教育されているかもしれない」という発言もある.

職場で自主的に行われていた勉強会と,診療報酬制度改正が結びついていったという指摘もあった.

例えば,緩和ケア勉強会があったところに,緩和ケア病棟の診療報酬がアップしていったという.

「(3職種が参加する事例検討会という)活動があったところに,あの頃から緩和ケアの診療報酬がアップしていき,緩和ケア病棟をつくれないかと,当時の院長から提案された.(その時は)まだちょっと無理ですねと言った覚

えがある．こうした活動を19年くらい……やって緩和ケア病棟（の開設）になった．」

3-11 新しい環境で育った世代

1つのコードが，新しい世代の生育環境が，職場での連携のあり方の前提に影響していると指摘している．

業務での電話対応を覚えることが職場での課題になっているというもので，「固定電話を使う経験が減った世代が増えてきた」ことで，いまでも病院内外の連絡手段としては欠かせない電話対応の方法が，現任教育の課題になっているという指摘である．

4 多職種連携に影響した要因 （図表2-12）

「多職種連携の展開にどのようなことが影響したと思うか？」に関連する文書セグメントは61あった．それらを6つのカテゴリー，すなわち①患者のニーズ，②働き手の能力や働き方，③働き手・職種の間の関係性，④職場の構造・機能・運営，⑤制度，⑥技術の変化と，32のサブカテゴリーに分類した．

これらのサブカテゴリーに含まれるコード・文書セグメントから，多職種連携の促進要因と阻害要因の抽出を試みた．

佐久病院での調査と同様に，各コード・文書セグメントの内容を検討し，促進・阻害要因を抽出した．促進・阻害要因のどちらかに特定できない要因を整理して，連携の促進要因45と阻害要因42を抽出した．

以下，各カテゴリー，サブカテゴリーごとにコードと抽出した促進／阻害要因，抽出しなかった場合はその理由を記述する．

4-1 患者のニーズ

このカテゴリーには「**患者のニーズのひろがり**」と「**病期**」の2つのサブ

カテゴリーを含めた．

患者ニーズのひろがりには2つのコードが含まれ，2つの促進要因「患者のニーズが治療からADLの拡大や生活支援に広がっていること」，「困難ケースの支援が必要になること」を抽出した．**病期**の1つのコードからは促進要因「急性期で職種の役割分担が明確なこと」を抽出した．

4-2 働き手の能力や働き方

カテゴリー**「働き手の能力や働き方について」**には，11のサブカテゴリーに分類された20のコード・文書セグメントが含まれた．

「働き手の姿勢や態度，力量」には，14のコード・文書セグメントが含まれた．それらから，8つの促進要因「当事者にとって現実的な提案」，「専門職が問題だけでなく可能性も示す」，「専門職が群れになる」，「色々な職種が集合的にアプローチする」，「危機管理の訓練を受けている」，「医師が権威主義的態度を取らない」，「周囲の力の必要を医師に教育している」，「看護師が在宅ケアを経験している」と，11の阻害要因「誰にでもできるわけではない」，「専門職がこれしかできないという態度を取る」，「セラピストやSWの一匹狼的傾向」，「面接で専門用語で発言する」，「危機管理の訓練を受けていない」，「医師が権威主義的態度を取る」，「周囲の力の必要を医師に教育していない」，「看護師が病気しか見ない」，「業務の一方的な押しつけ」，「専門職が仕事を限定しすぎる」，「能力や経験に個人差がある」を抽出した．

「働き手の働き方」には5つのコード・文書セグメントが含まれた．それらから，2つの促進要因「薬剤師の病棟業務の拡大」，「SWが，まだ依頼のないケースでも積極的に関わったり，勉強会や患者会に参加したりする」と，2つの阻害要因「看護師の異動」，「職種間の領域争いと業務の押し付け合い」を抽出した．なお，コード「職場のローテートをさまざまな職種が行っている」では，各職種が様々な職場を経験して理解を深める可能性と同時に，「1つの職場で仕事ができるようになったら一人前だと思い込む」危険性も指摘されていたため，促進／阻害要因は抽出しなかった．

第2章　病院における多職種連携の発展過程

図表2-12　健和会グループにおける

カテゴリー	サブカテゴリー	促進要因	阻害要因
[1] 患者のニーズ	①患者のニーズの広がり	患者ニーズの生活面への広がり	―
		困難ケース	―
	②病期	急性期で役割分担が明確	―
[2] 働き手の能力や働き方	③働き手の姿勢や態度, 力量	当事者にとって現実的な提案	誰にでもできるわけではない提案
		専門職が, 問題だけでなく可能性も示す.	専門職が, これしかできないという態度をとる.
		専門職が群れになる	セラピストやSWの一匹狼的傾向
		色々な職種が集合的にアプローチする	面接で専門用語で発言する
		危機管理の訓練を受けている	危機管理の訓練を受けていない
		医師が権威主義的態度を取らない	医師が権威主義的な態度をとる
		周囲の力の必要を医師に教育している	周囲の力の必要を医師に教育していない
		看護師が在宅ケアを経験している	看護師が病気しか見ない
		―	業務の一方的な押し付け
		―	専門職が仕事を限定しすぎる
		―	能力や経験に個人差がある
	④働き手の働き方	薬剤師の病棟業務の拡大	看護師の異動
		SWが, まだ依頼のないケースでも積極的に関わったり, 勉強会や患者会に参加したりする.	職種間の領域争いと業務の押し付け合い
	⑤連携を促進する職員の存在	議論をコーディネートする職員がいる	議論をコーディネートする職員がいない
[3] 働き手・職種の間の関係性	⑥各職種からの問題提起	看護師やSWが自宅退院や排泄の課題を提起する	
	⑦看護師とセラピストだけでチームを組む傾向	―	一部の職種だけでチームを組む
	⑧顔見知りになっている	顔見知りになっている	―
	⑨権威勾配	―	権威勾配が残っている

第2節　医療法人財団健和会における多職種連携

多職種連携の促進要因と阻害要因

[3] 働き手・職種の間の関係性	⑩互いに連携しようとしているか	互いが連携したいと思っている	一方的に連携したがっている
	⑪他職種から学ぶ	日常的にいろいろな職種から学ぶ	—
	⑫他職種のことの理解	—	カンファレンス後に不満が残る
	⑬他職種の業務への過剰な介入	—	他職種の業務への過剰な介入
	⑭連絡や相談の頻度，方法	みんなが集まる	情報だけ交換する
	⑮上司と部下の関係	職場外に出て行くことを上司が認める	上司が他職種である
	⑯職種間で対等に話をする雰囲気	共通の理念・目標で議論する	—
[4] 職場の構造・機能・運営	⑰カンファレンス	全職種が発言する	発言しない職種に配慮しない
	⑱マネージメントの対象	—	—
	⑲職場の役割や機能	—	—
	⑳専門職の人数	—	専門職の人数が増え，発言内容に職種内でばらつきがある．
[5] 事業所の構造・機能・運営	㉑事業所の経営的体力	—	—
	㉒電子カルテ	—	—
	㉓病院の規模，理念	—	—
[6] 事業所外との関係	㉔事業所間の連携	患者紹介のルートが明確になる	過去に患者紹介のトラブルがある
	㉕緩和ケア病棟	緩和ケアのカンファレンス	—
	㉖在宅ケア事業所	在宅ケア担当者が病棟に入る	—
[7] 制度	㉗退院調整看護師	退院調整看護師	—
	㉘介護保険	介護保険制度	—
	㉙地域包括ケア病棟	地域包括ケア病棟を運営する	—
	㉚DPC	DPC	—
	㉛チーム医療の評価	—	—
[8] 技術の変化	㉜専門分化	—	専門分化で患者の全体を見る力が後退している

「連携を促進する職員の存在」には，1つのコード・文書セグメントが含まれ，促進要因「議論をコーディネートする職員がいる」と阻害要因「議論をコーディネートする職員がいない」を抽出した．

以上あわせて促進要因 11 と阻害要因 14 が抽出された．

4-3 働き手・職種の間の関係性

「働き手・職種の間の関係性」には，12 のコード・文書セグメントが含まれた．

「**各職種からの問題提起**」には 1 つのコード・文書セグメントが含まれ，1 つの促進要因「看護師や SW が自宅退院や排泄の課題を提起する」を抽出した．

「**看護師とセラピストだけでチームを組む傾向**」には 1 つのコード・文書セグメントが含まれ，1 つの阻害要因「一部の職種だけでチームを組む」を抽出した．

「**顔見知りになっている**」には 1 つのコード・文書セグメントが含まれ，1 つの促進要因「顔見知りになっている」を抽出した．

「**権威勾配**」には 1 つのコード・文書セグメントが含まれ，1 つの阻害要因「権威勾配が残っている」を抽出した．

「**互いに連携しようとしているか**」には 1 つのコード・文書セグメントが含まれ，促進要因「互いが連携したいと思っている」と阻害要因「一方的に連携したがっている」を 1 つずつ抽出した．

「**他職種から学ぶ**」には 1 つのコード・文書セグメントが含まれ，1 つの促進要因「日常的にいろいろな職種から学ぶ」を抽出した．

「**他職種のことの理解**」には 1 つのコード・文書セグメントが含まれ，1 つの阻害要因「カンファレンス後に不満が残る」を抽出した．

「**他職種の業務への過剰な介入**」には 1 つのコード・文書セグメントが含まれた．これは「業務独占のない仕事では，他の職種が過剰に介入してくる場合もある」という指摘で，1 つの阻害要因「他職種の業務への過剰な介

入」を抽出した．

「連絡や相談の頻度，方法」には1つのコード・文書セグメントが含まれ，促進要因「みんなが集まる」と阻害要因「情報だけ交換する」を抽出した．

「上司と部下の関係」には2つのコード・文書セグメントが含まれ，1つの促進要因「職場外に出て行くことを上司が認める」と1つの阻害要因「上司が他職種である」を抽出した．

「職種間で対等に話しをする雰囲気」には1つのコード・文書セグメントが含まれ，1つの促進要因「共通の理念・目標で議論する」を抽出した．

以上，あわせて促進要因7つ，阻害要因7つが抽出された．

4-4 職場の構造・機能・運営

カテゴリー「職場の構造・機能・運営」には，6つのコード・文書セグメントが含まれた．

「カンファレンス」には1つのコード・文書セグメントが含まれ，促進要因「全職種が発言する」と阻害要因「発言しない職種に配慮しない」を抽出した．

「マネージメントの対象」には1つのコード・文書セグメント「チームのマネージメントと患者も含めたマネージメントにちがいがある．患者に問題が起こった時，誰が説明するかに顕著に現れる」が含まれた．検討の結果，促進／阻害要因は抽出しなかった．

「職場の役割や機能」には3つのコード・文書セグメントが含まれた．コード「（透析室では患者さんの）体調の管理をみんなで一緒にやっていくみたいな感じだった」，「病状が落ち着いていれば，廃用などでADLが低下している場合などにどう退院にもっていくかは，外科医がかかわらなくてもいい．そういう機能（回復期リハ病棟や地域包括ケア病棟）が整備されてきたから」，コード「内科や外科の病棟では，SWは依頼があったケースだけ受け持っていた．依頼元は医師の場合と看護師の場合があった．医師によって依頼の有無に傾向があった．看護師からは，在宅での介護力，お金，各種手続きなど

に関することだった」で，いずれも職種間の連携への影響ではあるが，促進／阻害要因を抽出することはできなかった．

「**専門職の人数**」には1つのコード・文書セグメントが含まれ，1つの阻害要因「専門職の人数が増え，発言内容に職種内でばらつきがある」を抽出した．

以上，あわせて促進要因1つ，阻害要因2つが抽出された．

4-5　事業所の構造・機能・運営

カテゴリー「**事業所の構造・機能・運営**」には，3つのコード・文書セグメントが含まれた．

「**事業所の経営的体力**」には1つのコード・文書セグメントが含まれ，「カンファレンスの時間が短縮される」などの影響が指摘されたが，促進／阻害要因のどちらかに特定することはできなかった．

「**電子カルテ**」には1つのコード・文書セグメント「（電子カルテは）（キーボード）で書くこと，いくらでも書けるんだけど，気持ちが伝わる文章を書くのは難しいなと思ったりします」が含まれた．促進／阻害要因のどちらかに特定することはできなかった．

サブカテゴリー「**病院の規模，理念**」には1つのコード・文書セグメントが含まれた．これはコード「新人看護師時代の職種の垣根を超えた研修が可能だったのは，規模が小さかったからなのか，病院の理念や特徴によるのか……，検証は難しい」で，促進／阻害要因を抽出することはできなかった．

あわせて促進要因，阻害要因は抽出されなかった．

4-6　事業所外との関係

カテゴリー「**事業所外との関係**」では，3つのコード・文書セグメントが含まれ，いずれもサブカテゴリー「**事業所間の連携**」に分類された．

・事業所間の連携

1つは文書セグメント「（在宅ケアからの入院依頼は）昔は，夜は当直医に

話をして受け入れてくれるかどうかハードルがあった．今は，ERができてハードルは低くなった．しかし，以前，当直医が看護師からの連絡では受けないと言って，訪問看護師が嫌な思いをしたことがあった．その後，訪問看護師からの電話で受けることになったが，しばらくは訪問看護の側でトラウマがあって，電話ができなかった」というもので，促進要因として「患者紹介のルートが明確になる」，阻害要因として「過去に患者紹介のトラブルがある」を抽出した．

もう一つは文書セグメント「（緩和ケアのカンファレンスには）訪問看護師，在宅部門が来ていた．患者さんを紹介しあうことが多い診療所の医師や看護師も来ていた．リハも来ていた．PT，OTが入ってもお金にならないんだけれど，モチベーションが上がる．寝たきりだった人が元気になったりして，それで亡くなっていく．それは凄いことだと思った」で，促進要因として「緩和ケアのカンファレンス」を抽出した．

3つ目は文書セグメント「在宅側が病棟にどんどん入りこんできて，病棟と在宅が，入院中の患者について検討していた」で，促進要因として「在宅ケア担当者が病棟に入る」を抽出した．

あわせて促進要因3，阻害要因1を抽出した．

4-7 制度

カテゴリー「**制度**」には，8つのコード・文書セグメントが含まれ，2つのサブカテゴリー「**チーム医療の評価**」と「**その他の制度**」が含まれた．

「**チーム医療の評価**」には，診療報酬におけるチーム医療の算定に関する2つのコード・文書セグメントが含まれた．

文書セグメントは「褥創チームやNSTで，専門的な医療の水準は高くなっている．チームを利用している面もあるが，主治医や病棟看護師がチームの言うとおりになっている面もある」と，「チームで関わることについては，診療報酬で誘導されている感じも否めない．NST，RST，褥瘡対策，医療安全，緩和ケアなどのチーム活動で診療報酬が加算になる．良くも悪くも，

ME，セラピスト，栄養科，ケースワーカー，薬剤師などがこうしたチーム活動に参加できるようになり，そこでカンファレンスに参加し，記録を残すことが求められるようになっている」で，どちらにおいても，促進要因と阻害要因の両面が指摘されていた．

「その他の制度」には，「地域包括ケア病棟」，「在宅ケア事業所」，「退院調整看護師」，「介護保険」，「緩和ケア病棟」，「DPC」の合計6つのコード・文書セグメントが含まれ，「地域包括ケア病棟を運営する」，「在宅ケア事業所を開設・運営する」，「退院調整看護師」，「介護保険制度」，「緩和ケア病棟」，「DPC」，合計6つの促進要因を抽出した．

以上，あわせて6つの促進要因を抽出した．

4-8 技術の変化

カテゴリー**「技術の変化」**にはサブカテゴリー**「専門分化」**が含まれた．1つのコード・文書セグメントが含まれ，1つの阻害要因「専門分化で患者の全体を見る力が後退している」が抽出された．

以上から，抽出された連携の促進要因29と阻害要因25が抽出された．

5　職場における多職種連携の状況の評価（図表2-13）

連携の状態を評価するポイント，すなわち「チームがうまくいっているかどうかを判断するときの着眼点は？」あるいは「連携の善し悪しはどこに現れますか？」という質問に関連する文書セグメントは25あった．それらを連携状況を評価する設問の形でコーディングして，内容を比較・検討し，①**患者中心**，②**全体を視野におく**，③**地域ケアにつなぐ**，④**問題の調整**，⑤**問題の発生**，⑥**双方向性**，⑦**意思疎通**，⑧**相互理解**，⑨**課題の共有**，⑩**職員配置**，⑪**専門性**の11のサブカテゴリーに分けた．

これらのサブカテゴリーとコードは，第2調査（第1節で記述）と合わせ

図表 2-13 健和会職員が連携の状態を評価するポイント

カテゴリー	サブカテゴリー	コード
[1]患者	①患者中心	患者のニーズを共通目標に，職種の専門性をどう果たすか話し合えるか
		患者・家族との連携，協働がされているか
[2]職場	②全体を視野におく	チームの全体が視野に入っているか
	③地域ケアにつなぐ	地域ケアに課題が繋げられているか
	④問題の調整	在宅の継続について，訪問看護，ケアマネ，訪問診療が意見調整できているか
		医師への看護師の意見を，診療部に上げられているか
		倫理的問題を含むテーマは全員一致で決めているか
		在宅部門から入院紹介するときのトラブルを回避できているか
	⑤問題の発生	他職種への不満，対立はないか
		パワハラ事例は発生していないか
[3]働き手	⑥双方向性	互いが連携したいと思っているか
		連携の名のもとに一方的な押し付けが行われていないか
		職種間で，認めあう関係性にあるか
		他職種と尊重しあっているか
		介護職と医療職の関係がフラットか
		カンファレンスで一度も発言しない職種に配慮できているか
	⑦意思疎通	意思疎通がぎすぎすしていないか
		紙や電子カルテだけの意思疎通でなく，意見や気持ちを話し合えているか
		真剣で遠慮ない話し合いを，患者・家族を中心にできているか
		医師と話ができるか
		看護師に，いろいろな職種から声をかける雰囲気があるか
		わからないことを他職種に聞けるか
		カンファレンスに多職種が参加し，意見を述べているか
	⑧相互理解	他職種のことを知っているか
		職種の特性を理解しあっているか
	⑨課題の共有	課題が共有されているか
		職員によって言うことが違っていないか
		患者を中心に，誰かが気にかけていることを，全体で取り上げているか
		きちんと説明しているのに，なかなか退院できないことがないか
		さらっとしたカンファレンスになっていないか
		情報だけでなく，プロセスも共有されているか
	⑩職員配置	SWの配置数は十分か
	⑪専門性	各専門職が，専門性を発揮し，患者の援助に責任を持っているか
		看護師が，ケースの先の見とおしをもっているか
		専門性と労働が区別されているかどうか

て，第3節でカテゴリー化の作業を行う．

5-1 患者中心

患者を中心において連携するという指摘は，ほかにもあったが，ここでは2つのコードを挙げる．

患者のニーズを共通目標に，職種の専門性をどう果たすか話し合えるか

「患者さんの希望やニーズを叶えることを共通目標にして，自分たちはこう考えると侃々諤々話し合えたとき，職種間の関係が平等になっているのではないか」というコードで，患者のニーズに応えることを中心に置くことで，連携が構築できるとしている．

患者・家族との連携，協働がされているか

「患者や家族が参加するリハビリテーション，あるいは医療について，きちんとした説明をしなければならない．シビアさが求められてもいる．尊厳を重視する，当たり前のことが現場では説明のあり方，カンファレンスへの患者・家族の参加になると思う」と，専門職間の連携だけでなく，当事者との連携，協働にも注目するという指摘である．

5-2 全体を視野におく

個々のポイントではなく，全体を見ることを指摘するコードが1つあった．

チームの全体が視野に入っているか

連携する者同士が「チームの全体を視野に入れているかどうか」を問うものである．

「何を問題にするか，自分の意識だけに規定されているか，直接その場に参加していない人も視野に入っているか．配慮できるかどうかで，参加する人の意識は違ってくる．」

5-3 地域ケアにつなぐ

職場が病棟の場合に，患者が退院した先での暮らしやケアに繋げることを，

連携の状況の着眼点に挙げたコードが1つあった．
地域ケアに課題が繋げられているか
「入院中の限界，地域（ケア）で取り組んでほしい課題は，（地域ケア側にとって）貴重な情報だが，それを伝えられていない場合がある．」

5-4 問題の調整

連携の状況を，問題がある時にそれを調整できるかどうかに着眼して評価するという内容のコードが4つあった．
在宅の継続について，訪問看護，ケアマネ，訪問診療が意見を調整できているか
「往診は滞在時間が短く，医師に対して家族はどうしてもストレートにぶつけられない．往診では家で見ると行ったのに，実は違う，夜眠れなくて限界だと言っている．それを，ステーションやケアマネは聞き取っている．そこで，どうなっているの？　ということが」ある．
医師への看護師の意見を，診療部に上げられているか
業務上の医師のふるまいについて，看護師側の意見の取り扱いに関する指摘である．職種間の権威勾配の問題でもあるが，ここでは，問題の調整機能が働いているかの例として，このカテゴリーに入れた．
（そうした医師の行動について）「師長が，まずい，不安だというので，医師部門である診療部に上げてと指示すると，（診療部に対して）そういうことを言ってもいいんですか？という返事が返ってきた．」
倫理的問題を含むテーマは全員一致で決めているか
職種を超えた集団での意思決定についての指摘である．
「会議には，多数決で決めていい会議と，全員一致で決めるべき会議がある．カンファレンスもそうで，倫理的問題を含むテーマの場合は後者．全体が話しをするようにもっていく必要がある．この患者はどこに帰るのか？というテーマでも，「在宅は無理です」と言い切ってしまうと，問題がある．」
さらに「急性期のカンファレンスは前者が，回復期，地域ケア，ターミナル

第 2 章　病院における多職種連携の発展過程

では後者が多い」という．

在宅部門から入院紹介するときのトラブルを回避できているか

在宅ケアを利用している患者の入院依頼に関する指摘である．

「以前は，救急担当の医師が，往診している医師からの連絡を求めていた．現在は訪問看護師から受け入れ窓口への入院依頼でよくなった」，「とても助かる反面，今は逆に，往診の医師からERに直接電話でつながらなくなった．同じことをまた話すのがまだるっこしいので，何回も話し合いをしているところです．」

5-5　問題の発生

トラブルが発生しているかどうかに着眼するというコードが2つあった．

他職種への不満，対立はないか

1つは，「看護師からの不満を聞いたとき」に，「真面目にやっている人同士がぶつかったり，対立することがあ」り，職場の状況の反映と見るというものであった．看護師に限らず，ある職種から他の職種への不満や対立があるかどうかを示すコードとした．

パワハラ事例は発生していないか

職種間でのパワー・ハラスメントに注目するというコメントもあった．

5-6　双方向性

職種間の関係性，中でも意思疎通が一方的でないかどうかを問うカテゴリーであり，6つのコードが含まれた．

互いが連携したいと思っているか

「連携という場合，互いが連携したいと思っていれば，たいてい問題はない」という指摘があった．現実には，一方の職種だけが連携したいと考えている場合もあるということである．

連携の名のもとに一方的な押し付けが行われていないか

「やっといてくれ」と伝えられるだけで，その理由が共有されていない

（場合がある）．「方向性を決める面接に参加していないで，その後に（転院先の）病院を探しといてと言われる．家に帰れないとされた判断，いきさつが分からないことがある」，さらに「業務独占のない仕事では，他の職種が過剰に介入してくる場合もある」という指摘があった．

職種間で，認めあう関係性にあるかどうか
緩和ケアなどの課題別医療チームが回診で治療プランの変更を指示した際に，主治医とトラブルになった事例について述べられたものである．

「（専門チームは）嫌みを言っているわけではないですから．一所懸命やっていると，相手を認めているかどうか」ということである．

他職種と尊重しあっているか
職種が尊重されていない場合があることを前提としている．

「いまは，ケアワーカーが，なかなか発言できていないように見える．発言がない．」

介護職と医療職の関係がフラットか
介護職と医療職の関係が，多職種連携の状況を見る上でのポイントになるとする指摘もあった．

「患者さんに身近にいて，困っていることとか把握しているのが介護職だが，医療職に遠慮している．そこをフラットにできるようにするといい．それをできるようにするのは医療職側の姿勢だと思う．」

カンファレンスで一度も発言しない職種に配慮できているか
「カンファレンスで，一度も発言しない職種に配慮できるか．マナーとしても問題（といえる）」と，双方向性をみるための具体的な着眼点としてカンファレンスにおける発言に注目した指摘もあった．

5-7　意思疎通

コミュニケーションの状況を問うコードは7つ抽出された．

意思疎通がぎすぎすしていないか
「連携取れてるなと思うのは，コミュニケーションがうまくいっていると

き，ぎすぎすしていない．緊張関係があまりなく，顔が見えて話ができているとき」，「顔が見えていれば，書類や電話でも伝わりやすい」とある．

紙や電子カルテだけでの意思疎通でなく，意見や気持ちを話し合えているか

紙だけでは伝わらないこともあるとするコードもあった．

「日常的に一緒にいて，話し合えるからいいけれど．紙だけにかかれちゃって，自分と意見が違うと……．難しいよね．」

真剣で遠慮ない話し合いを，患者・家族を中心にできているか

顔が見えるだけでなく「真剣で遠慮のない話し合い」という，もう少し深い関係を指摘しているように思われる．

医師と話ができるか

職場での連携をみる上で，特に医師との意思疎通に注目するというコード「（うまくいかないと感じるのは？）話ができない．特に医師との関係で」があった．

看護師に，いろいろな職種から声をかける雰囲気があるか

病棟の看護師について，「中にいるだけで，チーム医療を体感できるような，事務の人，レントゲン技師から声をかけてもらえる雰囲気」が，かつてはあったという指摘である．

わからないことを他職種に聞けるか

コミュニケーションの内容について，連絡や報告だけではなく「分からないことを，他の職種に訊ける，それが可能な関係性が作られていること」も挙げられていた．

カンファレンスに多職種が参加し，意見を述べているか

カンファレンスにおける意思疎通を重視したというコードもあった．

病棟での多職種連携について「多くの職種が一堂に会するカンファレンスは診療時間に影響するのですが，試みに，医師だけが中心ではなく，看護師やセラピストが患者のことを報告するように努力してきました．そこに薬剤師，管理栄養士，病棟クラークも参加し，意見を述べるようにしてきました」である．

5-8 相互理解

職種同士が互いを理解しているかどうかに関するコードが2つあった.

他職種のことを知っているか

連携の前提として,相手の職種のことを知っていることが挙げられていた.「連携は,相手がどうかということを知っているかどうかも,大事ですよね.」

職種の特性を理解しあっているか

職種のもつ特性について,相互に理解している必要性を指摘したコードである.

5-9 課題の共有

課題の共有に関するコードは6つあった.

課題が共有されているか

「まずは課題が共有されていること」とするコードがあった.

課題が共有されているかどうかについて具体的な着眼点を示すコードを以下に挙げる.

職員によって言うことが違っていないか

課題が共有されていないと,「話が伝わっていない.職員によって言うことが違う.不安や不満になる」.

患者を中心に,誰かが気にかけていることを,全体で取り上げているか

課題が共有されていくプロセスを指摘している.

「誰かがいらいらしていたり,不安だったりする.(その)誰かが,患者さんや家族のことをないがしろにしているわけではないことを前提に,この人は全然目線が違うなと思う時(に,ぶつかり合ったり話し合ったりして)やっと落としどころが見つかったとき,みんなはあっと,なにか,張り詰めた感がなくなって,誰もいらいらしていない(状態になる).」

きちんと説明しているのに，なかなか退院できないことがないか

あるいは，退院支援が進まないことが，課題の共有に問題があることを示す場合もあるとする．

「病状を説明して，面談で病状以外についても，職種からちゃんと説明や提案をしてきているにもかかわらず，退院が長引くときになにかあるか？と考えると，その前段でやるべきだったあれとあれをやってないじゃないということが，出てきたりする．」

さらっとしたカンファレンスになっていないか

カンファレンスが一見順調な場合も，問題が隠れているとする指摘もあった．

「地べたを這いつくばってでも，この患者さんのことを諦めないというような意思がないと，さらっとしたカンファレンスになっちゃう．そういうときは，怪しい．」

情報だけでなく，プロセスも共有されているか

課題を共有することの中身の指摘があった．

「情報が共有されているのは大前提．プロセスも共有されている必要がある」「SW はプロセスを大事にするのに対して，医師やセラピストは結果を大事にする．看護師もプロセスにこだわるところがある．」

5-10 職員配置

人員数に着眼するというコードは1つあった．

SW の配置数は十分か

「(看護学生時代の実習先は) 1000 床規模の病院で，そこに SW が 1 人しかいなかった．そういう時代に柳原病院には 3 人以上いた．全然違うなと，そういうところで働きたいと思った．」

5-11 専門性

各職種の専門性の在り方やその扱い方に着眼するとするコードは3つあっ

た．

各専門職が，専門性を発揮し，患者の援助に責任を持っているか

多職種連携の中で，専門性が発揮されているかどうかを見るとする指摘である．

「専門性をきっちり出していけること，それを患者にしっかりと提供していけること，他人任せにしていないこと．」

看護師が，ケースの先の見とおしをもっているか

特に，看護師の専門性について突っ込んだ指摘もあった．職種間に序列や従属関係があると，ある職種の得手不得手が別の職種を制約する可能性を指摘している．

「看護師は，現時点の患者の状態は良く見ているが，これからの見通しをもちながら対処していくことが苦手だと感じる」が，しかし「看護が看護なりに見通しをもつ必要はあるのではないか．そのことがケアワーカーを制約してしまっている可能性もある．」

専門性と労働が区別されているか

「専門性の問題と労働問題がごっちゃになることが多い」という指摘があった．

以上で，11のカテゴリーに分かれた35のコードすなわち連携の状態を評価するポイントを尋ねる質問のリストを得た．

6　多職種が参加する研修の経験と意義（図表2-14，図表2-15）

多職種連携教育の経験やその意義についての質問に関連した21のコードから12のサブカテゴリーを抽出し，研修の種類に関する2つのカテゴリー「OJT」，「研修プログラム」と，多職種研修の方法や課題に関するカテゴリー「多職種研修を通した学び方・育て方」にまとめた．

第2章 病院における多職種連携の発展過程

図表 2-14 健和会における多職種研修の種類

カテゴリー	サブカテゴリー	コード
OJT	委員会活動	多職種構成の医療安全委員会
	多職種での事例検討	同性介護、セクハラ、闘病体験のとらえ方などを職場のグループワークで学んだ
	他職種への指導・教育	研修医への指導は、指導医を通じて行う
		多職種構成の職場では、職種を超えて教えていいことといけないことが配慮されない危険がある
	個別の症例を共有する	介護施設で、人権を支えるケアについて学んだ
研修プログラム	外部の研修会	緩和ケアの講習会
		医療安全や緩和ケアの講習会
		医師はグループワークが苦手な人が多い
	新人研修	新人研修でグループワークを行う
		新人医師の在宅医療研修
		新人看護師がさまざまな職場を回って研修する
		卒業2年目の看護師の研修をリハ科で行う
	多職種が参加する職員研修	法人の全職員を対象にした初級、中級、上級研修
		職員研修があるが、医師の参加が少ない
	多職種構成の勉強会	自主的な勉強会

図表 2-15 健和会における多職種研修を通した学び方・育て方

カテゴリー	サブカテゴリー	コード
多職種研修を通した学び方・育て方	他職種から学ぶ	専門職としての選択肢を増やす機会になった
		自職種の在り方と他職種の仕事や技術を学んだ
		毎日、沢山のことを他職種から教わる
	プロセスを重視して決定する訓練	プロセスを重視して決定する訓練
	互いが納得して進めるための訓練	お互いが納得して進めるための訓練
多職種連携教育のメリット・デメリット	IPEのメリット	医学モデルでは対処しきれない課題が広がっており、IPEが必要
	IPEのデメリット	IPEで連携が自己目的化している気がする
		連携で何を実現するかをはっきりさせるほうがよい

6-1 多職種研修の種類

6-1-1 OJT

委員会活動

医療安全委員会について,担当している医師が触れていた.
「医師以外の職種,看護師,薬剤師,検査技師,いろんな職種とチームを組んでいる.チーム STEPS などの勉強会をみんなでやっている.」

多職種での事例検討

職場における事例検討会についてのコードは1つあり,「同性介護,セクハラ,闘病体験のとらえ方などを職場のグループワークで学んだ」としている.

他職種への指導・教育

サブカテゴリー「他職種から学ぶ」に含まれたコードは,概ね肯定的なコメントであったのに対して,他職種への指導・教育により慎重な意見もあった.「研修医への指導は,指導医を通じて行う」(看護師)と「多職種構成の職場では,職種を超えて教えていいこといけないことが配慮されない危険がある」(ソーシャルワーカー)である.

個別の事例を共有する

援助する患者・利用者との関わりから,複数の職種が学んだというコード「介護施設で,人権を支えるケアについて学んだ」(看護師)である.

6-1-2 研修プログラム

研修・教育活動として企画された中で,多職種が参加するものを含めた.
4つのサブカテゴリーからなる.

外部の研修会

法人の外で行われる研修会について触れたコードである.
1つは「医療安全や緩和ケアの講習会」で,その研修会に参加したある医

第 2 章　病院における多職種連携の発展過程

師は,「そういうチャンスは増えている．医療安全の仕事をしなければ病棟にいるだけになるので，こういう機会は少なかった」（医師）と振り返っている．一方で,「医師はグループワークが苦手な人が多い」（医師）というコードもあった．

　文書切片を見ると，研修会でよく使われる手法のグループワークやロールプレイについて,「得手不得手がある．医師の中には，忙しいだけではなく，嫌いな人たちが多いと思う．外科医でも内科医でも共通している．遠慮ではなく，正直に演じるのが嫌いなようだ」,「診療技術以外の勉強をするのに，消極的な医師が多い．」（医師）

新人研修

　法人内でおこなわれる研修では，新人研修について多くのコメントがあった．「新人研修でグループワークを行う」（看護師），「新人医師の在宅医療研修」（看護師），「新人看護師がさまざまな職場を回って研修する」（看護師），「卒業 2 年目の看護師の研修をリハ科で行う」（理学療法士）の 4 つのコードである．

　この法人では，初期研修医は在宅医療部門を全員がローテーションする．「新人医師が在宅医療研修に 3 ヶ月間来る．最初の 1 ヶ月は往診に同行し，次の 1 ヶ月はケアマネや訪問看護や薬局，訪問介護に研修に行く．レポートを読むと，いろんなことを学んでいるなと思う．」（看護師）

　新人看護師も様々な職場を回る研修に参加する．「看護師の入職時オリエンテーション期間が 3 ヶ月あり，放射線科，栄養科，ケースワーカーなどいろいろな課を回って働く機会があった．チーム医療がどういう風にされているか，新人の時に経験できた．これによって他の課との垣根が低くなって，チームワークを肌で感じることができた．」（看護師）

　「（2 年目の看護師が）院内の各部署を 3 日間で回る（研修を受け入れるのを）大事にしている．……対人援助としての共通部分と，PT や看護がそれぞれ発揮するところについて話して，事例を見てもらう．」（理学療法士）

多職種が参加する職員研修

新人研修以外で多職種で参加する研修も挙がっている.「法人の全職員を対象にした初級,中級,上級研修」で,「グループの性格やめざすもの,社会保障制度,接遇など,いろんな角度から,年間計画が立っている.職員は,自分の今いる階層の研修に参加するように言われている.」(医師)

しかし,「職員研修があるが,医師の参加が少ない」とする指摘もある.

多職種構成の勉強会

自主的に集まって行う勉強会もある.「自主的な勉強会」で,「『病める者と医療者のかかわり合いを考える会』,通称『病め研』や,『デスカンファレンス』などをはじめた」(医師)という.

この法人では,このほかに「医療論読書会」,「なるほどザワールド勉強会」,「院内集談会」,「柳原ドラッカーを読む会(柳原どら読み会)」など,職種を超えたメンバーが集まる勉強会・読書会が1990年代から2000年代にかけて複数行われていた.この中には,現在まで続いているものもある.

6-2 多職種研修を通した学び方・育て方

2つのカテゴリー「多職種研修を通した学び方・育て方」と「多職種連携教育のメリット・デメリット」および6つのサブカテゴリーを抽出した.

6-2-1 多職種研修を通した学び方・育て方

他職種から学ぶ

日常業務の中で他職種から学んできたとするコードが4つあった.

あるソーシャルワーカーは,専門職としての選択肢を増やす機会になったとし,特にキャリアが浅いころに看護師から学んだことが多かったとしている.

「『胃瘻からの栄養を日に3回では,在宅生活は無理』と報告したら『一日2回でもなんとかなるだろう』となったり,『インスリンを内服薬に変更できるか?』『おむつを長時間あてることになっても大丈夫か?』などの問い

かけに，他の職種から助言や情報をもらった」とし，それらが「自分がプランを提案する選択肢が増える機会になった．」(ソーシャルワーカー)

ほかに，研修医時代に「自職種の在り方と他職種の仕事や技術を学んだ」(医師)，「毎日，沢山のことを他職種から教わる」(看護師)，「生活に役立つリハとは何かを問われて，答えを求め続けてきた」(理学療法士)などのコードが得られた．

プロセスを重視して決定する訓練

1つのコード「プロセスを重視して決定する訓練」であり，複数の職種で何かを決定する時に「倫理問題のように多数決で決められない問題は，すっきりした答えが出ないとも言える．確率で言えること，言えないことがある」(ソーシャルワーカー)という指摘である．

お互いが納得して進めるための訓練

これは「多職種から学ぶ」を別の角度で述べたものとも考えられる．「お互いが納得して進めるための訓練」(ソーシャルワーカー)である．

6-2-2 「多職種連携教育のメリット・デメリット」

IPEにはメリットとデメリットがあることを指摘するコードが3つあり，それぞれをサブカテゴリーとした．

IPEのメリット

メリットを指摘したコードは，「医学モデルでは対処しきれない課題が広がっており，IPEが必要」(作業療法士)である．

IPEのデメリット

デメリットについては，「IPEで連携が自己目的化している気がする」，「連携で何を実現するかをはっきりさせるほうがよい」(ソーシャルワーカー)があった．

7 小 括

第2調査では，9人の病院職員（医師4名，看護師2名，ソーシャルワーカー1名，理学療法士1名，作業療法士1名）に聞き取り調査を行った結果，下記の結果を得た．

7–1 カンファレンスの展開

38種類のカンファレンスが行われており，①単独職種が参加するもの，②病棟・職場で多職種が参加するもの（外科病棟，内科病棟，在宅医療部門，整形外科病棟，透析室，訪問看護，老人保健施設，特養ホーム，緩和ケア病棟，地域包括ケア病棟，その他の病棟のカンファレンス），③課題別チーム（緩和ケアプロジェクトチーム，老健施設の入所判定会議，身体拘束，看取り，転倒の各カンファレンス）で行うもの，④リハビリテーションに関する（リハ病棟，外来，通所，訪問リハ，在宅リハ）カンファレンス，⑤多事業所から参加するもの（サービス担当者会議，訪問看護と訪問診療のカンファレンス）に類型化された．そのうち，1970年代から行われていたものは4つ，1980年代に加わったもの2つ，1990年代からさらに2，2000年代からが7，2010年代からが10種類あった．

病棟カンファレンスに参加する職種は，1970年代から医師と看護師に加えてSWがあった．1980年代にはリハ病棟でPT，OTが加わり，1990年代には外科病棟やリハ病棟で薬剤師が，在宅医療でPT，OTが，それぞれ加わるようになった．この頃開設された老健施設ではケアワーカーを中心に，看護師，SW，PT，OTが参加するカンファレンスがはじまった．2000年代には内科病棟や外科病棟で管理栄養士，PT，OT，事務が，在宅医療では訪問介護，通所リハ，福祉用具業者が，2010年代には緩和ケア病棟や地域包括ケア病棟が開設され，医師，看護師，SW，PT，OT，STのほか，管理栄養士，薬剤師，ケアワーカーなどが参加するカンファレンスが定期的に行

われるようになった.

　カンファレンス以外にも，多職種が相談や打ち合わせをする機会として，個別の打ち合わせ，医師の回診への参加，患者・家族との面談などがある.

　内科や外科の病棟カンファレンスでは，医師から他職種への病態や治療方針の説明が中心であるが，SW が 1970 年代から参加することがあった．また，在宅医療のカンファレンスが 1970 年代から行われてきた．

　病棟では，診断がつきにくいあるいは経過が思わしくないケースで看護師と医師の間で意見交換が行われることが，少なくとも 1980 年代からあった．1990 年代からは，ADL の制限が強い患者や終末期，退院が困難などのケースで，SW や PT，OT などが参加する場面が増えた．

　リハビリテーション病棟や整形外科病棟では，1980 年代から医師，看護師，SW，PT，OT が参加するカンファレンスが行われていた．一方，内科や外科の病棟で PT，OT，ST がカンファレンスに参加するようになったのは，1990 年代以降であった．

　課題別チームのカンファレンスは，1990 年代には緩和ケアチームのカンファレンスがはじまっており，2000〜2010 年代には医療安全などチームの種類は増えていった．老健施設では 1990 年代に開設されたころから，入所判定会議，身体拘束，看取り，転倒カンファレンスなどがもたれてきた．

　複数の事業所が参加するカンファレンスは，在宅医療と老人保健施設で 1990 年代から行われていた．2000 年代に介護保険制度がはじまってからさらに増加している．

7-2　チーム医療や多職種連携の変化

　チーム医療と多職種連携のあり方がどのように変化してきたかについての聞き取り内容を分析したところ，37 のコード・文書セグメントが得られた．これらから 11 のカテゴリー，すなわち①患者ニーズの変化，②医療技術の変化，③職種の構成や役割の変化，④チームワークの変化，⑤権威勾配，⑥課題別医療チーム，⑦職場・事業所の役割の変化，⑧マネージメント上の変

化,⑨制度の変化,⑩研修や勉強会,⑪新しい環境で育った世代が抽出された.

7-3 チーム医療や多職種連携の展開に影響した要因

多職種連携に影響した要因を問う質問に関する聞き取り内容を分析すると,61のコード・文書セグメントが収集された.それらを32のサブカテゴリーに分類し,それらをさらに,①患者のニーズ,②働き手の能力,③働き手・職種間の関係性,④職場の構造・機能・運営,⑤制度,⑥技術の変化の6つのカテゴリーに分類された.

各サブカテゴリーのコードから,チーム医療と多職種連携に影響する要因として,促進要因44,阻害要因43を抽出した.

7-4 連携の状態を評価するポイント

回答者が働いている職場における多職種連携の状態を評価するときに,どこに着目するかという質問に関連する聞き取り内容を分析し,25のコード・文書セグメントを得た.これらを連携状況を評価する設問の形でコード化し,相互に比較検討して,①患者中心,②全体を視野におく,③地域ケアにつなぐ,④問題の調整,⑤問題の発生,⑥双方向性,⑦意思疎通,⑧相互理解,⑨課題の共有,⑩職員配置,⑪専門性の11のカテゴリーに分類した.

7-5 多職種連携教育の経験と意義

多職種連携の経験と意義についての問いに関連する聞き取り内容から,35のコード・文書セグメントを得た.それらを比較,分類して,①「委員会活動」,②「他職種から学ぶ」,③「多職種での事例検討」,④「他職種への指導・教育」,⑤「個別の事例を共有する」,⑥「外部の研修会」,⑦「新人研修」,⑧「多職種が参加する職員研修」,⑨「多職種構成の勉強会」,⑩「プロセスを重視して決定する訓練」,⑪「お互いが納得して進めるための訓練」,

⑫「多職種連携教育のメリット・デメリット」の12のサブカテゴリーを得た．これらはさらに(1)OJT，(2)研修プログラム，(3)多職種研修を通した学び方・育て方の3つのカテゴリーに分類された．

7-6　連携の変化，影響した要因，連携状況の評価の相互関係（図表2-16）

以上の分析結果から，調査2と同様に，7-2チーム医療や多職種連携の変化（以下，7-2多職種連携の変化）に含まれる11のカテゴリー，7-3チーム医療や多職種連携の展開に影響した要因（以下，7-3影響した要因）の6カテゴリー，7-4連携の状況を評価するポイント（以下，7-4連携状況の評価）の11カテゴリーを比較検討した．

「患者」には，7-2多職種連携の変化の「患者ニーズの変化」，7-3影響した要因の「患者のニーズ」，7-4連携状況の評価の「患者中心」が含まれる．

「技術」には，7-2多職種連携の変化の「医療技術の変化」，7-3影響した要因の「技術の変化」が含まれる．

「職場」には，7-2多職種連携の変化の「職種の構成や役割の変化」，「権威勾配」，「課題別医療チーム」，「職場・事業所の役割の変化」，「マネジメント上の変化」，「研修や勉強会」，7-3影響した要因の「職場の構造・機能・運営」，7-4連携状況の評価の「全体を視野におく」，「地域ケアにつなぐ」，「問題の調整」，「問題の発生」が含まれる．

「働き手」には7-2多職種連携の変化の「新しい環境で育った世代」，「チームワークの変化」，7-3影響した要因の「働き手の能力」，「働き手・職種間の関係性」，7-4連携状況の評価の「職員配置」，「双方向性」，「意思疎通」，「課題の共有」，「相互理解」が含まれる．

「制度」には7-2多職種連携の変化の「制度の変化」，7-3影響した要因の「制度」が含まれる．

7-2多職種連携の変化と7-3影響した要因は，全てのテーマに属するカテゴリーを共有している．

それに対して，7-4連携状況の評価には，「技術」と「制度」に属するカ

第2節　医療法人財団健和会における多職種連携

図表 2-16　健和会グループにおける多職種連携の変化・影響した要因・連携状況の評価の対照表

	多職種連携の変化	多職種連携に影響した要因	連携状況の評価
患者	患者ニーズの変化	患者のニーズ	患者中心
技術	医療技術の変化	技術の変化	
職場	職種の構成や役割の変化 権威勾配 課題別医療チーム 職場・事業所の役割の変化 マネージメント上の変化 研修や勉強会	職場の構造・機能・運営	全体を視野におく 地域ケアにつなぐ 問題の調整 問題の発生
働き手	新しい環境で育った世代 チームワークの変化	働き手の能力 働き手・職種間の関係性	職員配置 双方向性 意思疎通 課題の共有 相互理解 専門性
制度	制度の変化	制度	

テゴリーは含まれていない．また，「職場」テーマに含まれるカテゴリーを詳しく見ると，事業所や病院外との連携など職場を超えた意味をもつカテゴリーは含まれていない．

　以上をまとめると，今回のインタビュー対象者の語った内容からは，健和会グループにおける多職種連携にも，佐久病院におけるのと同様に，患者，技術，職場，働き手，制度の5つの力が働いていることが示唆される．ミクロ（個々の診療やケアの場面）は患者，職場，働き手に，メゾ（チームや職場，事業所）では技術，職場，働き手に，マクロ（地域社会，自治体や国）では患者，技術，制度に，それぞれ関連していると見ることができる．7-4 連携状況の評価で抽出した項目はミクロやメゾに属するものであった．

第2章 病院における多職種連携の発展過程

第3節　医療機関における多職種連携の展開の特徴

1　2病院における多職種連携の発展過程

1-1　カンファレンスの変遷（図表2-17）

はじめに，2つの病院におけるカンファレンスの変遷の経過を，時代背景と病院の歴史と合わせて検討する．

1970～80年代：医療チームから多職種連携への拡大

佐久病院は1944年に開院し，長野県東信地域で地方都市である佐久市から山間地である南佐久郡までの広大な診療圏に，救急医療，臓器移植など一部の例外を除いてほとんどの臓器別診療，巡回診療，訪問診療，国保診療所への医師派遣，検診活動など，幅広い事業を提供してきた総病床数1000床近い大規模病院である．

健和会グループは，柳原病院が1968年に開院した病院で，東京都足立区を中心に葛飾区，墨田区，江東区，埼玉県三郷市など人口密集地帯から郊外にかけて診療圏をもち，最も規模の大きいみさと健和病院でも260床の中規模病院だが，3病院の総ベッド数は500床である．

1970年代には，どちらの病院でも病棟での医師と看護師によるカンファレンスが行われていた．また，柳原病院では1977年に専任の訪問看護師を配置し，在宅医療部門のカンファレンスがはじまっている．これらの活動から，当時すでに在宅ケアには医師の往診と訪問看護だけではなく，ホームヘルパーも必要と考え，自治体（足立区）の家事援助者制度（1974年）を活用していた．

1980年代には，佐久病院では内科，外科などの一般病棟に加えてICUで

第3節　医療機関における多職種連携の展開の特徴

もカンファレンスが行われるようになった．健和会グループでも整形外科，透析室などにカンファレンスが広がった．背景として，1987年に管理栄養士，臨床工学技士，介護福祉士，社会福祉士の資格制度ができている．

また，リハビリテーション・チームのカンファレンスが始まったのも，両病院ともこの時期であった．佐久病院ではリハ専門病棟が開設された1988年までは，病棟ごとに主治医，担当看護師とリハ医，PT，OT，STが集まっていた．健和会グループでは，1983年からリハ病棟でのカンファレンスが行われていたが，一般病棟でPT，OTが参加するカンファレンスは1990年代まであまり開かれていなかった．

佐久病院は，1987年に全国に先駆けたモデル事業の一箇所として老人保健施設を開設し，入所判定会議や施設内のカンファレンスがもたれるようになり，多事業所から参加し，あるいはケアワーカーが加わるカンファレンスがはじまった．それ以外にも，南佐久地域の自治体と協力してPTやOTを地域に派遣する「南部5か町村合同事業」が1987年に始まっている．

この時期には，両病院で分野のちがいはあるが，狭い意味のチーム医療から，介護福祉と医療に跨がる多職種連携の場にカンファレンスが広がった点は共通しているといえる．

1990年代：カンファレンスの多職種化と課題別医療チームの登場

1990年代には，佐久病院でも在宅医療部門（地域ケア科，訪問看護ステーション）が事業部門として整備された．一方で1987年に開設された救命救急センターの活動が定着し，医師と看護師が頻回にミーティングを行うスタイルが定着した．

健和会グループも老健施設を開設し，どちらの病院でも病院，在宅医療，介護施設でのカンファレンスが行われるようになった．

また，病院では終末期カンファレンス（佐久病院），緩和ケア病棟プロジェクト（健和会）のチームカンファレンスが始まっている．課題別医療チームが診療報酬の対象となる2006年よりも10年近く早い時期である．

第2章 病院における多職種連携の発展過程

図表2-17 佐久病院と健和会グループ

年表	関連年表	病院内の動き	佐久病院 名称	職場
1940	1947年日本国憲法	1944年開院		
1950	1961年国民皆保険	1948年インターン指定病院		
1960	1963年老人健康審査制度	1960年高等看護学院		
	1968年理学療法士・作業療法士	1968年臨床研修指定病院		
1970				
1980	1981年診療報酬マイナス改定	1983年がん診療センター・在宅医療実行委員会	外科症例検討会	外科病棟
	1982年義肢装具士		病棟看護師カンファ	外科病棟
	1983年老人保健法施行		病棟カンファ	外科病棟
	1985年第1次医療法改正	1887年佐久老健施設・総合手術棟・救命救急センター	ICUカンファ	集中治療室
			脳外科リハカンファ	リハ室
	1987年管理栄養士、臨床工学技士、介護福祉士、社会福祉士	1988年南部5か町村合同事業	一般病棟リハカンファ	整形外科、総合診療科、神経内科
			老人保健入所判定会議	老人保健施設
	1989年ゴールドプラン		老健施設カンファ	老健施設
1990	1991年救命救急士	1991年MRI	朝のミーティング	救命救急センター
		1994年地域ケア科・訪問看護ステーション・在宅介護支援センター・人間ドック棟・内視鏡の粘膜切除術・国際保健医療科	昼のミーティング	救命救急センター
	1992年第2次医療法改正訪問看護ステーション制度		病棟カンファ	内科病棟（循環器、呼吸器、緩和ケア等）
			訪問看護カンファ	訪問看護ST
			整形外科リハカンファ	整形外科ST
		1995年臨床工学科	終末期カンファ	外科・内科病棟
		1997年災害拠点病院・総合外来		
	1997年第3次医療法改正・言語聴覚士・精神保健福祉士	1998年療養型病棟	地域ケア科カンファ	地域ケア科
	1998年介護支援専門員	1999年地域医療連携室・日帰り手術センター		
2000	2000年介護保険法施行・第4次医療崩壊・回復期リハ病棟制度	2000年総合診療科・小海診療所移転	病棟カンファ	小海分院
			総合診療科症例検討会	総合外来
		2001年エイズ拠点病院・老健こうみ	回復期リハ病棟カンファ	回復期リハ病棟
	2004年新医師臨床研修制度	2003年小海分院開院	急性期リハカンファ	一般病棟
		2005年信州ドクターヘリ		
	2006年診療報酬改定：疾患別リハ・褥瘡対策減算	2006年DPC開始・通院利用センター・がん診療連携拠点病院	栄養サポートチームカンファ	外科・内科病棟
			心臓外科カンファ	集中治療室
		2007年7対1看護・術前検査センター	小児虐待防止チームカンファ	小児科
		2008年ドクターアシスタント	総合外来感染症カンファ	総合診療外来
			退院調整会議	回復期リハ病棟
			南佐久町村カンファ	小海分院
			在宅介護支援センターカンファ	在宅介護支援センター
2010		2012年電子カルテ・植え込み型補助人工心臓・320列CTスキャン・テクノエイド支援室	転倒・転落カンファ	佐久医療センター
			病棟カンファ	佐久医療センター
		2013年佐久医療センター開院・地域医療支援病院指定・在宅医療連携拠点事業・国際保健委員会・ハイブリッド手術室	退院支援カンファ	佐久医療センター
			心臓外科カンファ	心臓外科
			退院調整会議	本院病棟
		2014年訪問看護ステーション7箇所目		

第3節　医療機関における多職種連携の展開の特徴

のカンファレンスの変遷と両者の比較

類型	病院内の動き	健和会グループ			
		名称	職場	類型	
	1953年柳原診療所				
	1968年柳原病院開院				
単独職種		術前カンファ	外科病棟	単独職種	
単独職種		外科病棟カンファ	外科病棟	病棟・職場	
病棟・職場		内科病棟カンファ	内科病棟	病棟・職場	
病棟・職場		整形外科病棟カンファ	整形外科病棟	病棟・職場	
リハ	1982年みさと健和病院開院	透析室カンファ	透析クリニック	病棟・職場	
リハ		在宅医療部門運営会議	地域看護室	病棟・職場	
多事業所		リハ病棟カンファ	リハ病棟	リハ	
病棟・職場					
単独職種	1992年訪問看護ステーション	訪問看護カンファ	訪問看護ST	病棟・職場	
病棟・職場	1994年在宅介護支援センター・デイケア・訪問介護事業・補助器具センター	週カンファ	老人保健施設	病棟・職場	
病棟・職場		緩和ケア病棟PJT	緩和ケア病棟	課題別チーム	
病棟・職場		入所判定会議	老人保健施設	課題別チーム	
リハ	1995年臨床研修指定病院・老健施設開設・ヘルパー講座				
課題別チーム	1996年介護ショップらくだや				
多事業所	1998年24時間巡回型訪問看護介護				
病棟・職場		事例検討会	特別養護老人ホーム	病棟・職場	
病棟・職場		回復期リハ病棟カンファ	回復期リハ病棟	リハ	
リハ		外来リハカンファ	外来	リハ	
リハ	2001年特養葛飾やすらぎの郷・グループホーム	通所リハカンファ	通所リハ	リハ	
課題別チーム	2003年電子カルテ・訪問看護ステーション9箇所目	訪問リハカンファ	訪問リハ	リハ	
課題別チーム	2005年柳原リハ病院開院・介護福祉専門学校	サービス担当者会議	居宅介護支援	多事業所	
課題別チーム					
課題別チーム					
多事業所					
多事業所					
多事業所					
単独職種		緩和ケア病棟カンファ	緩和ケア病棟	病棟・職場	
病棟・職場		地域包括ケア病棟カンファ	地域包括ケア病棟	病棟・職場	
課題別チーム	2013年複合型訪問看護ステーション3箇所	デスカンファ	往診診療所	課題別チーム	
課題別チーム		訪問看護STカンファ	訪問看護ST	課題別チーム	
課題別チーム		在宅リハカンファ	在宅リハセンター	課題別チーム	
		身体拘束カンファ	老人保健施設	課題別チーム	
		デスカンファ	老人保健施設	課題別チーム	
		転倒カンファ	老人保健施設	課題別チーム	

2000年代：課題別医療チームの広がりと，病棟と在宅を繋ぐカンファレンス

2000年に介護保険が始まると，退院後の在宅ケアについて病院の職員とケアマネジャーや在宅介護事業者で開く退院調整会議やサービス担当者会議がもたれるようになった．これによって，多事業所が参加するカンファレンスが定着した．

一方で，2000年に回復期リハビリテーション病棟の診療報酬制度ができ，両病院ともこの病棟をもって，週に数回多職種カンファレンスが開かれるようになった．

急性期医療でも，2006年の褥瘡対策減算を皮切りに，チームでの評価と介入を前提にした診療報酬が拡大し，どちらの病院でも課題別医療チームが盛んに活動するようになった．

2010年代：急性期病棟の退院支援と慢性期病棟の多職種カンファ

2013年には，佐久病院は高度急性期病院である佐久医療センターを開設し，平均在院日数10数日で運用するようになった．入院時から退院支援カンファレンスがもたれ，退院支援看護師，ソーシャルワーカー，病棟師長，受け持ち看護師らが調整を開始するようになっている．

また，みさと健和病院には緩和ケア病棟が，地域包括ケア病棟は佐久病院本院とみさと健和病院に開設され，医師，看護師，SW，管理栄養士，薬剤師，PT，OT，ST，ケアワーカーらが参加する多職種カンファレンスが定期的にもたれるようになっている．

1-2　多職種連携のあり方の変化（図表2-18）

多職種連携の在り方の変化について，2つの病院の調査結果をつきあわせると，全体は5つのテーマすなわち［患者］［技術］［職場］［働き手］［制度］に分けられていた．また，両病院あわせて13抽出されたカテゴリーの

第3節　医療機関における多職種連携の展開の特徴

うち8カテゴリー，①（患者ニーズの変化），②（医療技術の変化），③（職種の構成や役割の変化），④（課題別医療チーム），⑤（職場・事業所の役割の変化），⑥（マネジメント上の変化），⑦（チームワークの変化），⑧（制度の変化）には，いずれも両病院のコードが含まれていた．

連携が強まったとするコード

　連携が強まった，広がったという意味でポジティブな内容のコードは，佐久病院では「リハ処方が出る患者の割合が増加」，「技術の導入でチームが活性化した」，「職種の専門性が高まり，カラーが明確になってきた」，「MEが加わった」，「プライマリナースが退院調整に関わり再入院時にも受けもつ」，「PT，OT，STがチームワークの勉強会をするようになった」，「SWの数が増えてカンファレンスに入るようになった」，「MEの業務範囲が拡大」，「NSTができて医師と管理栄養士が話すようになった」，「循環器チームの活動」，「機器のメンテナンスをME室に中央化した」，「集中治療室が，重症救急患者を受け入れるようになった」，「救急科と総合診療科が一緒にどんな患者も診るようになった」，「救急患者の振り分け機能が，病院総合外来から，救急隊に移った」，「病棟に病院外の事業所の人が来るようになって情報のやりとりが増えている」，「STが何をしているか知られてきた」，「回復期リハ病棟」の17あった．

　健和会では「内視鏡手術で手術がチームワークになった」，「職種が増加した」，「認定看護師を取得した看護師が配置された」，「セラピスト，ケアワーカーが患者に長時間深く関わるようになった」，「PT，OT，STがいろいろな診療科に参加した」，「薬剤師から医師への疑義照会が増加した」，「栄養士，調理師，検査技師などの職種が患者に直接関わるようになった」，「課題別医療チームが増加して，病態の把握とそれに基づく対処には効果的である」，「ERができて在宅からの入院以来がスムースになった」，「回復期リハ，緩和ケア，地域包括ケアの病棟ができて，外科病棟での退院調整や緩和ケアが減った」，「病棟での支援の対象が，病態中心から生活全体へと広がり，連携

第 2 章　病院における多職種連携の発展過程

図表 2-18　佐久病院と健和会グループに

テーマ	カテゴリー	佐久病院 コード	健和会グループ コード
患者	患者ニーズの変化	○リハ処方が出る患者の割合が増加	△決定について当事者の態度が変化
技術	医療技術の変化	○技術の導入で，チームが活性化した	○内視鏡手術で手術がチームワークになった
職場	職種の構成や役割の変化	○職種の専門性が高まり，カラーが明確になってきた ○ME が加わった ○プライマリナースが退院調整に関わり再入院時にも受けもつ ○PT，OT，ST がチームワークの勉強会をするようになった ●PT，OT，ST の中で分業が進んできた ●PT，OT，ST の年齢構成が若くなってきた ○SW の数が増えて，カンファレンスに入るようになった ○ME の業務範囲が拡大	△外科医の業務がますます手術中心になった ○職種が増加した ●看護師の書類作業が増え，患者のことを話す時間が減った ○認定看護師を取得した看護師が配置された ○セラピスト，ケアワーカーが患者に長時間深く関わるようになった ○PT，OT，ST がいろいろな診療科に参加した ●PT，OT，ST が訓練なしに，看護師や SW の替わりをする場面が増えている ○薬剤師から医師への疑義照会が増加した ○栄養士，調理師，検査技師などの職種が患者に直接かかわるようになった
職場	課題別医療チーム	○NST ができて，医師と管理栄養士が話すようになった ○循環器チームの活動	○課題別医療チームが増加して，病態の把握とそれに基づく対処には効果的である ●課題別医療チームが拡大し，診療報酬の規定に従うことが優先され，自主的なチーム活動が弱くなっている ●課題別医療チームと，主治医やプライマリ看護師との軋轢が生じている
職場	職場・事業所の役割の変化	○機器のメンテナンスを ME 室に中央化した ○集中治療室が，重症救急患者を受け入れるようになった ○救急科と総合診療科が一緒に，どんな初診患者も診るようになった	○ER ができて在宅からの入院依頼がスムーズになった． ○回復期リハ，緩和ケア，地域包括ケアの病棟ができて，外科病棟での退院調整や緩和ケアが減った ○病棟での支援の対象が，病態中心から生活全体へと広がり，連携の必要が増している

第3節　医療機関における多職種連携の展開の特徴

おける多職種連携の変化の比較

	職場・事業所の役割の変化	○救急患者の振り分け機能が，病院総合外来から，救急隊に移った	●患者をトータルに見られる現場が減った ●職場の共同体的価値が切り崩されている
	マネージメント上の変化	●多職種構成の職場のマネージメントが課題になってきた	●多職種構成の職場が増えている
	研修や勉強会		●看護師や医師の研修，仕事の仕方が変化してきた．しかし，関係がフラットになってきたとは必ずしも言えない． ○医師臨床研修で，多職種の意見を聞くように教育されるようになった
	権威勾配		●権威勾配は残っている ●権威勾配はむしろ強まり，パワハラに繋がっている面もある ○カンファレンスや面談では，権威勾配が縮小している
	病院外との連携	○病棟に，病院外の事業所の人が来るようになって，情報のやり取りが増えている．	
働き手	チームワークの変化	●チームワークが，いろいろな方向から見るよりも，同じ方向を見るようなものになってきている ●リハカンファレンスが，形骸化している	○医師や他職種に意見をいえるようになってきた ○看護師不足に対する運動がおこり，看護師が医師に意見や要望を積極的に言った ●余裕のない現場になっていることが，権威勾配やパワハラに繋がっている
	職種についての認識の変化	○STが何をしているか，知られてきた	
	新しい環境で育った世代		△業務での電話対応を覚えることが職場での課題になっている
制度	制度の変化	○回復期リハ病棟 △疾患別リハ	○介護保険時代になって，病院から外に目を向けなければならなくなった ●介護保険を境に，病棟と訪問看護の行き来が減って，連携の質が下がっている ●在宅介護支援センターと病院のSWはチームで行動したが，地域包括支援センターになって別々に動くようになった

注：各コードの前にある○は連携についてポジティブな，●はネガティブな，△は中立的な変化を示す．

第 2 章　病院における多職種連携の発展過程

の必要が増している」,「医師臨床研修で他職種の意見を聞くように教育されるようになった」,「カンファレンスや面談では,権威勾配が縮小している」,「医師や他職種に意見をいえるようになってきた」,「看護師不足に対する運動がおこり,看護師が医師に意見や要望を積極的に言った」,「介護保険時代になって,病院から外に目を向けなければならなくなった」の 16 であった.

連携に問題を生じたというコード

　逆に,連携に問題が生じたという意味でネガティブな内容のコードは,佐久病院では「PT,OT,ST の中で分業が進んできた」,「PT,OT,ST の年齢構成が若くなってきた」,「多職種構成の職場のマネジメントが課題になってきた」,「チームワークが,いろいろな方向から見るよりも,同じ方向を見るようなものになってきている」,「リハカンファレンスが,形骸化している」の 5 つであった.

　健和会では「看護師の書類作業が増え,患者のことを話す時間が減った」,「PT,OT,ST が訓練なしに,看護師や SW の替わりをする場面が増えている」,「課題別医療チームが拡大し,診療報酬の規定に従うことが優先され,自主的なチーム活動が弱くなっている」,「課題別医療チームと,主治医やプライマリ看護師との軋轢が生じている」,「患者をトータルに見られる現場が減った」,「職場の共同体的価値が切り崩されている」,「多職種構成の職場が増えている」,「看護師や医師の研修,仕事の仕方が変化してきた.しかし,関係がフラットになってきたとは必ずしも言えない」,「権威勾配は残っている」,「権威勾配はむしろ強まり,パワハラに繋がっている面もある」,「余裕のない現場になっていることが,権威勾配やパワハラに繋がっている」,「介護保険を境に,病棟と訪問看護の行き来が減って,連携の質が下がっている」,「在宅介護支援センターと病院の SW はチームで行動したが,地域包括支援センターになって別々に動くようになった」の 13 あった.

第3節　医療機関における多職種連携の展開の特徴

両病院で内容が共通するコード

　内容が共通するコードは，カテゴリー（職種の構成や役割の変化）のコード「職種の専門性が高まりカラーが明確になった（佐久）」と「外科医の業務がますます手術中心になった（健和会）」，「MEが加わった（佐久）」と「職種が増加した（健和会）」，カテゴリー（課題別医療チーム）のコード「NSTができて医師と管理栄養士が話すようになった（佐久）」，「循環器チームの活動（佐久）」と「課題別医療チームが増加して病態の把握とそれに基づく対処には効果的である（健和会）」，カテゴリー（マネジメント上の変化）のコード「多職種構成の職場のマネージメントが課題になってきた（佐久）」と「多職種構成の職場が増えている（健和会）」があった．

両病院で内容が異なるコード

　同じカテゴリーに含められたが内容的に共通性の乏しいコードは，カテゴリー（患者ニーズの変化）の「リハ処方が出る患者の割合が増加（佐久）」，「決定について当事者の態度が変化（健和会）」，カテゴリー（職種の構成や役割の変化）の「プライマリナースが退院調整に関わり再入院時にも受けもつ（佐久）」，「PT，OT，STの年齢構成が若くなってきた（佐久）」，「MEの業務範囲が拡大（佐久）」，「認定看護師を取得した看護師が配置された（健和会）」，カテゴリー（職場・事業所の役割の変化）の「機器のメンテナンスをME室に中央化した（佐久）」，「集中治療室が，重症救急患者を受け入れるようになった（佐久）」，「救急患者の振り分け機能が，病院総合外来から，救急隊に移った（佐久）」，「回復期リハ，緩和ケア，地域包括ケアの病棟ができて，外科病棟での退院調整や緩和ケアが減った（健和会）」，カテゴリー（チームワークの変化）の「看護師不足に対する運動がおこり，看護師が医師に意見や要望を積極的に言った（健和会）」，カテゴリー（新しい環境で育った世代）の「業務での電話対応を覚えることが職場での課題になっている（健和会）」，カテゴリー（制度の変化）の「回復期リハ病棟（佐久）」，「疾患別リハ（佐久）」であった．

第2章　病院における多職種連携の発展過程

一方の病院のみに含まれるサブカテゴリー

　佐久病院のコードのみを含むサブカテゴリーとコードは，（病院外との連携）「病棟に，病院外の事業所の人が来るようになって，情報のやり取りが増えている」と（職種についての認識の変化）「STが何をしているか，知られてきた」，健和会グループのコードのみのものは（研修や勉強会）「看護師や医師の研修，仕事の仕方が変化してきた．しかし，関係がフラットになってきたとは必ずしも言えない」（研修会や勉強会）「医師臨床研修で，多職種の意見を聞くように教育されるようになった」，（権威勾配）「権威勾配は残っている」，「権威勾配はむしろ強まり，パワハラに繋がっている面もある」，「新しい環境で育った世代」であった．

　以上，今回の調査結果では，多職種連携の在り方の中には，患者，技術，制度の変化が含まれていることが示唆された．
　2病院の調査結果を比較すると，両病院のコードは，5つの共通するテーマに分類され，カテゴリーも一部を除いてほぼ共通になった．これが両病院の特徴が共通することを意味するのか，あるいは医療機関で一般的に認められる傾向なのかは，さらに調査が必要である．
　両病院の違いは，1つは消極的な変化を指摘していたコードが健和会グループで多いことであるが，これだけで連携の状態の変化の方向が病院間で異なるとする根拠にはなりにくいと考えられる．検証のために，例えば，一方で指摘された変化がもう一方で起こっているかどうかを，再調査で確認するなどの作業が必要である．
　2つめは研修や勉強会，権威勾配，新しい環境で育った世代は健和会グループだけで，病院祭などの文化活動，病院外との連携，職種についての認識の変化は佐久病院だけでみられたことである．これらについても，1つめと同様の検証が必要である．
　ただし，研修や勉強会については，健和会グループにおける職員研修の体

系化が比較的進んでいること，読書会をはじめとする自主的な勉強会が盛んであることの反映かもしれない．

また，病院祭や文化活動は，佐久病院においてより深く定着していることが，反映しているともいえる．

これらは病院の特徴であり，そこには，それぞれの病院が事業を展開してきた歴史，地域性が反映していると考えられる．

2　多職種連携がうまく機能しているかの状況評価（図表2-19）

2-1　職場における多職種連携の状況の見方

ここでは，2つの病院の調査結果から，職員が職場の連携を評価する時の着眼点について比較，考察する．

2つの病院の調査結果では，あわせて60のコードが抽出された．これらを統合すると16のサブカテゴリーに分類され，さらにそれらは3つのカテゴリーに分けられた．

2病院間の異同

3つのカテゴリーは，［患者］，［職場］，［働き手］である．どのカテゴリーも，両方の病院のコードを含んでいた．

カテゴリー［患者］は，サブカテゴリー（患者理解）と（患者中心）を含むが，（患者理解）には佐久病院のコードのみが含まれていた．

カテゴリー［職場］は，6つのサブカテゴリーで構成されているが，佐久病院のコードは2つのサブカテゴリー（時間を共有してきた）（解決指向），健和会グループのコードは別の4つのサブカテゴリー（全体を視野におく）（地域ケアにつなぐ）（問題の調整）（問題の発生）のみを構成していた．

カテゴリー［働き手］は，8つのサブカテゴリーで構成されており，両方の病院のコードを含むのは（双方向性）（意思疎通）（相互理解）の3つであっ

第2章　病院における多職種連携の発展過程

図表2-19　佐久病院と健和会グループの職

カテゴリー	サブカテゴリー	佐久病院 コード	健和会グループ コード
患者	患者理解	患者さんについて，職種間で色々な視点から情報を共有できるか 入院中の評価が，在宅の実情と合っているか	
	患者中心	自分の視点ではなく，患者の生活を中心にして，意思疎通ができるか 患者さんへの支援の方向性と足並みが揃っているか 連携の状態に，患者や家族が満足しているか	患者のニーズを共通目標に職種の専門性をどう果たすか話し合えるか 患者・家族との連携，協働がされて，いるか
職場	時間を共有してきた	ある程度の期間一緒に働いた人がいるか	
	解決志向	課題の原因ではなく，それをどう解決していくかを考えられているか	
	全体を視野に置く		チームの全体が視野に入っているか
	地域ケアにつなぐ		地域ケアに課題が繋げられているか
	問題の調整		在宅の継続につき訪問看護，ケアマネ，医師が意見調整できているか 医師への看護師の意見を，診療部に上げられているか 倫理的問題を含むテーマは全員一致で決めているか 在宅部門から入院紹介するときのトラブルを回避できているか
	問題の発生		他職種への不満，対立はないか パワハラ事例は発生していないか
働き手	双方向性	職種間で自由に意見が言えているか 一緒に考えているか 職種間で，業務のことを教えあっているか 意思疎通が一方通行になっていないか 主治医だけでどんどん方針を決めていってしまわないか	互いに連携したいと思っているか 職種間で，認めあう関係性にあるか 他職種と尊重しあっているか 介護職と医療職の関係がフラットか カンファレンスで一度も発言しない職種に配慮できているか 連携の名のもとに一方的な押し付けが行われていないか
	意思疎通	話しやすい人柄か 職種間の連絡は取りやすいか カンファレンスなどで意思疎通や方針共有ができているか カンファレンスで，ディスカッションがうまくできるか 伝えたことが実施され，カルテに反映され，目を合わせて話しているか	意思疎通が，ぎすぎすしていないか 医師と話ができるか カンファレンスに多職種が参加し，意見を述べているか 真剣で遠慮ない話し合いを，患者・家族を中心にできているか 看護師に，いろいろな職種から声をかける雰囲気があるか

員が連携の状態を評価するポイントの比較

		わからないことを他職種に聞けるか 紙や電子カルテだけの意思疎通でなく，意見や気持ちを話し合えているか
誰もが楽しく	孤独感や悲壮感はなく，しんどいけれど一緒に頑張る楽しさがあるか ケアワーカーが活き活きと活躍しているか 元気のない職種がいるか，それが変わりうるか	
目標の共有	チームが挑戦的な目標を共有しているか 目標が統一されて，共有されているか 多職種間である程度ゴールを共有して関われているか ケアや指導，援助が，同じ方向，目標で行われているか	
相互理解	お互いが何をする人かわかっているか	他職種のことを知っているか 職種の特性を理解しあっているか
課題の共有		課題が共有されているか 職員によって言うことが違っていないか 患者を中心に，誰かが気にかけていることを，全体で取り上げているか きちんと説明しているのに，なかなか退院できないことがないか さらっとしたカンファレンスになっていないか 情報だけでなく，プロセスも共有されているか
職員配置		SWの配置数は十分か
専門性		各専門職が，専門性を発揮し，患者の援助に責任を持っているか 看護師が，ケースの先の見とおしをもっているか 専門性と労働が区別されているかどうか

第2章　病院における多職種連携の発展過程

た．（誰もが楽しく）（目標の共有）は佐久病院の，（課題の共有）（職員配置）（専門性）は健和会グループのみの，それぞれコードで構成されていた．

　これらのうち，佐久病院のコードでは（時間を共有してきた）（解決指向）（誰もが楽しく）など，職場や働き手間の関係をポジティブにする意味のものが目立つ．一方で，健和会グループのコードでは「在宅部門から入院紹介するときのトラブルを回避できているか」や，「他職種への不満，対立はないか」，「パワハラ事例は発生していないか」など，問題への対処に触れるコードが目立つ．

「顔の見える関係」評価尺度との比較

　これらを，連携の評価尺度に関する先行研究と比較する．

　筒井らの「連携活動評価尺度」（筒井ら　2003a, b）は，回答者が連繋に関するどのような活動を行っているかと問うもので，個人の連携活動を対象としており，本研究で開発しようとしている職場の連携状況について問うものとは異なる．

　福井らの「顔の見える関係」の評価尺度は，在宅医療介護に従事する人を対象に，「……ができる」，「……がわかる」と問う質問で構成されている点が，本研究で抽出した尺度と異なる．

　ただし，共通点も少なくない．福井らの尺度は，①他の施設の関係者とやりとりができる，②地域の他の職種の役割がわかる，③地域の関係者の名前と顔・考え方がわかる，④地域の多職種で会ったり話し合う機会がある，⑤地域の相談できるネットワークがある，⑥地域のリソース（資源）が具体的にわかる，⑦退院前カンファレンスなど病院と地域の連携がよい，の7つに分類された21の項目で構成されている．これを，本研究で抽出した項目・サブカテゴリー・カテゴリーと比較すると，福井の分類の①②③④は本研究のカテゴリー［働き手］に，⑤⑥⑦はカテゴリー［職場］に関連性が強い．ただし，福井の評価尺度の中にはカテゴリー［患者］に相当する質問項目は含まれない．

第 3 節　医療機関における多職種連携の展開の特徴

職場における連携を評価する尺度

上記の検討の結果，今回抽出された 60 のコードは，調査対象とした 2 病院の 32 人のさまざまな専門職の実践知を反映しており，職場における連携の状況を評価するためのこれまでにない質問項目の候補アイテムであると考えられる．

2-2　多職種連携の展開に影響した要因（図表 2-20）

2 つの病院の調査結果を統合し 6 つのカテゴリーと 48 のカテゴリーを抽出した．

6 つのカテゴリーには，①患者のニーズに 4 つのサブカテゴリーが含まれた．以下，②働き手の能力に 5 つ，③働き手の間の関係性に 14，④職場の構造・機能・運営に 12，⑤制度に 11，⑥技術の変化に 2 つのサブカテゴリーが含まれた．

6 つのカテゴリーは全て両病院のコードを含んでおり，①患者のニーズを除く 5 つのカテゴリーで，両病院でほぼ同じ内容のサブカテゴリーが含まれていた．その意味では，前項の「連携の状況を評価するポイント」よりも，両病院の一致度は高いといえる．

この結果を Martin-Rodriguez らの示した連携が成功する要因（システム要因（社会，文化，専門職，教育システム），組織要因（組織構造，組織の理念，管理者の支援，資源，協力の仕組み），関係性要因（連携する意思，信頼，意思疎通，相互の尊重））(Martin-Rodriguez 2005) と比較すると，今回の⑤，⑥はシステム要因に，④は組織要因に，②，③は関係性要因に対応すると考えることができる．

また，Van らの，連携の決定要因の分類である関係性要因（開かれた意思疎通，信頼と尊敬，共に働こうとする意思），働き手要因（専門職としての経験，役割についての共通認識，期待），環境要因（働き手へのアクセスしやすさ，規則・約束事，多職種連携教育，報酬）(Van 2013) と比較すると，今回の③と

第2章　病院における多職種連携の発展過程

図表 2-20　佐久病院と健和会グループにおける多職種連携の展開に影響した要因の比較

カテゴリー	佐久病院	健和会グループ
①患者のニーズ	入院患者の日課 患者の尊厳を守る	患者のニーズの広がり 病期
②働き手の能力	働き手の姿勢や態度，働き方，力量	働き手の姿勢や態度，力量 働き手の働き方
	連携を促進する職員の存在	連携を促進する職員の存在
	勉強して力をつける 専門職としてのアイデンティティ 他職種のことの理解	
③働き手の間の関係性	一緒に働いた経験 その病院で初期研修をした医師	顔見知りになっている
	職種間の連絡や相談の頻度，方法	連絡や相談の頻度，方法 互いに連携しようとしているか 職種間で対等に話をする雰囲気 各職種からの問題提起
	職員間の距離 職種の取り合わせ 医師の間の力関係 連携を促進する職員を受け入れる職場 業務外での共通体験	他職種の業務への過剰な介入 権威勾配 他職種から学ぶ 他職種のことの理解 上司と部下の関係
	新しい職員	看護師とセラピストだけでチームを組む傾向
④職場の構造・機能・運営	専門職の充足状況	専門職の人数
	病棟の役割や機能	職場の役割や機能
	カンファレンス	カンファレンス
	電子カルテ	電子カルテ
	共通の目的，帰属意識	病院の規模，理念
	事業所の経営的体力	事業所の経営的体力
	事業所間の連携	事業所間の連携
	病院の構造・規模 スタッフの年齢やキャリア構成 病院の役割や機能，運営方法，文化 勉強会	マネージメントの対象
⑤制度	チーム医療の評価	チーム医療の評価
	リハ診療報酬 書類 在宅介護支援センター 専門職制度の新設	地域包括ケア病棟 緩和ケア病棟 DPC 退院調整看護師 介護保険 在宅ケア事業所
⑥技術の変化	専門分化 新しい技術	専門分化

④の一部は関係性要因に，②は働き手要因に，④の一部と⑤，⑥は環境要因に対応すると考えることができる．

今回のカテゴリー化の特徴は，①患者のニーズと⑥技術の変化を独立させたことである．①⑥のどちらも，前者のシステム要因，後者の環境要因に含めることも可能かもしれない．しかし，患者のニーズに応えることは多職種連携の目的であり，それを環境要因とするのは本末転倒と考えられる．また，内視鏡技術が手術におけるチームワークを変えた例に見られるように，医療における技術革新の影響の大きさを考慮すると，技術要因を独立させることの意味は少なくないと考えられる．

2-3　何が連携を促進または阻害するか（図表 2-21）

影響した要因のカテゴリー，サブカテゴリーをもとに，2 病院の調査でえられた促進要因／阻害要因を統合したところ，カテゴリー①患者のニーズでは 4 つの促進要因と 2 つの阻害要因が含まれた．同じく，②働き手の能力では 20 の促進要因と 21 の阻害要因，③働き手の間の関係性では 17 の促進要因と 16 の阻害要因，④職場の構造・機能・運営では 22 の促進要因と 19 の阻害要因，⑤制度では 10 の促進要因と 4 の阻害要因，⑥技術の変化では 2 の促進要因と 2 の阻害要因が，それぞれ含まれていた．その結果，全体で促進要因は 74，阻害要因は 63 抽出された．

これらを，田中らの示した 6 つの促進要因と 5 つの阻害要因（田中　2010）と比較すると，今回の結果には田中らが示していないカテゴリーが含まれている．田中らの挙げた要因を再掲すると，促進要因は「理念上又は経験上『連携』の有効性を理解している」，「良好なコミュニケーションによる情報の共有」，「ニーズに応じた支援と利用者の満足度」，「個の能力の向上」，「組織・機関の質の向上」，「支援状況の確認の場・仕組み」，阻害要因は「情報の欠如」，「コミュニケーションの欠如」，「利己的な状態」，「個の能力不足」，「脆弱な組織」である．田中らの示した要因には，今回の調査結果の①患者のニーズ，⑤制度，⑥技術の変化は含まれていない．野島ら（野島　2015），

第2章 病院における多職種連携の発展過程

図表 2-21　佐久病院と健和会グループにおける

カテゴリー	佐久病院			健和会グループ		
	サブカテゴリー	促進要因	阻害要因	サブカテゴリー	促進要因	阻害要因
患者のニーズ	入院患者の日課 患者の尊厳を守る	患者の日程調整	患者の日課が立て込んでいる 患者が伝えて欲しくない情報は共有しない	患者のニーズの広がり 病期	患者ニーズの生活面への広がり 困難ケース 急性期で役割分担が明	
働き手の能力	働き手の姿勢や態度、働き方、力量	難しい相談もする 相手に分かる言葉で伝える 話しかけやすく、他職種の話しを聞く医師 他職種への期待が分かり合える 患者や家族の全体をみている ケアマネとの連携を重視する 連携のための他の職種の動きを活用する	忙しい 話しかけにくく、他職種の話しを聴かない 仕事を丸投げする 紙やメモだけで連絡する 専門用語をならべる 退院調整に関わらない 自分だけの考えで病名告知する 個別にケアマネと連絡を取る	働き手の姿勢や態度、力量 働き手の働き方	当事者にとって現実的な提案 専門職が、問題だけでなく可能性も示す． 専門職が群れになる 色々な職種が集合的にアプローチする 周囲の力の必要を医師に教育している 看護師が在宅ケアを経験している — 薬剤師の病棟業務の拡大 SWが依頼のないケースにも関わり，勉強会や患者会に参加する	誰にでもできるわけではない提案 専門職が、これしかできないという態度をとる． 面接で専門用語で発言する 危機管理の訓練を受けていない 医師が権威主義的な態度をとる 看護師が病気しか見ない 業務の一方的な押し付け 専門職が仕事を限定しすぎる 看護師の異動 職種間の領域争い 業務の押し付け合い
	連携を促進する職員の存在	連携を促進する職員が活躍する		連携を促進する職員の存在	議論をコーディネートする職員がいる	—
	勉強して力をつける	看護師が勉強する・資格を取る				

第3節　医療機関における多職種連携の展開の特徴

多職種連携の促進要因と阻害要因

		佐久病院		健和会グループ	
	専門職としてのアイデンティティ 他職種のことの理解		自職種のアイデンティティが分からない 他職種の名前を間違える		
働き手の間の関係性	一緒に働いた経験	共通の患者に関わった積み重ね 看護師の異動が頻繁でない 一緒に働いた人が多い	若い職員が多い 医師が2年くらいで交代する	顔見知りになっている	顔見知りになっている
	その病院で初期研修をした医師	研修医（のころからいる）医師	初期研修を他所で終えた医師		
	職種間の連絡や相談の頻度，方法	医師が他職種に頻回に相談する カンファレンス以外の場で，患者のことを話す	職種間のディスカッションが乏しい	連絡や相談の頻度，方法 みんなが集まる	情報だけ交換する
	職員間の距離	他職種との物理的な距離が近い	他職種との物理的な距離が遠い	互いに連携しようとしているか	一方的に連携したがっている
	職種の取り合わせ	看護師・介護職からSWに意見を言う	看護師・介護職から医師に意見を言う	職種間で対等に話をする雰囲気	共通の理念・目標で議論する
	医師の間の力関係		研修医のころからいる医師の居場所がなくなる	各職種からの問題提起	看護師やSWが自宅退院や排泄の課題を提起する
	連携を促進する職員を受け入れる職場	新しいことをやろうとする者を受け入れる職場		権威勾配	権威勾配が残っている
	業務外での共通体験	組合活動やサークル活動，病院祭で共通体験をする 保育所や地域のスポーツ活動で一緒になる	業務外活動を，勤務扱いにする	他職種の業務への過剰な介入	多職種の業務への過剰な介入
				他職種から学ぶ	日常的にいろいろな職種から学ぶ
	新しい職員		新しい職員が多くいる	他職種のことの理解	カンファレンス後に不満が残る
				上司と部下の関係	職場外に出て行くことを上司が認める 上司が他職種である
				一部の職種だけでチームを組む	一部の職種だけでチームを組む

図表 2-21　佐久病院と健和会グループにおける

		佐久病院		健和会グループ		
職場の構造・機能・運営	専門職の充足状況	SWの増加		専門職の人数		専門職の人数が増え，発言内容に職種内でばらつきがある．
	病棟の役割や機能	病棟の機能分化 チームで診療する病棟	混合病棟	職場の役割や機能	―	―
	カンファレンス	カンファレンスが，職種間の認識を深める機会になる 必要なところで自主的に発言する 職種間で対等に話ができる サービス担当者会議 退院調整会議	カンファレンスに参加できない 全員が参加するカンファレンスがない 各職種の視点を話さない 順番が来たときだけ発言する カンファレンスの原則が話されていない	カンファレンス	全職種が発言する 緩和ケアのカンファレンス	発言しない職種に配慮しない
	電子カルテ	電子カルテで，各職種の記録を読める	電子カルテで，声かけや話し合いが減る	電子カルテ	―	―
	共通の目的，帰属意識	職場に対して帰属意識がある		病院の規模，理念		
	事業所の経営的体力		経営に追われている	事業所の経営的体力	―	
	事業所間の連携	保健所のよびかけ		事業所間の連携	患者紹介のルートが明確になる 在宅ケア担当者が病棟に入る	過去に患者紹介のトラブルがある
	病院の構造・規模	規模が小さい 各職種の数が少ない PTとOTが仕事場所を共有している	規模が大きい 人が多い	マネージメントの対象	―	―
	スタッフの年齢やキャリア構成	ベテランの病棟看護師	人の生活を知らないスタッフ			

第 3 節　医療機関における多職種連携の展開の特徴

多職種連携の促進要因と阻害要因（続き）

		佐久病院		健和会グループ		
職場の構造・機能・運営	病院の役割や機能，運営方法，文化	病院の機能分化 地域に近い病院	若い病棟看護師 ベテランの医師 患者が全国から集まる 在院日数が短い複数の病棟を担当する			
	勉強会	看護師と医師が勉強会をする				
制度	チーム医療の評価	医療チームで多職種が一緒に働く機会になっている	医療チームが書類に振り回される 医療チームが医者主導になる 疾患別リハの訓練ノルマ 書類で伝える	チーム医療の評価	ー	
	リハ診療報酬書類	リハ実施計画書		地域包括ケア病棟 緩和ケア病棟 DPC 退院調整看護師	地域包括ケア病棟を運営する 緩和ケア病棟 DPC 退院調整看護師	
	在宅介護支援センター	在宅介護支援センターでSWの業務が明確になった		介護保険 在宅ケア事業所	介護保険制度 在宅ケア事業所を開設・運営する	
	専門職制度の新設	専門職の新設				
技術の変化	専門分化	分化した専門家を繋げる役割が生じる		専門分化		専門分化で患者の全体を見る力が後退している
	新しい技術	新しい技術を受け入れる	新しい技術に閉鎖的である			

笹本ら（笹本 2015），和田（和田 2008）の研究結果も，同様である．

以下，先行研究で含まれていないカテゴリーについて吟味する．①患者のニーズについて言えば，「患者のニーズの生活面への広がり」や「困難ケース」などが多職種連携への要請を強めているのは否定できない．⑤制度についてみると，「チーム医療の評価」が連携を促進するコードと，「書類に振り回される」，「医師主導になる」など阻害要因になるとするコードがあり，「リハ診療報酬」についても同様である．しかし，「地域包括ケア病棟」や「緩和ケア病棟」が多職種参加のカンファレンスを広げてきたことは，事実である．⑥技術の変化では，専門分化は連携の促進要因／阻害要因の両面があるといえ，新しい技術の導入も同様である．

さらに緻密な検討が必要ではあるが，今回の調査結果は，多職種連携の促進要因／阻害要因についてより広い見方があることを示唆しているといえる．

3 2 病院における多職種研修（図表2-22，図表2-23）

2つの病院の多職種研修に関する調査結果を統合すると，研修の種類には3つのカテゴリーに9のサブカテゴリーが含まれた．

このうち，［OJT］の3サブカテゴリーのうち，「委員会活動」，「多職種カンファレンス」の2つは両病院のコードを含んでいたのに対して，「面談」は佐久病院のみであった．

［研修会］では，3つのサブカテゴリー「新人研修」，「多職種が参加する職員研修」，「外部の研修会」に両病院のコードが含まれたのに対して，「多職種での事例検討」は佐久病院のみであった．［業務外の活動］は，「病院祭・応援団」が佐久病院のみ，「多職種構成の勉強会」が健和会のみから抽出された．一般に，医療機関における現任教育としてのIPEは，OJT（on the job training）と，研修会（off the job training）で構成される．それに対して，今回の調査結果では，両病院で「業務外の活動」についてのコードが見られた．佐久病院では病院祭や応援団などの，佐久病院ならではの文化活

第 3 節　医療機関における多職種連携の展開の特徴

図表 2-22　佐久病院と健和会の職員が経験した多職種研修の比較

カテゴリー	サブカテゴリー	佐久病院で抽出したコード	健和会グループで抽出したコード
OJT	委員会活動	委員を担当していると研修の機会になる 委員会によって教育的な効果が異なる	多職種構成の医療安全委員会
	多職種カンファレンス	カンファレンスの場が，多職種連携教育になる 新人時代のカンファレンス	同性介護，セクハラ，闘病体験のとらえ方などを職場のグループワークで学んだ
	面談	面談やリハカンファレンスは，スタッフの教育を兼ねる	
研修会	新人研修	新人研修	新人研修でグループワークを行う 新人医師の在宅医療研修 新人看護師がさまざまな職場を回って研修する 卒業 2 年目の看護師の研修をリハ科で行う
	多職種が参加する職員研修	管理職研修	法人の全職員を対象にした初級，中級，上級研修 職員研修があるが，医師の参加が少ない
	外部の研修会	臨床研修指導者 WS	緩和ケアの講習会 医療安全や緩和ケアの講習会 医師はグループワークが苦手な人が多い
	多職種での事例検討	多職種での事例検討は効果的 医師が呼びかけた臨床倫理の検討会	
業務外の活動	病院祭・応援団	病院祭など業務外で多職種が一緒に活動する機会がある 応援団で一緒だった人とは，仕事で連携しやすかった 病院祭の準備での多職種の交流の機会は減っている	
	多職種構成の勉強会		自主的な勉強会

第2章　病院における多職種連携の発展過程

図表2-23　佐久病院と健和会の職員が経験した多職種研修の課題

カテゴリー	サブカテゴリー	佐久病院で抽出したコード	健和会グループで抽出したコード
研修を通した学び方，育て方	他職種から学ぶ	学生時代の訪問看護実習が生活を考える契機になった	専門職としての選択肢を増やす機会になった 自職種の在り方と他職種の仕事や技術を学んだ 毎日，沢山のことを他職種から教わる 生活に役立つリハとは何か問われ，答えを求めてきた
	他職種への指導・教育	医師が，他職種のサポートや教育をする	研修医への指導は，指導医を通じて行う 多職種構成の職場では，職種を超えて教えていいことといけないことが配慮されない危険がある
	連携の得意な人を見極め，育てていく	まとめるのが得意な人を育てていく	
	個別の症例を共有する	カンファレンスよりも，個別の成功体験を共有する 一例の変化をみんなで共有する	介護施設で，人権を支えるケアについて学んだ
	プロセスを重視して決定する訓練		プロセスを重視して決定する訓練
	お互いが納得して進めるための訓練		お互いが納得して進めるための訓練
IPEのメリットとデメリット	多職種連携教育のメリット		医学モデルでは対処しきれない課題が広がっており，IPEが必要
	多職種連携教育のデメリット		IPEで連携が自己目的化している気がする
	多職種連携教育で何を実現するか		連携で何を実現するかをはっきりさせるほうがよい

動が，健和会では自主的な勉強会が登場している．これは，病院の特徴，歴史や地域性を反映していると思われる．

病院祭は，今日では多くの病院で取り組まれており，それらがIPEとしての機能を果たす可能性が示唆された．

研修の種類以外で，どちらの病院でも，［研修を通しての学び方・育て方］という独立したカテゴリーを抽出した．両病院を比較すると，「多職種から学ぶ」，「多職種への指導・教育」，「個別の症例を共有する」は両病院に共通して見られた．「連携の得意な人を見きわめ，育てていく」は佐久病院のみで，プロセスを重視して決定する訓練」，「お互いが納得して進めるための訓練」は健和会のみで見られた．

IPEの課題（メリットとデメリット）は，健和会のみで指摘されていた．

第3章 連携状況評価尺度と多職種研修
——病院職員への量的調査

はじめに

本章では，医療機関における効果的な多職種連携を構築するための実践的な指標となる「職場の多職種連携状況評価尺度」を開発し，この尺度を用いて多職種連携の状況への各要因の影響について量的研究を行う．

教育と環境を構成する諸要因間の相互関係，連携へのそれらの影響を実証的に検討するためには，説明変数となる各要因とともに，目的変数である「連携の状況」を評価する尺度が必要となる．本章で開発する「連携の評価尺度」は，職場という集団が達成している連携状況を評価しようとする尺度である．

そのために，本書の第2章（第1調査と第2調査）で実施したインタビュー調査で抽出された，職場における多職種連携の状況を見定める質問項目を用いて，佐久総合病院の全職員を対象に調査を実施する．

第1節 調査の目的と方法

1 調査の目的

本調査の目的は，①医療機関の職員が職場における多職種連携の状況をどう評価しているかについて，量的尺度を用いて調査し，②職場における多職種連携の状況に影響する要因，個人要因（年齢，勤務年数，職種，職種の経験，

多職種研修への参加経験）と，環境要因（働いている職場と事業所の種類）の両面から，その特徴を検討することである．

2 調査対象

長野県厚生連佐久総合病院の全職員 2336 名（医師，看護師・保健師・助産師，介護福祉士，看護助手，ソーシャルワーカー，理学療法士，作業療法士，言語聴覚士，視能訓練士，薬剤師，管理栄養士，診療放射線技師，臨床検査技師，臨床工学技士，事務，その他）を対象とした．質問氏は，佐久総合病院管理者会議の承認を得て，同病院人材育成推進室の助力をいただき，2017 年 3 月 6 日から 11 日にかけて，各職場長を通じて全職員に配布し，同じく 21 日から 28 日にかけて職場長を通じて回収した．

3 質問項目（図表 3-1）

質問紙は，対象者の属性に関するフェイス・シートと主質問項目が記載された質問紙で構成した．主質問項目は，第 2 研究で得られた知見をもとに独自に作成した職場の連携状況を評価する 20 項目とした．

3-1 対象者の属性

年齢，勤務年数，職種，その職種の経験年数，現在の所属事業所，役職，現在所属している職場，以前に所属したことのある職場を調査した．ただし，医師については，所属する診療科ごとに働く点と役職の区分が他の職種と異なることを考慮して，属性調査の当該部分をそれに併せて変更したシートを別に作成して使用した．

3-2 多職種研修の参加

調査 2，3 の結果から，病院の職員が参加する研修のうち，多職種連携教

図表3-1 職場の多職種連携状況評価尺度の質問項目リスト

あなたがいまもっとも多く参加している，患者さんをケアするチーム・職場について，下記の質問はどのくらいあてはまりますか？
とてもよくあてはまる～全くあてはまらないから選択して回答してください．

1　患者さんについて，各職種の間で話しあって，いろいろな視点からの情報を共有できる
2　目標が統一されて，共有されている
3　ある程度の期間一緒に働いて人となりが分かった人が何人かいる
4　問題が起ったとき，その原因よりは，どうなったらそれが解決できるかを考える
5　医師とざっくばらんに話ができる
6　紙や電子カルテでの意思疎通だけでなく，顔を合わせて意見や気持ちを話し合えている
7　カンファレンスには多くの職種が参加し，それぞれが意見を述べている
8　わからないことがあれば，他職種に教えてもらうことができる
9　真剣で遠慮ない話し合いを，患者・家族のことを中心に考えながら，できている
10　各専門職が専門性を十分に発揮して，患者のためのケアに貢献している
11　お互いに，他職種の得手・不得手や特徴を理解し合っている
12　カンファレンスで一度も発言しない職種がないように，配慮されている
13　チームの中で，他職種に仕事や役目を一方的に押し付けないようにしている
14　退院後に，必要な地域ケアに切れ目なく援助を繋げられている
15　他職種への不満を誰かに言うことはない
16　患者さんへの支援の方向性や目標，職種間の足並みが揃っている
17　多職種チームでの仕事は，しんどいけれど，一緒に頑張る楽しさがある
18　患者さんへの支援について，誰かが何かを気にかけている場合に，全体で取り上げるようにしている
19　チームの構成メンバーは，チームの全員を視野に入れている
20　患者の価値観への配慮が必要で，技術で割り切れない問題は，全員一致で決めている

注：選択肢は，全くあてはまらない，あまりあてはまらない，ややあてはまる，とてもあてはまるの4件法とした

育の定義を満たすものとして，①新人研修，②委員会とそこでの学習会，③職場の事例検討会，④院内で開かれた研修会，⑤院外で開かれた研修会，⑥その他の機会について，参加経験の有無を質問した．

3-3　職場における多職種連携の状態について

2病院の医師，看護師，SW，PT，OT，合計20名への聴き取り調査（第2調査，第3調査）で，「連携の状態を評価するポイント」から質問項目を作成した．具体的には，〔患者理解〕〔患者中心〕〔時間を共有してきた〕〔解決指向〕〔全体を視野におく〕〔地域ケアにつなぐ〕〔問題の調整〕〔問題の発生〕〔双方

向性）（意思疎通）（相互理解）（誰もが楽しく）（目標の共有）（課題の共有）（職員配置）（専門性）16カテゴリーに含まれる60のコードの中から，全カテゴリーから1つ以上を含み，かつ質問紙調査で回答可能な20項目を抽出した．各項目への回答の選択肢は4件法（とてもよくあてはまる，ややあてはまる，あまりあてはまらない，全くあてはまらない）とした．

3-4　個人情報の保護と倫理上の配慮

本調査では，以下のように倫理的配慮を行い，日本福祉大学倫理審査委員会で承認を受け（申請番号16-5，同16-6），審査結果を調査の協力を得た病院に提出した．

質問紙またはフェイスシートに下記の内容についての説明，すなわち，調査結果は研究目的以外で使用しない．回収した質問紙は連結可能匿名化を行い，質問紙と対応表・同意書は別々に，研究者の研究室の所定の保管場所に施錠して保管する．研究結果は，学会発表や学術論文として公表するが，被調査者の個人情報は秘匿する．記録は研究終了後に廃棄する．対応表，同意書は5年間保管したのち廃棄することを記載した．その上で，質問紙の提出をもって同意されたこととした．

第2節　分析方法

回収した質問紙のデータは，データベースソフト（FileMakerPro）で入力フォームを作成して入力し，表計算ソフト（MS Exel）にインポートして入力のミスや漏れをチェックし，データセットを作成しSTATA 14およびSPSSVer. 24を用いて集計，解析を行った．

はじめに，対象者の属性（年齢，勤続年数，職種の経験年数と職種，現在の職場，役職）と，多職種研修の経験についてクロス集計し，χ二乗検定と残差分析で比較した．

次に，作成した多職種連携状況の評価尺度の因子的妥当性を確認するため

に探索的因子分析（最尤法，プロマックス回転）を行った．因子抽出に際しては固有値1以上を基準とした．次に，確証的因子分析（完全情報最尤法）を用いて，当該因子モデルのデータへの適合度を確認した．なお，誤差共分散項の導入により適合度の改善をはかる試みは行わなかった．尺度の内的整合性に関しては，Cronbach の α 係数を算出して検討した．

さらに，この評価尺度を目的変数とし，回答者の属性および多職種研修への参加状況を説明変数とした一元配置分散分析と多重比較で検討した．多重比較に際しては，等分散性が認められた変数については Tukey HSD，否定された変数については Dunnet の T3 による検定を採用した．

最後に，職場における連携の状況に与える変数間の影響を比較するために，同じ「説明変数」と「目的変数」を用いて，重回帰分析を行った．

第3節　結果

1　回答者の概要と属性（図表3-2）

回答者総数は 1325 名（回収率 56.7%）であった．「チーム状況」の 20 項目全てに無回答だった回答者が　55 名（4.2%）あった．

年齢別では20代と30代で約半数を占め，40代が2割，50代は 16.5% であった．勤続年数別では，10年以下が約半数で，11〜20年が 23%，21〜30年が 12% であった．職種の経験年数別でも同様の傾向を示した．

職種別では，看護・介護等（看護師，助産師，保健師，看護助手，介護福祉士，歯科衛生士）が過半数（57.1%）を占め，事務系 13.3%，診療技術系（診療放射線技師，臨床検査技師，臨床工学技士，薬剤師，栄養士・管理栄養士）11.4%，療法士（理学療法士，作業療法士，言語聴覚士）5.8%，医師 3.0%，SW1.4% と続いた．その他 6.2%，無回答が 1.8% あった．

役職別では，医師以外の役職なしが 79.3% を占め，同じく主任 5.7%，師

第3章　連携状況評価尺度と多職種研修

図表 3-2　質問紙調査への回答者の属性（n＝1325）

属性	分類	人	%		分類	人	%
年齢	20代	342	25.8		診療技術系	149	11.4
	30代	381	28.8		療法士	77	5.8
	40代	267	20.2		事務系	176	13.3
	50代	209	15.8		ほか	82	6.2
	60代	48	3.6		無回答	24	1.8
	その他	1	0.1	職場	急性期病棟	307	23.2
	無回答	77	5.8		慢性期病棟	63	4.8
勤務年数	5年以下	448	33.8		集中治療系	95	7.2
	6～10年	290	21.9		手術室，透析	65	4.9
	11～20年	308	23.2		外来系	101	7.6
	21～30年	156	11.8		在宅ケア	51	3.8
	31年以上	92	6.9		老健	97	7.3
	その他	1	0.1		ドック・健康管理	53	4.0
	無回答	30	2.3		事務系	142	10.7
経験年数	5年以下	400	30.2		診療技術系	180	13.6
	6～10年	298	22.5		その他	128	9.7
	11～20年	304	22.9	役職	役職なし	1051	79.3
	21～30年	141	10.6		主任	76	5.7
	31年以上	111	8.4		師長・課長・部長以上	62	4.7
	その他	4	0.3		医師（役職なし）	17	1.3
	無回答	67	5.1		医師（役職あり）	23	1.7
職種	医師	40	3.0		その他	19	1.4
	看護・介護	758	57.1		無回答	77	5.8
	SW	19	1.4	合計		1325	100.0

注1：職種群で，看護介護は看護師，保健師，助産師，看護助手，介護福祉士，歯科衛生士の，診療技術は診療放射線技師，臨床検査技師，臨床工学技師，薬剤師，栄養士・管理栄養士の，療法士は，理学療法士，作業療法士，言語聴覚士，臨床心理士，視能訓練士の，それぞれ合計

注2：職場群で，急性期病棟は一般病棟の，慢性期病棟は回復期リハ病棟，地域包括ケア病棟，療養病棟の，集中治療系は救急病棟，ICU，HCUの，外来系は病院の外来と診療所の，在宅ケアは地域ケア科（訪問診療，訪問リハ等）と訪問看護ステーションの，診療技術系は薬局，臨床検査室，生理機能検査室，放射線診断室，放射線治療室，機能訓練室の，それぞれ合計

注3：役職で，主任・副主任は主任，副主任の，師長・課長などは副師長，次長，師長，課長，科長，部長以上の，医師（役職なし）は，研修医，医員の，医師（役職あり）は医長，部長・副部長，診療部長，副院長，院長の，それぞれ合計

長・課長以上 4.7% と続いた．医師（役職なし）1.3%，医師（役職あり）1.7% であり，その他 1.4% であった．

調査対象は，7事業所（①本院，②佐久医療センター，③小海分院，④小海診療所，⑤老人保健施設，⑥訪問看護ステーション，⑦その他）で構成されている．職場数は 49 あるが，これらを機能別に分類したところ，回答者が現在働いている職場は，①急性期病棟（本院，医療センター，分院の急性期病棟）23.2%，②慢性期病棟（本院の回復期リハ病棟，地域ケア支援病棟，精神科病棟，分院の療養病棟）4.8%，③集中治療系（医療センターの GICU，HCU，ER と EICU）7.2%，④手術室・透析室（本院・医療センターの手術室，透析室と分院の透析室）4.9%，⑤外来系（本院，医療センター，分院外来，小海診療所，国保診療所）7.6%，⑥在宅ケア（本院地域ケア科，訪問看護ステーション）3.8%，⑦老健施設（佐久老健と老健こうみ）7.3%，⑧ドック・健康管理（本院人間ドック科と健康管理センター）4.0%，⑨事務系（本院と佐久医療センターの事務系）10.7%，⑩診療技術系（本院と佐久医療センターの診療技術系）13.6%，⑪その他 9.7% であった．

2　多職種研修の参加経験者率とその属性別の比較（図表3-3）

各研修に参加したことのある者の比率（以下参加経験者率）は，委員会・学習会 71.2%，新人研修 65.8%，院内研修会 60.0%，院外研修会 47.7%，事例検討会 42.9%，その他の機会 4.8% であった．2つの研修の組み合せ別に，いずれか1つ以上に参加経験のある者の率をみると，委員会・学習会 and/or 新人研修 82.7%，新人研修 and/or 院内研修会 81.4%，委員会・学習会 and/or 院内研修 78.3%，新人研修 and/or 院外研修 77.4% などであった．全ての研修のいずれか1つ以上の参加経験者率は 89.5% であった．

2-1　年齢，勤務年数，職種経験年数による比較（図表3-4）

各研修の参加者率を①年齢，②勤務年数，③職種経験年数のそれぞれと比

第3章　連携状況評価尺度と多職種研修

図表3-3　2つの研修のいずれかに参加経験のある職員の率

カテゴリ	%
新人 and/or 委員会	82.7
新人 and/or 事例	76.0
新人 and/or 院内	81.4
新人 and/or 院外	77.4
新人 and/or その他	67.5
委員会 and/or 事例	75.4
委員会 and/or 院内	78.3
委員会 and/or 院外	76.1
委員会 and/or その他	73.1
事例 and/or 院内	66.9
事例 and/or 院外	60.2
事例 and/or その他	45.7
院内 and/or 院外	67.6
院内 and/or その他	62.0
院外 and/or その他	49.9

注1：横軸の，新人は新人研修，委員会は委員会・学習会，事例は事例検討会，院内は院内研修会，院外は院外研修会，その他はその他の研修機会を示す
注2：参加経験者率は，2つの研修の1つ以上に参加したことのある職員の比率

較すると，よく似た傾向を示した．以下，職種経験年数別に比較した結果を述べる．

いずれの研修でも$\chi 2$検定で有意差（$p<.01$）を認めた．残差分析を行ったところ，新人研修は経験年6年未満で参加者率が高く（3.359，$p<.01$），31年以上で低かった（－2.993，$p<.01$）．委員会・学習会では，経験年数6年未満で低く（－7.287，$p<.01$），11年以上の3群で高かった（2.101，4.947，4.275，いずれも$p<.01$）．事例検討会，院内研修会，院外研修会でも委員会・学習会と同様の傾向を示した．

図表 3-4 経験年数別の各多職種研修参加経験者率（χ^2 検定と残差分析）

		6年未満	6-11年	11-21年	21-31年	31年以上	合計
新人研修	$x^2(4)=23.781, p<.01$						
経験あり	度数(%)	293(35.0)	205(24.5)	201(24.0)	79(9.4)	60(7.2)	867(100)
経験なし	度数(%)	106(25.5)	95(22.8)	102(24.5)	62(14.9)	51(12.3)	434(100)
	調整残差	3.395**	0.636	−0.208	−2.891**	−2.993**	
委員会・学習会	$x^2(4)=48.312, p<.01$						
経験あり	度数(%)	241(26.7)	214(23.7)	238(26.4)	115(12.7)	94(10.4)	937(100)
経験なし	度数(%)	158(44.9)	86(24.4)	65(18.5)	26(7.4)	17(4.8)	364(100)
	調整残差	−6.207**	−0.264	2.944**	2.701**	3.132**	
事例検討会	$x^2(4)=78.262, p<.01$						
経験あり	度数(%)	112(20.8)	124(23.0)	146(27.1)	88(16.3)	69(12.8)	565(100)
経験なし	度数(%)	158(40.1)	86(24.6)	65(22.0)	26(7.4)	17(5.9)	736(100)
	調整残差	−6.207**	−0.264	2.944**	2.701**	3.132**	
院内研修会	$x^2(4)=91.266, p<.01$						
経験あり	度数(%)	179(23.7)	170(22.5)	206(27.3)	102(13.5)	97(12.9)	790(100)
経験なし	度数(%)	220(44.0)	130(26.0)	97(19.4)	39(7.8)	14(2.8)	511(100)
	調整残差	−7.542**	−1.404	3.208**	3.144**	6.144**	
院外研修会	$x^2(4)=126.913, p<.01$						
経験あり	度数(%)	117(19.6)	124(20.7)	180(30.1)	98(16.4)	79(13.2)	628(100)
経験なし	度数(%)	282(43.0)	176(26.8)	123(18.8)	43(6.6)	32(4.9)	672(100)
	調整残差	−8.894**	−2.526*	4.690**	5.505**	5.189**	
その他の機会	$x^2(4)=9.966, p<.05$						
経験あり	度数(%)	12(5.3)	130(79.6)	17(7.6)	6(2.7)	11(4.9)	61(100)
経験なし	度数(%)	387(37.8)	117(11.4)	286(27.9)	135(13.2)	100(9.8)	1240(100)
	調整残差	−1.943†	−0.338	0.851	−0.270	2.710**	

注：1）　年数は，現在の職種としての経験年数
2）　無回答は除いた
3）　調整残差欄には，経験あり群の期待値からの偏差を示した
4）　†p<.10 *p<.05 **p<.01

2-2　職種群別の比較（図表 3-5）

職種群別の $\chi 2$ 検定は，その他の研修では期待度数が1未満になるセルがあったため除外し，それ以外の全ての研修で有意差（いずれも p<.01）を認めた．

医師は事例検討会（3.444, p<.01），院内研修会（2.207, p<.05）で高く，新

第3章 連携状況評価尺度と多職種研修

図表3-5 職種群別の各多職種研修参加経験者率（χ^2検定と残差分析）

		医師	看護・介護	ソーシャルワーカー	診療技術系	療法士	事務系	その他	合計
新人研修	$\chi^2(6)=85.766, p<.01$								
経験あり	度数(%)	17(2.0)	502(57.9)	18(2.1)	122(14.1)	65(7.5)	116(13.4)	27(3.1)	867(100)
経験なし	度数(%)	23(5.3)	256(59.0)	1(0.2)	27(6.2)	12(2.8)	60(13.4)	55(3.4)	434(100)
	調整残差	−3.289**	−0.374	2.617**	4.129**	3.410**	−0.221	−6.689**	
委員会・学習会	$\chi^2(6)=89.617\,p<.01$								
経験あり	度数(%)	19(2.0)	575(61.4)	17(1.8)	106(11.3)	61(6.5)	133(14.2)	26(2.8)	937(100)
経験なし	度数(%)	21(5.8)	183(50.3)	2(0.5)	43(11.8)	16(4.4)	11.8	56(15.4)	364(100)
	調整残差	−3.509**	3.642**	1.707†	−0.254	1.451	1.127	−8.402**	
事例検討会	$\chi^2(6)=66.779, p<.01$								
経験あり	度数(%)	28(5.0)	358(63.4)	14(2.5)	64(11.3)	38(6.7)	51(9.0)	12(2.1)	565(100)
経験なし	度数(%)	12(1.6)	400(54.3)	5(0.7)	85(11.5)	39(50.6)	125(5.3)	70(17.0)	736(100)
	調整残差	3.444**	3.267**	2.680**	−0.124	1.081	−4.159**	−5.435**	
院内研修会	$\chi^2(6)=46.029, p<.01$								
経験あり	度数(%)	31(3.9)	448(56.7)	18(2.3)	98(12.4)	60(7.6)	105(13.1)	30(3.8)	790(100)
経験なし	度数(%)	9(1.8)	310(60.7)	1(0.2)	51(10.0)	17(3.3)	71(13.9)	52(10.2)	511(100)
	調整残差	2.207*	−1.413	3.058**	1.341	3.186**	−0.311	−4.624**	
院外研修会	$\chi^2(6)=61.342, p<.01$								
経験あり	度数(%)	23(3.7)	379(60.3)	18(2.9)	69(11.0)	52(8.3)	72(11.4)	52(2.5)	628(100)
経験なし	度数(%)	17(2.5)	379(56.4)	1(0.1)	80(11.9)	25(3.7)	104(15.5)	66(9.8)	672(100)
	調整残差	0.997	0.219	3.951**	−0.888	3.217**	−2.514*	−1.290	

注：1）看護介護は看護師、保健師、助産師、看護助手、介護福祉士の、診療技術は診療放射線技師、臨床検査技師、臨床工学技師、薬剤師、栄養士・管理栄養士の、療法士は理学療法士、作業療法士、言語聴覚士、臨床心理士、視能訓練士の、それぞれ合計。
2）無回答は除いた。
3）その他の機会は、期待度数が1未満になるセルがあったため、除外した。
4）調整残差欄には、経験あり群の期待値からの偏差を示した。
5）†p<.10 *p<.05 **p<.01。

人研修（−3.289, p＜.01），委員会・学習会（−3.509, p＜.01）などでは低かった．看護・介護は委員会・学習会（3.624, p＜.01），事例検討会（3.267, p＜.01）で，ソーシャルワーカーは検定した全ての研修で高かった（1.707〜3.951, P＜.01〜.1）．診療技術系は新人研修（4.129, P＜.01）のみで高く，療法士は新人研修（3.410, p＜.01）のほか，院内研修会（3.186, p＜.01），院外研修会（3.217, p＜.01）で高かった．これらに対して，事務系は事例検討会（−4.159, p＜.01），院外研修会（−2.514, p＜.05）で，その他は院外研修以外の全てで低かった（−4.626〜−8.402，いずれも p＜.01）．

2-3　職場別の比較（図表 3-6）

5種類の研修全てについて $\chi 2$ 検定を行ったところ，全体の参加経験者率と比べて有意差（いずれも p＜.01）を認めた．

新人研修では，診療技術系（4.833, p＜.01），急性期病棟（1.679, p＜.1）で高く，外来系（−3.476, p＜.01），その他（−5.723, p＜.01）で低かった．

それ以外の研修では，慢性期部門で高く，急性期部門で低い傾向を認めた．すなわち，在宅ケアが，委員会・学習会，事例検討会，院内研修会，院外研修会（1.997〜3.756, p＜.01〜.05）で高く，慢性期病棟も同様で（1.716〜2.028, p＜.05〜.1），老健も事例検討会（2.150, p＜.05），院外研修会（2.897, p＜.01）で高かった．これに対して，急性期病棟は院内研修会（−3.725, p＜.01）と院外研修会（−4.146, p＜.01），集中治療系は院内研修会（−3.521, p＜.01）など，急性期部門で経験者率が低い傾向があった．

2-4　役職別集計（図表 3-7）

役職別の $\chi 2$ 検定では，期待度数が1未満になるセルがあったため，医師役職なしと医師役職ありの合計を合わせて集計し直した．その他の研修を除く全てで有意差（p＜.01〜.05）を認めた．

残差分析では，主任・副主任と師長・科長等は，新人研修以外の全てで高く（それぞれ 3.306〜5.617, p＜.01, 1.857〜5.474, p＜.01〜.1），役職なしは，新

図表 3-6 職場別の各多職種研修参加経験者率（χ^2検定と残差分析）

		急性期病棟	慢性期病棟	集中治療系	手術室・透析	外来系	在宅ケア	老健	ドック・健康管理	事務系	診療技術系	その他	合計
新人研修	$\chi^2(10) = 70.976\ p<.01$												
経験あり	度数(%)	218(25.3)	42(4.9)	70(8.1)	51(5.9)	52(6.0)	31(3.6)	62(7.2)	32(3.7)	96(11.2)	149(17.3)	57(6.6)	860(100)
経験なし	度数(%)	89(21.1)	21(5.0)	25(5.9)	14(3.3)	49(11.6)	20(4.7)	35(8.3)	21(5.0)	46(10.9)	31(7.3)	71(16.8)	422(100)
	調整残差	1.679†	−0.072	1.423	2.004*	−3.476**	−0.977	−0.690	−1.061	0.141	4.833**	−5.723**	
委員会・学習会	$\chi^2(10) = 39.140\ p<.01$												
経験あり	度数(%)	217(23.3)	53(5.7)	65(7.0)	47(5.0)	78(8.4)	47(5.0)	73(7.9)	42(4.5)	106(11.4)	133(14.3)	70(7.5)	931(100)
経験なし	度数(%)	90(25.6)	10(2.8)	30(8.5)	18(5.1)	23(6.6)	4(1.1)	24(6.8)	11(3.1)	36(10.3)	47(13.4)	58(16.5)	351(100)
	調整残差	−0.873	2.100*	−0.954	−0.058	1.082	3.193**	0.606	1.105	0.574	0.411	−4.796**	
事例検討会	$\chi^2(10) = 39.140\ p<.01$												
経験あり	度数(%)	121(21.8)	35(6.3)	6.9	32(5.8)	46(8.3)	38(6.9)	52(9.4)	19(3.4)	34(6.1)	77(13.9)	62(11.2)	554(100)
経験なし	度数(%)	186(25.5)	28(2.8)	57(7.8)	33(4.5)	55(7.6)	13(1.8)	45(6.2)	34(4.7)	108(14.8)	103(14.1)	66(9.1)	728(100)
	調整残差	−1.541	2.028*	−0.657	1.005	0.493	4.604**	2.150*	−1.105	−4.916**	−0.127	1.257	
院内研修会	$\chi^2(10) = 43.154\ p<.01$												
経験あり	度数(%)	160(20.4)	45(5.7)	42(5.4)	41(5.2)	78(9.9)	38(4.8)	62(7.9)	34(4.3)	85(10.8)	121(15.4)	78(9.9)	784(100)
経験なし	度数(%)	147(29.5)	18(3.6)	53(10.6)	24(4.8)	23(4.6)	13(2.6)	35(7.0)	19(3.8)	57(11.4)	59(11.8)	50(10.0)	498(100)
	調整残差	−3.725**	1.716†	−3.521**	0.326	3.453**	1.997*	0.581	0.457	−0.336	1.802†	−0.053	
院外研修会	$\chi^2(10) = 43.154\ p<.01$												
経験あり	度数(%)	118(18.9)	38(6.1)	39(6.2)	31(5.0)	55(8.8)	38(6.1)	61(9.8)	30(4.8)	61(9.8)	90(14.4)	64(10.2)	625(100)
経験なし	度数(%)	189(28.8)	25(3.8)	56(8.5)	34(5.2)	46(7.0)	13(2.0)	36(5.5)	23(3.5)	81(12.3)	90(13.7)	64(9.7)	657(100)
	調整残差	−4.146**	1.883†	−1.560	−0.175	1.195	3.756**	2.897**	1.168	−1.465	0.361	0.298	

注：1）急性期病棟は一般病棟、慢性期病棟は回復期リハ病棟、地域包括ケア病棟、療養病棟の、集中治療系は救急病棟、ICUの、HCUの、外来系は病院の外来と診療所の、在宅ケアは地域ケア科（訪問診療、訪問リハ等）と訪問看護ステーションの、診療技術系は薬局、臨床検査室、放射線診断室、放射線治療室、機能訓練室の、それぞれ合計。
2）無回答は除いた。
3）期待度数が1未満になるセルがあったため、その他の機能は除外した。
4）調整残差欄には、経験あり群の期待値からの偏差を示した。
5）†p<.10 *p<.05 **p<.01.

図表 3-7　役職別の各多職種研修参加経験者率（χ^2 検定と残差分析）

		役職なし	主任・副主任	師長・科長等	医師	合計
新人研修	$x^2(4) = 9.323\ p<.05$					
経験あり	度数(%)	713(86.3)	52(6.3)	43(5.2)	18(2.2)	825(100)
経験なし	度数(%)	338(83.9)	24(7.7)	19(6.7)	22(2.0)	402(100)
	調整済み残差	1.145	0.232	0.369	-3.042^{**}	
委員会・学習会	$x^2(4) = 42.871\ p<.01$					
経験あり	度数(%)	734(83.5)	68(7.7)	59(6.7)	18(2.0)	878(100)
経験なし	度数(%)	317(90.8)	8(2.3)	3(0.9)	21(6.0)	349(100)
	調整済み残差	-3.297^{**}		3.571^{**}	4.225^{**}	-3.578^{**}
事例検討会	$x^2(4) = 36.276\ p<.01$					
経験あり	度数(%)	419(78.8)	46(8.6)	40(7.5)	27(5.1)	531(100)
経験なし	度数(%)	632(90.8)	30(4.3)	22(3.2)	12(1.7)	696(100)
	調整済み残差	-5.955^{**}	3.125^{**}	3.456^{**}	3.318^{**}	
院内研修会	$x^2(4) = 50.498\ p<.01$					
経験あり	度数(%)	594(80.1)	60(8.1)	58(7.8)	30(4.0)	741(100)
経験なし	度数(%)	457(94.0)	16(3.3)	4(0.8)	9(1.9)	486(100)
	調整済み残差	-6.820^{**}	3.410^{**}	5.474^{**}	2.141^{*}	
院外研修会	$x^2(4) = 58.844\ p<.01$					
経験あり	度数(%)	457(77.9)	60(10.2)	47(8.0)	23(3.9)	587(100)
経験なし	度数(%)	594(92.7)	16(2.5)	15(2.3)	16(2.5)	640(100)
	調整済み残差	-7.383^{**}	5.612^{**}	4.530^{**}	1.420	
その他の機会	$x^2(4) = 5.318$ ns					
経験あり	度数(%)	47(81.0)	6(10.3)	5(8.6)	0(0.0)	58(100)
経験なし	度数(%)	1004(85.8)	70(6.0)	57(4.9)	39(3.3)	1169(100)

注：主任・副主任は主任，副主任の，師長・課長等は副師長，次長，師長，課長，科長，部長以上の，医師（役職なし）は研修医，医員の，医師（役職あり）は医長，部長・副部長，診療部長，副院長，院長の，それぞれ合計．

人研修以外の全てで有意に低かった（$-3.297 \sim -7.383$, いずれも $p<.01$）．医師は，事例検討会（3.318, $p<.01$），院内研修会（2.141, $p<.05$）で高く，委員会・学習会（$-3.578, p<.01$），新人研修（$-3.042, p<.01$）で低かった．

第3章　連携状況評価尺度と多職種研修

図表 3-8　職場における多職種連携の状況の評価項目への回答の分布

		とても／やや あてはまる %	平均 [a] （標準偏差）
y1	情報が共有されている	74.9	3.20 (0.81)
y2	目標が共有されている	68.8	3.08 (0.76)
y3	一緒に働いたことのある人がいる	81.9	3.23 (0.70)
y4	問題の原因よりは，解決を志向している	78.1	3.15 (0.66)
y5	医師とざっくばらんに話ができる	47.8	2.80 (0.93)
y6	顔を合わせて話し合えている	66.3	3.07 (0.83)
y7	カンファレンスに多職種が参加している	50.8	2.94 (0.94)
y8	他職種に教わることができている	82.4	3.28 (0.73)
y9	遠慮ない話し合いができている	63.2	3.02 (0.80)
y10	各職種が十分に専門性を発揮している	78.1	3.18 (0.72)
y11	他職種の特徴を相互に理解している	64.2	3.02 (0.78)
y12	カンファレンスで皆が発言できる配慮がある	46.5	2.89 (0.91)
y13	他職種に一方的に仕事を押しつけない	67.7	3.03 (0.77)
y14	退院後，地域ケアに切れ目なく繋げている	57.9	2.93 (0.87)
y15	他職種への不満を言わない	53.8	2.97 (0.90)
y16	患者への支援の目標・足並みが揃っている	62.6	2.99 (0.77)
y17	しんどくても一緒に頑張る楽しさがある	71.5	3.10 (0.78)
y18	誰かが気にかけている事を全体で取り上げる	64.4	3.05 (0.78)
y19	メンバーがチームの全員を視野に入れている	63.1	3.06 (0.81)
y20	患者の価値観に配慮の要る問題は全員一致で決める	56.2	2.97 (0.83)

3　職場の多職種連携状況を評価する尺度の検討

3-1　多職種連携状況の評価尺度の分布（図表 3-8）

度数分布表を作成したところ，最頻値は全20項目で「ややあてはまる」であった．全ての項目を分析の対象とした．

3-2　探索的因子分析の結果（図表 3-9，図表 3-10）

探索的因子分析の結果，3因子モデルが抽出された．第1因子は，「メンバーがチームの全員を視野に入れている」「誰かが気にかけている事を全体

第3節 結果

図表3-9 職場の多職種連携尺度（仮）の因子構造；探索的因子分析による因子負荷量[a]

		第1因子	第2因子	第3因子
メンバーがチームの全員を視野に入れている	y19	**.851**	−.018	.017
誰かが気にかけている事を全体で取り上げる	y18	**.770**	.050	.031
患者の価値観に配慮の要る問題は全員一致で決める	y20	**.754**	.020	.013
患者への支援の目標・足並みが揃っている	y16	**.572**	.194	.028
他職種への不満を言わない	y15	**.482**	−.050	.078
他職種に一方的に仕事を押しつけない	y13	**.481**	.049	.241
しんどくても一緒に頑張る楽しさがある	y17	**.395**	.346	.021
一緒に働いたことのある人がいる	y3	.080	**.713**	−.239
他職種に教わることができている	y8	−.162	**.631**	.290
顔を合わせて話し合えている	y6	−.051	**.610**	.180
情報が共有されている	y1	.026	**.562**	.214
問題の原因よりは，解決を志向している	y4	.197	**.537**	−.140
目標が共有されている	y2	.218	**.533**	−.043
医師とざっくばらんに話ができる	y5	−.088	**.516**	.103
各職種が十分に専門性を発揮している	y10	.239	**.492**	.062
遠慮ない話し合いができている	y9	.128	**.421**	.231
他職種の特徴を相互に理解している	y11	.278	**.373**	.091
カンファレンスに多職種が参加している	y7	−.046	.091	**.764**
カンファレンスで皆が発言できる配慮がある	y12	.203	−.184	**.747**
退院後，地域ケアに切れ目なく繋げている	y14	.252	.001	**.460**

注：a) 最尤法，プロマックス回転によって得られた解である．固有値1以上を基準にして因子数を決定した．3因子の累積寄与率は58.2%である．因子間相関は $r_{(f1, f2)}=.752$, $r_{(f1, f3)}=.697$, $r_{(f2, f3)}=.736$ であった．

図表3-10 因子得点と単純加算得点の相関関係

	単相関
二次因子得点と全体加算得点	.997[***]
「職場全体のまとまり」の因子得点と当該項目の単純加算得点	.978[***]
「職員間の協働性」の因子得点と当該項目の単純加算得点	.992[***]
「連携のための活動」の因子得点と当該項目の単純加算得点	.958[***]

注：***p<.001.

第3章　連携状況評価尺度と多職種研修

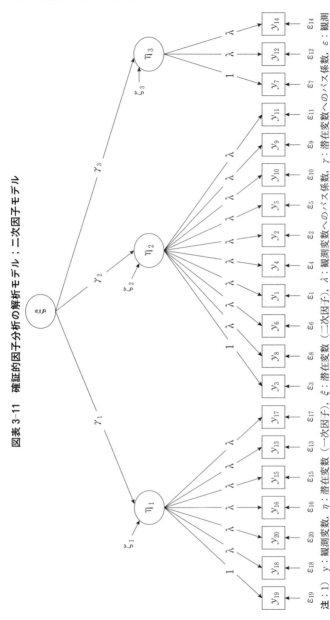

図表 3-11　確証的因子分析の解析モデル：二次因子モデル

注：1）y：観測変数，η：潜在変数（一次因子），ξ：潜在変数（二次因子），λ：観測変数へのパス係数，γ：潜在変数へのパス係数，ε：観測変数の誤差変数，ζ：潜在変数の誤差変数。
2）解析モデルとして非標準化推定値を用いているため，各因子ごとに1つ潜在変数のパス係数が1を取っている。実際に解析を行った結果を示すものではない。

図表 3-12　完全情報最尤法による解（標準化されたパラメーターの値）

ξ	γ	η	λ	y（観測変数）
職場の多職種	.920***	患者中心の，職場全体のまとまり（η_1）	.813***	メンバーがチームの全員を視野に入れている（y_{19}）
			.818***	誰かが気にかけている事を全体で取り上げる（y_{18}）
			.754***	患者の価値観に配慮の要る問題は全員一致で決める（y_{20}）
			.752***	患者への支援の目標・足並みが揃っている（y_{16}）
			.486***	他職種への不満を言わない（y_{15}）
			.695***	他職種に一方的に仕事を押しつけない（y_{13}）
			.709***	しんどくても一緒に頑張る楽しさがある（y_{17}）
	.950***	職員間の協働性（η_2）	.525***	一緒に働いたことのある人がいる（y_3）
			.706***	他職種に教わることができている（y_8）
			.685***	顔を合わせて話し合えている（y_6）
			.747***	情報が共有されている（y_1）
			.560***	問題の原因よりは，解決を志向している（y_4）
			.671***	目標が共有されている（y_2）
			.496***	医師とざっくばらんに話ができる（y_5）
			.745***	各職種が十分に専門性を発揮している（y_{10}）
			.718***	遠慮ない話し合いができている（y_9）
			.678***	他職種の特徴を相互に理解している（y_{11}）
	.893***	連携のための活動（η_3）	.776***	カンファレンスに多職種が参加している（y_7）
			.737***	カンファレンスで皆が発言できる配慮がある（y_{12}）
			.668***	退院後，地域ケアに切れ目なく繋げている（y_{14}）

注：***$p<.001$.
本モデルの適合度指標は，以下の通り：Chi-square (df)＝1012.8 (167)，$p=.000$, RMSEA＝.062, CFI＝.931, NFI＝.919, TLI＝.913.

で取り上げる」「患者の価値観に配慮の要る問題は全員一致で決める」等で，患者を中心にした職場全体のまとまりをあらわす項目の因子負荷量が大きく「患者中心の職場のまとまり」因子と解釈した．第2因子は「一緒に働いたことのある人がいる」「他職種に教わることができている」「顔を合わせて話し合えている」等で，職場の構成メンバー間の連携・協働の程度を示す項目の因子負荷量が大きいので「職員間の協働性」因子とした．第3因子は「カンファレンスに多職種が参加している」「カンファレンスで皆が発言できる配慮がある」「退院後，地域ケアに切れ目なく繋げている」等，職場で行う連携のための活動を表す項目の因子負荷量が大きかったため，「連携のための活動」因子とした．因子間に強い相関関係を認め（$r=0.69$ 以上），3因子は独立したものではないと確認された．3因子の累積寄与率は 58.2% であった．また，Shapiro-Wilk 検定の結果，本尺度得点は正規分布に従うことが確認された（$p=0.999$）．

3-3 確証的因子分析の結果（図表 3-11，図表 3-12）

次に，上記の3因子で1つの因子「職場の多職種連携状況」を構成する二次因子モデルを用いて確証的因子分析を行った．推計モデルでは非標準化推定値を用いる方法をとった．各因子の中の1つの潜在変数のパス係数を1と仮定しているのはそのためである．その上で，第1因子（$\eta1$），第2因子（$\eta2$），第3因子（$\eta3$），および二次因子として「職場の多職種連携状況」（ξ）をおく解析モデルで，完全情報最尤法による解析を行った．

その結果，サンプル数が十分多いためにカイ二乗値は有意になったものの，RMSEA，CFI，NFI，TLI はいずれも高く，本モデルはデータと適合していることが示された．

3-4 内的整合性の検討（図表 3-13）

各因子を構成する項目の内的整合性を確認するために，各項目と3因子の相関および Cronbach の α 係数を求めたところ，第1因子 $\alpha=0.882$，第2因

第3節　結果

図表 3-13　職場の連携状況の Item-Total 相関と Cronbach の α 係数

	合計得点 (20項目)	職場全体の まとまり (7項目)	職員間の 協働性 (10項目)	連携のた めの活動 (3項目)
全員を視野に入れている	.774***	.836***	—	—
全体で取り上げる	.776***	.826***	—	—
配慮の要る問題は全員一致	.731***	.788***	—	—
目標と足並みが揃っている	.747***	.790***	—	—
他職種への不満を言わない	.514***	.633***	—	—
仕事を押しつけない	.717***	.752***	—	—
一緒に頑張る楽しさ	.718***	.750***	—	—
一緒に働いた人がいる	.558***	—	.617***	—
他職種に教われる	.697***	—	.746***	—
顔を合わせて話し合える	.698***	—	.741***	—
情報の共有	.741***	—	.764***	—
解決志向	.591***	—	.634***	—
目標の共有	.677***	—	.702***	—
医師とざっくばらん	.532***	—	.603***	—
専門性を発揮	.741***	—	.751***	—
遠慮ない話し合い	.724***	—	.736***	—
相互に理解している	.701***	—	.701***	—
多職種カンファレンス	.709***	—	—	.854***
カンファレンスで配慮	.675***	—	—	.837***
退院後に切れ目なく繋げる	.657***	—	—	.792***
Cronbach's α	0.939	0.882	0.883	0.771

注：***$p<.001$.

子 $\alpha=0.883$，第3因子 $\alpha=0.771$，合計得点 $\alpha=0.939$ と，いずれも十分に高い値が得られた．

3-5　回答者の属性による職場の多職種連携状況評価尺度の多重比較（図表3-14）

回答者の各属性と「職場の多職種連携状況評価尺度」の関連をみるために，各属性ごとに，第1因子「患者中心の職場全体のまとまり」，第2因子「職員間の協働性」，第3因子「連携のための活動」と，全因子の単純加算得点である「職場の多職種連携状況」の平均値を，一元配置分散分析および Turkey の HSD 法で多重比較した．

第 3 章　連携状況評価尺度と多職種研修

図表 3-14　各下位尺度得点の属性ごとの比較

		第 1 因子 患者中心の 職場のまとまり	第 2 因子 職員間の協働性	第 3 因子 連携のための活動	因子単純合計 職場の 多職種連携状況
年齢	20 代	15.0(3.3)	20.8(3.9)	7.0(1.9)	42.8(7.9)
	30 代	16.1(3.9)	21.0(5.0)	7.4(2.1)	44.4(10.0)
	40 代	16.1(4.4)	20.9(7.7)	7.2(2.1)	44.2(11.3)
	50 代	15.4(4.7)	20.9(6.1)	7.1(2.4)	43.6(12.7)
	60 代	16.2(5.9)	21.8(7.8)	7.6(2.6)	46.1(16.8)
	検定	p=.002(df=1094)	p=.883(df=1108)	p=.138(df=1080)	p=.220(df=1029)
勤務年数	5 年以下	15.5(4.0)	21.4(4.9)	7.3(2.1)	44.2(10.0)
	6〜10 年	16.2(3.6)	21.1(5.0)	7.4(2.1)	44.8(9.8)
	11〜20 年	16.0(4.3)	20.8(4.5)	7.2(2.1)	44.0(11.6)
	21〜30 年	15.1(4.4)	20.2(5.4)	6.9(2.1)	42.5(11.2)
	31 年以上	14.4(4.1)	19.5(5.1)	6.7(1.9)	40.6(10.5)
	検定	p=.004(df=1143)	p=.009(df=1156)	p=.063(df=1127)	p=.025(df=1074)
経験年数	5 年以下	15.4(4.2)	21.4(5.1)	7.2(2.1)	44.0(10.3)
	6〜10 年	16.2(3.8)	21.3(5.0)	7.5(2.1)	45.2(9.9)
	11〜20 年	16.2(4.1)	20.9(5.4)	7.3(2.1)	44.3(10.7)
	21〜30 年	15.0(3.8)	19.9(4.9)	6.7(2.1)	41.8(10.1)
	31 年以上	14.1(4.4)	19.2(5.6)	6.6(2.1)	40.2(11.5)
	検定	p=.000(df=1104)	p=.001(df=1116)	p=.001(df=1088)	p=.001(df=1037)
職種	医師	15.5(3.3)	18.8(5.0)	7.1(1.8)	41.4(9.2)
	看護介護系	14.8(3.7)	20.2(4.4)	6.8(1.9)	41.7(8.8)
	SW	15.0(4.4)	19.0(4.1)	6.3(1.5)	40.2(9.0)
	診療技術系	16.3(3.5)	21.8(4.3)	7.8(1.9)	45.8(8.8)
	療法士	16.0(3.0)	20.5(3.8)	6.4(1.5)	42.9(7.2)
	事務系	21.8(5.8)	21.8(5.8)	8.4(2.1)	47.9(11.0)
	検定	p=.000(df=1094)	p=.000(df=1108)	p=.000(df=1078)	p=.000(df=1026)
役職	役職なし	15.8(4.1)	21.3(5.1)	7.3(2.1)	44.3(10.4)
	主任・副主任	15.2(4.1)	19.9(5.2)	6.8(2.1)	42.6(10.4)
	師長・課長・部長	14.3(3.8)	18.7(5.0)	6.7(2.0)	39.7(10.1)
	医師役職なし	15.4(1.7)	19.5(3.8)	7.0(1.7)	41.9(11.0)
	医師役職あり	15.7(4.0)	18.4(5.8)	7.1(2.0)	41.0(11.0)
	検定	p=.129(df=1091)	p=.000(df=1101)	p=.182(df=1071)	p=.016(df=1023)
病棟機能	急性期病棟	15.0(3.5)	20.7(4.1)	6.8(1.7)	42.5(8.2)
	慢性期病棟	13.9(3.3)	18.9(0.9)	5.9(1.6)	38.8(7.8)
	集中治療系	16.3(3.7)	21.8(4.2)	7.6(2.0)	45.7(8.8)
	手術・透析	15.1(4.3)	19.4(4.9)	7.6(2.3)	42.010.0)
	外来系	14.7(3.5)	19.4(4.2)	7.3(1.9)	41.4(8.2)
	在宅ケア	13.0(5.3)	17.3(4.2)	5.4(1.6)	35.8(8.5)
	老健	15.2(4.0)	20.8(5.1)	6.9(2.0)	42.8(10.2)
	ドック・健康管理	16.4(4.1)	20.6(5.3)	7.6(2.0)	45.7(10.8)
	事務系	18.2(5.2)	24.7(7.5)	8.8(2.3)	52.1(14.4)
	診療技術系	16.5(3.6)	21.8(4.3)	7.6(2.1)	45.8(0.1)
	検定	p=.000(df=1166)	p=.000(df=1180)	p=.000(df=1149)	p=.000(df=1094)

注：数字　平均値（標準偏差）．

3-5-1 年齢，勤務年数，経験年数別の「職場の連携状況評価」尺度

年齢区分別比較では，第1因子のみで有意な差を認めた（p=.002, df=1094）．尺度得点の平均値（標準偏差）は20代がもっとも低く14.97（3.318），30代，40代と有意差を認めた．

勤務年数別比較では，第1因子，第2因子，全因子で有意な差を認めた．第1因子（p=.004, df=1143）は31年以上が14.40（4.065）ともっとも高く，6～10年（p=.011），11～20年（p=.028）の間で有意差を認めた．ピークは6～10年16.15（3.634）であった．第2因子（p=.009, df=1156）では，最低が5年未満21.44（4.939）で，得点がもっとも高い31年以上との間に有意差（p=.02）を認めた．全因子（p=.025, df=1074）では，6～10年44.78（9.811）が最低で，31年以上と有意差（p=.031）を認めた．

経験年数別では，第1～3因子と全因子の全てで有意な違いを認めた．いずれも31年以上の尺度得点が最低で，ピークは5年以内または6～10年にあった．第1因子（p<.001, df=1104）では31年以上と5年以内・6～10年・11～20年および，21～30年と6～10年の差が有意であった．第2因子（p.001, df=1116）でも31年以上と5年以内・6～10年・11～20年との差が，第3因子（p=.001, df=1088）では31年以上と6～10年・11～20年，21～30年と6～10年，全因子（p=.001, df=1037）でも31年以上と5年以内・6～10年・11～20年の間に有意差を認めた．

3-5-2 職種別の「職場の連携状況」尺度

6つの職種別に比較したところ，第1～3因子と全因子の全てで有意な違いを認めた（p<.01）．いずれの因子でも事務系がもっとも高く（第1因子21.84（5.832），第2因子21.84（5.832），第3因子8.38（2.103），全因子47.89（10.996）），診療技術系がそれに次いだ（同じく16.26（3.468），21.82（4.319），7.80（1.903），45.80（8.768））．事務系は，第1因子では看護・介護と（p<.01），第2因子では医師，看護・介護と（p<.01），第3因子と全因子では

診療技術系を除く全ての職種（p<.01）と比較して，有意に高い尺度得点を示した．診療技術系は，第1因子と全因子では看護・介護と（p<.01），第2因子では医師および看護・介護と（p<.01），第3因子では看護・介護および療法士と（p<.01）比較して，有意に高い尺度得点を示した．

3-5-3　役職別の「職場の連携状況評価」尺度

役職については，第2因子と全因子で，属性間の有意な違いを認め，役職なしと主任・副主任で平均得点が高い傾向を認めた．すなわち，第2因子は，役職なし21.27（5.113）がもっとも高く，医師役職なし，および医師役職ありと比較して有意（p<.01）であった．全因子でも役職なし44.33（10.414）がもっとも高く，医師役職ありと比較して有意（p<.05）であった．

3-5-4　現在の職場別の「職場の連携状況評価」尺度

現在の職場（職場機能別）で比較した場合も，第1～3因子と全因子の全てで有意な違い（P<.001）を認めた．

いずれの因子でも，尺度得点がもっとも高いのは事務系で，他のほぼ全ての職場との間に有意差を認めた．次いで診療技術系が高く，第1因子では急性期病棟，慢性期病棟，外来系，在宅ケア，第2因子では慢性期病棟，外来系，在宅ケアと，第3因子では急性期病棟，慢性期病棟，在宅ケア，全因子では急性期病棟，慢性期病棟，在宅ケアと比較して有意に高い得点を示した．

これら二つの職場を除いたなかで得点が高かったのは，ドック・健康管理，集中治療系，手術・透析，急性期病棟であった．ドック・健康管理は，在宅ケア，慢性期病棟と，集中治療系は在宅ケア，慢性期病棟，急性期病棟と，手術・透析は在宅ケアおよび慢性期病棟と，急性期病棟は在宅ケアおよび慢性期病棟と有意差を認めた．

もっとも低いのは在宅ケア，次が慢性期病棟であった．

図表 3-15　研修参加の有無による尺度得点の差（T 検定）

		新人研修	委員会・勉強会	事例検討会	院内の研修会	院外の研修会	その他の機会
第1因子	患者中心の職場のまとまり	−0.650*	−1.118**	−1.056**	−0.281	−0..815**	0.223
第2因子	職員間の協働性	−0.963**	−2.139**	−1.995**	−1.217**	−2.090**	−0.517
第3因子	連携のための活動	−0.270†	−0.470**	−0.555**	−0.152	−0.543**	−0.209
全因子	職場の多職種連携状況	−0.107**	−3.753**	−3.697**	−1.484*	−3.481**	−0.868

注：数値は各尺度得点（研修経験あり）から（研修経験なし）を引いた値
** $p<.p1$, * $p<.05$, † $p<.1$

3-5-5　多職種研修への参加状況別の「職場の連携状況評価」尺度（図表 3-15）

多職種研修への参加経験あり群となし群で，第1〜3因子と全因子の尺度得点を比較し，T検定を行った．「新人研修」「委員会・勉強会」「事例検討会」「院外の研修会」の経験の有無は第1〜3因子と全因子の全てで（$p<.01$〜$p<.1$），院内の研修会では「職員間の協働性」「職場の連携状況」で（$p<.01$〜$p<.05$），いずれも，経験なしが経験ありよりも有意に尺度得点が高かった．

3-6　「職場の連携状況評価」尺度に影響する属性の検討（図表 3-16）

前項までの検討で，職場の連携状況評価尺度には，年齢，勤務年数，職種，経験年数，現在の職場，役職，多職種研修への参加が関連していることが示唆された．これらの複数の要因と，職場の連携状況評価の関係の強さを検討するために，重回帰分析を行った．

従属変数として，因子分析で求めた第1因子「患者中心の職場のまとまり」，第2因子「職員間の協働性」，第3因子「連携のための活動」と，全因子の合計「職場の多職種連携状況」を用いた．

独立変数には，①職種群，②職種の経験年数，③現在の職場，④過去の職場，⑤役職，⑥多職種研修の参加経験を用いた．

第3章　連携状況評価尺度と多職種研修

図表 3-16　職場の連携状況評価尺度の関連要因；重回帰分析 [a]

	職場における 多職種連携状況		患者中心の 職場のまとまり		職員間の協働性		連携のための活動	
	B	β	B	β	B	β	B	β
職種（ref.=看護・介護）[b]								
医　師	3.351	.067	0.949	.048	2.257	.090	0.807	.084
ソーシャルワーカー	−3.867	−.057	−1.372	−.051	−2.081	−.059	−1.066	−.079
診療技術系	0.800	.030	−0.144	−.014	0.447	.034	−0.362	−.069
療法士	−1.927	−.053	−0.160	−.012	−0.898	−.048	−1.608	−.228**
事　務	4.358	.163	1.464	.144	−0.003	.000	1.044	.201*
職種の経験年数（ref.=5年以下）[b]								
6〜10年	0.267	.010	0.593	.058	−0.263	−.019	0.124	.024
11〜20年	−0.185	−.007	0.501	.051	−0.538	−.042	0.138	.027
21〜30年	−0.486	−.014	0.223	.017	−0.152	−.009	−0.296	−.045
31年以上	−2.902	−.084	−1.050	−.079	−1.551	−.090	−0.280	−.041
現在の職場（ref.=急性期病棟）[b]								
慢性期病棟	−8.359	−.135	−2.734	−.112†	−3.179	−.099†	−2.103	−.171**
集中治療系	0.932	.011	1.181	.034	−0.672	−.016	1.430	.083
手術室，透析	−4.759	−.100	−0.682	−.038	−3.423	−.145*	0.236	.026
外来系	−1.105	−.022	−0.917	−.049	−2.306	−.100	0.572	.058
在　宅	−9.252	−.115	−2.768	−.087	−4.993	−.127*	−1.789	−.119*
老　健	−4.553	−.096	−1.492	−.080	−1.777	−.074	−0.392	−.042
ドック・健管	−1.721	−.035	0.068	.004	−1.571	−.067	−0.155	−.016
事務系	−0.763	−.027	0.048	.005	0.343	.024	−0.110	−.020
診療技術系	−1.167	−.048	0.376	.040	−1.466	−.119	0.557	.116
過去の職場（ref.=経験なし）[b]								
急性期病棟・集中治療系	0.512	.019	0.129	.012	−0.051	−.004	−0.106	−.020
慢性期病棟・老健	0.060	.002	0.035	.003	−0.484	−.031	−0.141	−.023
外来系	−0.250	−.008	0.387	.031	−0.021	−.001	−0.335	−.053
在宅ケア	−2.035	−.042	−0.060	−.003	−0.772	−.031	−0.727	−.077
役　職（ref.=なし）[b]								
主任・副主任	0.149	.004	0.043	.003	−0.127	−.007	−0.005	−.001
医師・役職なし	−3.659	−.102	−1.373	−.100	−2.117	−.119†	−0.504	−.072
医師・役職あり	−7.191	−.106	−1.922	−.072	−5.768	−.164*	−0.590	−.044
多職種研修参加（ref.=不参加）[b]								
事例検討のみ参加	−2.705	−.073	−0.548	−.038	−1.462	−.082	−0.614	−.085
新人研修のみ参加	−3.527	−.149*	−0.599	−.066	−1.684	−.142*	−0.823	−.179*
両方参加	−4.266	−.185*	−0.658	−.074	−2.561	−.220**	−0.715	−.157*
調整済み R^2	0.192		0.109		0.196		0.206	

注：B: 偏回帰係数　β: 標準偏回帰係数　R^2: 決定係数（説明率）．
** $p<.01$ * $p<.05$ † $p<.10$.
a) 全体は職場の連携状況評価尺度20項目の単純加算得点（20〜80点），職場の連携状況評価因子1「職場のまとまり」は20項目のうち，第1因子に因子負荷量が高かった7項目の単純加算得点（7〜28点），職場の連携状況評価因子2「職員間の関係性」は20項目のうち，第2因子に因子負荷量が高かった10項目の単純加算得点（10〜40点），職場の連携状況評価因子3「職場のチーム活動」は20項目のうち，第3因子に因子負荷量が高かった3項目の単純加算得点（3〜12点）を従属変数にしている．
b) 欠損値の処理として，その他・無回答もダミー変数として投入しているが，表への記載は省略した．

①職種群では看護・介護を，②職種の経験年数では5年未満を，⑤役職では役職なしを，それぞれ基準にしたダミー変数を作成した．③現在の職場では急性期病棟，慢性期病棟，集中治療系，手術室・透析，外来系，在宅ケア，老健，ドック・健康管理，事務系，診療技術系の10職種群を用いた．④過去の職場については，急性期病棟または集中治療系，慢性期病棟または老健，外来系，在宅ケアの経験なしを基準に，それぞれダミー変数を作成した．⑥多職種研修参加では，不参加を基準に，事例検討のみ参加，新人研修のみ参加，両方に参加のダミー変数を作成した．

分析の結果，全因子は，新人研修のみ参加と，新人研修と事例検討会両方に参加との間に有意な負の相関を認めた．第1因子は，慢性期病棟との間に同じく負の相関を認めた．第2因子では，手術室・透析，在宅ケア，慢性期病棟，医師：役職なし，医師：役職あり，新人研修のみ参加，事例検討と新人研修の両方に参加との間に同じく負の相関を認めた．第3因子は，療法士，事務，慢性期病棟，在宅ケア，新人研修のみ参加，新人研修と事例検討会両方に参加の間に，同じく負の相関を認めた．

調整済みR^2は，全因子で0.192，第1因子で0.109，第2因子で0.196，第3因子で0.206であった．

第4節　考察

1　調査回答者の属性についての小括

全体の回収率は56.7%であった．年齢別では，20代25.8%，30代28.8%，40代20.2%，50代15.8%，60代3.6%，勤続年数別では，5年以下33.8%，6〜10年21.9%，11〜20年23.3%，21〜30年11.8%，31年以上6.9%，経験年数別では，5年以下30.2%，6〜10年22.5%，11〜20年22.9%，21〜30年10.6%，31年以上8.4%であった．

職種別では，医師 3.0%，看護・介護 57.1%，SW1.4%，診療技術系 11.4%，療法士 5.8%，事務 13.3%，その他 13.3% に類型化した．

役職別では，役職なし 81.8%，主任など 5.7%，師長・課長以上 4.7%，医師（役職なし）1.3%，医師（役職あり）1.7% の 5 役職群に類型化した．

職場別では，回答者は 23 職場に属していた．これらは，職場の機能によって，急性期病棟 23.3%，慢性期病棟 4.8%，集中治療系 7.2%，手術室・透析 4.9%，外来系 7.6%，在宅ケア 3.8%，老健 7.3%，ドック・健康管理 4.0%，事務系 10.7%，診療技術系 13.6%，その他 9.7% に分けられた．

2　職場における多職種研修への参加状況についての検討

職場における多職種連携教育への参加経験は，新人研修 65.8%，委員会・学習会 71.2%，職場の事例検討会 42.9%，院内の研修会 60.0%，院外の研修会 47.7%，その他の機会 4.8% であった．2 つの研修の組み合せ別に，いずれか 1 つ以上に参加経験のある者の率をみると，委員会・学習会 and/or 新人研修 82.7%，新人研修 and/or 院内研修会 81.4%，委員会・学習会 and/or 院内研修 78.3%，新人研修 and/or 院外研修 77.4% などであった．いずれにも参加していないと回答した人は 10.9% であった

新人研修は，年齢 20 代と 30 代，勤務年数 5 年以下と 6〜10 年，SW と療法士，診療技術職，経験年数 5 年以下，現在の職場は病院と老健施設，診療技術系，役職なしと主任で，参加率が高かった．

委員会・学習会は，年齢は 30 代以降，勤務年数や経験年数が長いほど参加率が高く，医師以外の職種，在宅ケア，老健，本院，役職者でも高率であった．

職場の事例検討会は，20 代で低く，勤務年数・経験年数が長いほど高かった．職種では SW と医師，療法士，職場では在宅ケア，老健，慢性期病棟，役職者で高く，事務系，ドック・健康管理，急性期病棟，集中治療系，と役職なしで低かった．

院内の研修会は，年齢が高く，勤務年数・経験年数が長いほど高く，職種ではSW，療法士，医師，職場では在宅ケア，慢性期病棟，役職者で高く，集中治療系，急性期病棟で低かった．

院外の研修会は，40代と50代をピークに，勤務年数・経験年数が長いほど高く，職種ではSW，療法士，医師，職場では在宅ケア，老健，慢性期病棟，役職者（特に副師長）で高く，急性期病棟，集中治療系，役職なしで低かった．

その他の機会は，50代・経験年数の長い人で高く，SW，事務，本院，老健等で相対的に高かった．

2-1 現任教育における多職種研修の全体像

日本の医療機関におけるIPEについては，研修教育プログラムの開発，評価に関する先行研究がある．緒言で挙げた，医療機関と介護事業所でのIPEに関する6件の文献は，大学病院内の14職種が参加する「医療連携アドバイザー養成」研修（柴田 2014），チーム医療研修を経験した看護師の調査（佐野 2014），救命救急センターと集中治療病棟の多職種108人を対象とした研修（皿田 2017），心臓リハチームの多職種による事例検討（北野ほか 2014），PT，OT，STの新人研修（寺山ほか 2014），病院職員57名への退院支援教育（次橋 2014）である．ほかに，特別養護老人ホーム（酒本 2013）や，法人内の複数の施設の研修（森 2015）について報告がある．多くは活動報告で実態調査ではない．各種の多職種研修の参加状況，とくに全ての多職種研修を取り上げ，それぞれへの参加状況やそこでの学び方・育て方を調査した報告は見当たらない．

本研究の質問紙調査は，先行研究を参考に各種の研修の参加経験者率についての，横断調査結果である．調査では，佐久病院の現任教育におけるIPEには，OJTと業務外の活動も含まれることが示された．業務外の活動が非公式なIPEの機会であることはBarrらが指摘している（Barrほか 2005, 68-69）が，我が国の先行研究ではこの視点での報告も見当たらない．

2-2　多職種研修への参加経験者率における職員の属性別傾向

　全職員の9割が1つ以上の多職種研修に参加していたが，研修ごとに比較すると参加経験者率は4.8％から71.2％までばらつきがあった．職種別では，①SWはほぼ全ての研修で，②看護・介護，診療技術系，療法士は新人研修，委員会・学習会，院内研修会で，③医師は事例検討会と院内研修会で，参加経験者率が高い傾向があった．職場別では，急性期部門で，慢性期病棟，在宅ケア，老健と比べて経験者率が低かった．

　これらは，現任者向けのIPEは「24時間を通したサービスが要求されることの多い環境で」提供される必要があり，「チームが完全な形で一緒に専門職連携教育に携わることができることはほとんどない」（Freethほか2005, 65）というBarrらの指摘に合致する．

　この背景には，職員のキャリア構成の違いも影響している．例えば，経験年数別の比較では，新人研修のみで経験年数が長いほど経験者率が低く，委員会・学習会，事例検討，院内研修会，院外研修会では逆の傾向を認めた．前者には，①新人研修の実施率が入職時期で異なることに加えて，②職種経験の長い中途採用者の新人研修経験者率が低いなどの理由が考えられた．後者には，①キャリアを経てIPEの参加経験が蓄積されることに加えて，②中途採用者が，佐久病院でキャリアを開始した職員より多く多職種研修に参加しており．急性期部門には職種経験の短い職員が多いことが，経験者率に影響していると考えられた．

2-3　多職種研修の全体像と現任教育におけるIPEの構築

　前述の知見から，現任教育で効果的なIPEを進める上でのいくつかの課題が明らかになる．第1に，多職種研修の種類によって，参加する職種構成が違い，IPEとしての効果も異なる可能性がある．第2に，急性期部門でも多職種連携は必要とされており（柴田　2014），何らかの手だてが求められる．

　多職種研修は，現任教育におけるIPEの主要な資源であり，各研修単独

第4節 考察

での参加経験者率は最も高いのが委員会・学習会の71.2%，ついで新人研修65.8%，院内研修会60.0%であった．各研修は．①新人研修は病院全体の企画であり，IPEの目標・方法を組み込みやすい．②委員会・学習会と院内研修会は職種間のばらつきが比較的少ない反面，職場別・課題別に多様に企画されており，IPEとして共通性を持たせるには工夫が要る，などの特徴をもつ．

これらをIPE構築の資源として活用する場合，例えば，新人研修と委員会・学習会のどちらかに参加した人の比率は82.7%で，それぞれ単独の参加経験率を11.5～18.9%上回る．同様に，新人研修と院内研修は81.4%，新人研修と事例検討は76%となる．これらは経験年数や職種別の参加者率が，異なる傾向を示す研修同士である．こうした複数の研修に共通の目標を設定し，計画的にIPEを実行することで，全体の参加者を増やし，参加者層を相補的に構成することに繋がる可能性がある．

また，ソーシャルワーカーは多くの多職種研修に参加しており，IPEを構築する上で要の役割を期待することも検討に値する．

今後の研究上の課題としては，事例検討以外のOJTと，業務外の活動についての調査を追加して，病院全体のIPEの状態を把握すること，各研修の参加職種の構成を考慮しながら，その内容と教育効果，研修間の相互の影響，病院全体におけるIPEの効果などを知ることが挙げられる．

3 「職場の連携状況評価」尺度

「職場における多職種連携状況評価尺度」の総得点の分布は，Shapiro-Wilk検定でW－0.97612，P＜0.001で，ヒストグラムも正規分布を示し，データを信頼性，妥当性の検証に用いることが可能と判断された．

探索的因子分析で「職場の多職種連携状況」を構成する3つの因子「患者中心の職場のまとまり」「職員間の協働性」「連携のための活動」が抽出された．これらは，尺度を構成する質問項目の3カテゴリー（患者，職場，働き

手）にほぼ対応した．ただし，患者中心，患者理解についての項目である，y_{16}「患者さんへの支援の方向性や目標，職種間の足並みが揃っている」，y_{20}「患者の価値観への配慮が必要で，技術で割り切れない問題は，全員一致で決めている」は，いずれも「患者中心の職場のまとまり」に含まれた．これらを含めた全項目が 0.37 以上の因子負荷量をもち，構成概念の妥当性が確保されていると考えられる．

　先行研究と比較すると，本尺度は，急性期医療から施設介護，在宅ケアまで，医療機関で働く全職種を対象として開発した点で，地域福祉権利擁護事業を対象とした筒井（筒井ほか 2006），在宅ケアを対象とした森田・阿部ら（森田ほか 2013 ; 阿部ほか 2014），福井ら（福井 2014）と異なる．さらに，自分の働く職場の多職種連携の全体像を尋ね，得点が高いほど連携状況が良好とする質問形式をとった点でも，筒井らの尺度が回答者に個人の行動を，森田・阿部ら，福井らが個人の理解や能力を，成瀬らが「特定の相手」との関係を問うている（成瀬ほか 2014）ことと異なる．

　本尺度は，医療機関や地域ケア事業所，あるいはそのネットワークにおける，多職種連携の全体的な状況を把握するツールである．医療機関や地域包括ケア・ネットワークで，効果的なチームワーク，多職種連携のあり方を追究していく上で，意義をもつと考えられる．

　ただし，本尺度もまた，ほかと同様に回答者の主観に基づく尺度である．多職種連携の状況は，連携のための行動や成果など客観的な要素でも評価されるべきで，こうしたハードな外的基準との比較ができていない点は，本研究の限界といえる．

4　属性ごとの「職場の連携状況評価」尺度の比較

　属性ごとに尺度得点の多重比較を行った結果を検討する．

　まず，回答者のキャリアの長さに関連する年齢，勤務年数，経験年数別に検討すると，年齢では第 1 因子で，勤務年数では第 1 因子，第 2 因子，全因

第 4 節　考察

子で，職種の経験年数では第 1 因子，第 2 因子，第 3 因子，全因子の全てで，有意な違いを認めた．いずれももっとも経験が短い群で得点が高く，長い群で低かった．以上から，重回帰分析では，この 3 つの属性を代表する属性として職種の経験年数を用いることとした．

　職種別では，事務系と診療技術系の得点が高く，医師，看護・介護が低い傾向を認めた．

　現在の職場別では，得点の高かったのは事務系や診療技術系で，いずれも必ずしも多職種で構成されていない職場であった．これらを除き，病棟など多職種で構成される職場の中では，急性期病棟のほか，集中治療系，手術・透析などの急性期医療を担当する部門で高かった．在宅ケア，慢性期病棟など，慢性期医療を担当する部門では低かった．ただし，老健の得点は高く，急性期病棟を上回ったが，有意差は認めなかった．先行研究では，こうした職場別の比較を行ったものは見当たらない．

　こうした差はなぜ生じたか，一元配置分散分析後の多重比較の結果を再見して検討した．各下位尺度が低くなることに影響したと思われる項目のうち，「一緒に頑張る楽しさ」「他職種に仕事を押し付けない」「情報を共有できる」「目標が共有されている」は，ベッド数あたりの職員数が多い急性期病棟で得点が高いと解釈可能である．また，「カンファレンスで一度も発言しない職種がないように，配慮されている」も挙げられ，慢性期病棟や在宅ケアのカンファレンスには，急性期病棟より多くの職種が参加しており，全職種が発言するような運営が難しいと解釈できる．

　それぞれの職場で求められる連携の内容からみると，急性期病棟ではケア・チームの目標が病気の治癒・回復や退院という中軸が存在し，チームの凝集性につながりやすい．それに対して，慢性期病棟や在宅ケアでは，疾患のコントロールのほか，生活機能や家族関係など，さまざまな生活課題が前面に出てきて，その間の優先順位をつける必要がある．ケア・チームの目標の共有から，複雑な過程が必要ということで，その分，連携状況を高く評価するためのハードルが高いという，臨床家としての筆者の実感と合致する．

役職別では，役職なしと主任・副主任で得点が高かった．

多職種研修の経験の有無で比較すると，新人研修，委員会・勉強会，事例検討会，院内の研修会，院外の研修会，つまりほとんど全ての研修について，経験者の尺度得点は非経験者よりも有意に低かった．一元配置分散分析後の多重比較のデータを再見すると，下位尺度「患者中心の職場のまとまり」では，「チームの中で，他職種に仕事や役目を一方的に押し付けないようにしている」「患者さんへの支援の方向性や目標，職種間の足並みが揃っている」「患者さんへの支援について，誰かが何かを気にかけている場合に，全体で取り上げるようにしている」などで，差が大きかった．下位尺度「職員間の協働性」では，「患者さんについて，各職種の間で話しあって，いろいろな視点からの情報を共有できる」「各専門職が専門性を十分に発揮して，患者のためのケアに貢献している」などで差が大きかった．そして，下位尺度「連携のための活動」では，「退院後に，必要な地域ケアに切れ目なく援助を繋げられている」でもっとも差が大きかった．逆に，「他職種への不満を誰かに言うことはない」「カンファレンスで一度も発言しない職種がないように，配慮されている」では，参加経験群と不参加群での差は小さかった．以上から，具体的な項目より抽象的な評価項目で，差が大きいといえる．

5　「職場の連携状況の評価」に関する個人要因と職場要因

今回使用した「職場の連携状況の評価」尺度は，「職場の多職種連携状況についてどう評価しているか」をみようとしたものであった．

これを説明するために投入した要因のうち，職種，経験年数，研修参加は，個人に帰属し，個人の能力（コンピテンシー）の構成要因でもあり，すなわち個人要因と考えることができる．それに対して，「現在の職場」は，回答者を取り巻く環境的な要因で，個人の能力とは別の要因すなわち環境要因と考えられる．

「過去の職場」や「役職」をどう見るかは，若干の整理が必要である．「過

去の職場」は,「現在の職場」の類型を参考に変数を作成したが,あくまで過去に経験した環境要因が「経験値」として個人の能力に反映する可能性のある要因と言える.また「役職」は個人の能力を前提にしている面もあるが,個人が職場で占める立場を意味しており,多職種連携を進める上では環境に関連した要因の側面もあるかもしれない.

今回の解析では,「職場の連携状況評価」尺度に,有意な影響を与えているものは,比較的限られていた.

すなわち,個人に帰属する要因(個人要因)では,①多職種研修への参加と,全因子,第2因子,第3因子の間に負の相関を,②職種の一部と全因子,すなわち事務で正の,療法士で負の相関を,③第2因子と「役職」の一部(医師役職なし,医師役職あり)に負の,それぞれ相関を認めた.

環境に帰属する要因(環境要因)では,④現在の職場について,「慢性期病棟」と第1因子,第2因子,第3因子の間に負の,「手術室・透析」と第2因子の間に負の,「在宅ケア」第2・第3因子の間に負の相関を認めた.

以上から,「職場の多職種連携状況」の評価尺度には,多職種研修への参加,職種,役職などの個人要因と,現在の職場に代表される環境要因が存在することが示唆された.

6 職場における多職種研修の影響

重回帰分析においても,多職種研修に参加した人ほど,「職場の連携状況評価」尺度の得点が低い傾向があった.

これは,多職種研修が,参加者の自分の職場に対する連携状況の評価を改善するとは限らないことを示している.これは,IPEが,多職種連携に効果的とする多くの先行研究の知見があること(Reevesほか 2010c;Reevesほか 2013;Reevesほか 2017)に一見すると反している.

IPEが職場の連携状況の改善に結実するには媒介項が存在すると考えられる.ここでは2つの視点から検討しておきたい.

第3章　連携状況評価尺度と多職種研修

1つめの視点は，研修経験者で尺度得点が低かったことには，研修によって連携のあり方についての理解が進んだことによるレスポンスシフトが影響している可能性である．

レスポンスシフトとは，医療や教育のアウトカムを測定する際に，患者や学習者の「内部基準が変化」することによって，結果が影響されることを意味する現象である（鈴鴨　2015, 12；Schwartz　2010, S38）．例えば鈴鴨は，医療のアウトカムの主観的な側面を評価する際に，患者が「健康の変化などの大きな出来事に遭遇することにより，QOL/PRO 尺度に回答する際の個人内の判断基準が変化することがある」（鈴鴨　2015, 12）としている．上述した，一元配置分散分析後の多重比較のデータにより検討した今回の結果を考慮すると，多職種研修に参加した職員にレスポンスシフトが生じていたという解釈が可能と思われる．

筆者の調べた限りでは，IPE に関する先行研究で，レスポンスシフトの効果に言及したものは見当たらない．今後の研究課題としたい．

2つめは，本研究で挙げた多職種が参加する研修が，IPE として成果を上げる要件を満たしていなかった可能性である．既述のとおり IPE は，「2つ以上の専門職が，一緒に，お互いから，お互いについて学び，連携とケアの質を改善しようとすること」とされている．取り上げた研修は，多職種が参加するという点以外で，この要件を満たすものばかりではなかった可能性も否定できない．

第5節　小括

本章では，①佐久病院における多職種研修参加経験者率を回答者の属性別に検討し，②第3章の調査結果から「職場における多職種連携状況評価尺度」を作成し，因子分析を用いてその信頼性，妥当性を検証した上で，③重回帰分析を用いて，職場の連携状況がどのような要因に影響されるかを検討した．

第5節 小括

　各研修の参加経験者率は，委員会・学習会（71.2%），新人研修（65.8%），院内研修会（60%），院外研修会（47.7%），事例検討会（42.9%），その他の機会（4.8%）であった．2つの研修を組み合せた経験率は新人研修と委員会・学習会82.7%などより高率となり，1つ以上に参加した者は約9割であった．

　回答者の属性別に比較すると，新人研修では職種経験の短い群，それ以外では長い群で参加者率が高かった．職種別では，SWはすべての研修機会で，医師は事例検討，院内研修会，院外研修会で，それ以外の職種は新人研修，委員会・学習会，院内研修会で参加経験者率が高かった．急性期医療部門と非役職者で参加経験者率が低い傾向を認めた．

　以上から，新人研修と委員会・学習会あるいは院内研修会を組み合わせて，計画的なIPEとすることは，研修効果を高める可能性があると考えられる．

　今後更に，業務外の活動を含むより詳細な調査・研究が必要であると考えられる．

　職場における多職種連携状況評価尺度は，探索的因子分析で「職場の多職種連携状況」を構成する3つの因子「患者中心の職場のまとまり」「職員間の協働性」「連携のための活動」が抽出された．これらは，尺度を構成する質問項目の3カテゴリー（患者，職場，働き手）にほぼ対応した．全項目が0.37以上の因子負荷量をもち，構成概念の妥当性が確保されていると考えられた．

　重回帰分析の結果，「職場の連携状況評価」尺度に，有意な影響を与えているものは，比較的限られていた．すなわち，個人要因では，①多職種研修への参加と，全因子，第2因子，第3因子の間に負の相関を，②職種の一部と全因子，すなわち事務で正の，療法士で負の相関を，③第2因子と「役職」の一部（医師役職なし，医師役職あり）に負の，それぞれ相関を認めた．環境要因では，④現在の職場について，「慢性期病棟」と第1因子，第2因子，第3因子の間に負の，「手術室・透析」と第2因子の間に負の，「在宅ケア」第2・第3因子の間に負の相関を認めた．

第 3 章 連携状況評価尺度と多職種研修

　以上から，「職場の多職種連携状況」の評価尺度には，多職種研修への参加，職種，役職などの個人要因と，現在の職場に代表される環境要因が存在することが示唆された．特に，多職種研修は，参加者の自分の職場に対する連携状況の評価を低下させる傾向が認められた．その理由としては，学習者のレスポンスシフトによる効果や，現在行われている多職種研修が IPE としての要件を満たしていない可能性などが考えられ，更なる検討が必要と言える．

第 4 章　IPE の長期的効果と職場の影響

はじめに

　この章では，1997 年から 2005 年にかけて専門職教育を受けていた保健・医療・福祉系の学生を対象に実施した，多職種連携教育（Interprofessional Education）である「対人援助のワークショップ」の参加者へのフォローアップ調査の結果を述べる．

　本調査では，学生時代の IPE の経験が，保健医療福祉職として働く際にどのような影響，効果を与えるかを明らかにするために，卒業後に保健医療福祉職として働いている彼らが，現場で経験した多職種連携の状態，IPE を経験したことの影響，IPE の長期的な学習効果について調査・検討することとする．

　「対人援助のワークショップ」は，筆者が医療法人財団健和会に在任中に，1997 年から 2011 年まで 14 回にわたり取り組んだ IPE で，合計 185 名が参加した（藤井　2005）．

　1997 年当時，私が勤務していたみさと健和病院は，臨床研修病院として研修医を集めるために医学生実習を行っていた．実習の内容は，医師の回診や救急処置，あるいは内視鏡検査や手術の見学が中心であった．ある研修医（現在は筑波大学地域医療教育学講師高屋敷明由美医師）が「これでは地域の第一線で働く醍醐味が伝わらない」という問題提起をし，それをきっかけに，専門の違う学生がペアやチームで，病院と地域，患者の自宅を行き来する，新しい学生実習を行うことになった．試行錯誤の結果，以下の「ワークショップ」形式の方法を開発した．

第4章　IPEの長期的効果と職場の影響

　すなわち，医系学生のメーリングリストで参加者を公募・選考し，参加者はあらかじめ専門の異なる3～5名のグループに分ける．実習のスタッフとして，各グループを援助するファシリテータ，インタビューに応じる現場職員，連絡調整を行う事務局要員を確保する．そして，実際に病院を利用している患者・家族の数名に，ご協力のお願いをし，個人情報保護について説明し同意書にサインをいただくなどの準備をする．

　ワークショップは3泊4日で，読書会，オリエンテーション，フィールドワーク，ナイトセッション，発表会で構成される．読書会は，参加者に事前に通知されている課題図書について，チューターの進行で一人ひとりが感想を述べ，意見を交換する．オリエンテーションでは，参加者に「行動の3原則」として，① 患者さん・ご家族に迷惑をかけない，② 現場に迷惑をかけない，③ お互いに迷惑をかけないことを求め，あとは自由に楽しめ！と伝える．

　フィールドワークは，2日間かけて行う．はじめに，事前に協力を得た患者の診療録を各グループで閲覧する．読み取った情報をもとに，関わった職員をリストアップし，アポイントを取りインタビューして病院内を回る．翌日の午後には患者さん宅を訪問する．この間，参加者は，患者の人物像，援助者との関係，各専門職間の関係等について意見交換を繰り返す．夜も宿舎で議論になる．4日目に発表会を行い，協力した職員や交流のある大学の教員も参加して，感想や意見を交換する．

　各ワークショップの結果は報告集にまとめられている．多くの参加者がこうした経験に「はじめての体験だ」という感想を寄せた．ある学生サークルのリーダーをしてきた医学生は「はじめて，自分のリーダーシップが通用しない経験をした」と語り，同じグループの社会福祉の大学院生は「自分のピノキオの鼻が折れた」と感想を寄せている．

　また，「うまくまとめられない」，「大切にしたいことが共有できない」という思いを抱えて実習を終え，その後のフォローが必要になった参加者もあった．

第1節　調査の対象と方法

1　対象

本ワークショップ全14回の参加者，合計185人（医学生43人，看護学生23人，PT・OT学生90人，社会福祉学生37人など）を対象とした．

このワークショップを企画，実行した健和会臨床疫学研究所の協力を得て，参加者名簿をもとに，連絡のついた人を通じてさらに紹介を受けるなどの方法で，調査時点での連絡先が判明した人が79名であった．

2　調査の方法

調査依頼と自記式質問紙（質問紙表紙，質問紙，同意撤回書）を，郵送または電子メールで送り，回答方法は郵送またはWebでの回答のいずれかから選んでもらうこととした．調査期間は2016年12月から2017年3月とした．

質問項目は，卒業した大学・学校名，学部・学科名，卒業年度，卒業後の進路と，現在の職業・職種，勤務先で多職種間の連携・協働について経験したこと，考えたこと，多職種連携のあり方について思うことについての下記の項目とした．

問1「複数の職種での連携・協働が大切だと思う場面がありましたか？」，問2「他職種との連携・協働は難しいと思う場面がありましたか？」，問3「ワークショップで学んだことで，役に立ったなと思う経験がありましたか？」，問4「ワークショップで学んだことで，かえって邪魔になったことがありましたか？」，問5「卒前教育での多職種連携教育は必要だと思いますか？」，問6「社会人教育（現場での研修や人材育成，職能団体などでの研修）で多職種連携教育は必要だと思いますか？」とし，選択肢（はい，いいえ，

第4章 IPEの長期的効果と職場の影響

図表4-1 IPEの成果についての修正Kirkpatrick分類

1	反応	多職種連携を学んだことへの学習者の見方
2a	態度/認識の変化	学習参加者間での態度と認識の双方向的な変化，特定のクライアントをケアするためにチームでアプローチすることとその価値についての態度や認識の変化
2b	知識/スキルの獲得	多職種で協働することにつながる知識やスキルを含むこと
3	行動の変容	多職種で学んだことを個々の参加者が実践場面に意識的に持ち込み，専門職としての実践が変化すること
4a	事業体における実践の変化	事業体におけるケアの提供が，広い範囲で変化すること
4b	患者/クライアントの利益	患者/クライアントの健康/幸福が改善されること

出典：Freeth et al. 2002, p14, 筆者仮訳．

どちらともいえない）と自由記載で回答を求めた．

3 分析方法

分析方法は，①回答（はい，いいえ，どちらともいえない）は基本集計を行い，②自由記述欄は，回答文を質的に分析した．すなわち，回答文の文書切片を比較し，言及の対象または内容の類似したものをまとめてコードをつけ，類似したものをまとめてサブカテゴリー名をつけ，さらにカテゴリーにまとめた．

設問3への自由記載は，IPE-Kirkpatrickの6レベルの分類（Freethら2002, 14）（1反応，2a態度/認識の修正，2b知識/技能の習得，3行動の変容，4a組織的実践の変化，4b患者/クライアント，家族，地域社会への便益）の概念を準用し，読み取った内容をこの分類に当てはめた．本来この分類は学習前後の比較が必要である．今回はワークショップ開催後のフォローアップ調査結果のみを分析の対象とすることになるが，到達度について検討する基準として敢えて用いることとした（**図表4-1**）．

4 倫理的配慮

本調査では，以下の倫理的配慮を行い，あらかじめ日本福祉大学倫理審査委員会で承認を受け（申請番号 16-05, 16-06），審査結果を調査のご協力を得た病院に提出した．質問紙またはフェイスシートに下記の説明を記載した．すなわち，調査結果は研究目的以外で使用しない．回収した質問紙は連結可能匿名化を行い，質問紙と対応表・同意書は別々に，研究者の研究室の所定の保管場所に施錠して保管する．研究結果は，学会発表や学術論文として公表するが，被調査者の個人情報は秘匿する．記録は研究終了後に廃棄する．対応表，同意書は5年間保管したのち廃棄する，である．その上で，質問紙の提出をもって同意されたこととした．

第2節　調査結果

1　回答者の属性（図表 4-2）

11 大学・学校の 24 人から回答をえた．回答者の出身学部・学科は，医学科等 10 人，看護学科 5 人，社会福祉学科 2 人，作業療法学科 5 人，理学療法学科 4 人，保健医療福祉職 1 人であった．参加時点での学年は，1 年生 4 人，2 年生 4 人，3 年生 4 人，4 年生 7 人，5 年生 3 人，6 年生 1 人，保健医療福祉職 1 人であった．調査時点での卒後経過年数は 8〜18 年（平均 12.6 年）であった．

第 4 章　IPE の長期的効果と職場の影響

図表 4-2　回答者の属性

類型		人
出身学科	医学科	10
	看護学科	5
	作業療法学科	5
	理学療法学科	2
	社会福祉学科	2
参加時の学年	1 年生	4
	2 年生	4
	3 年生	4
	4 年生	7
	5 年生	3
	6 年生	1
	保健医療福祉職	1
卒業年度	1999	1
	2000	1
	2001	1
	2002	1
	2003	3
	2004	5
	2005	3
	2006	6
	2009	2
	その他	1
現在の職場	医療機関	13
	保健機関	2
	教育機関	3
	その他	6

2　結果（図表 4-3）

2-1　複数の職種での連携・協働が大切だと思う場面がありましたか？（図表 4-4）

問 1 には，全員がはいと回答した．自由記述欄（23 人）から 34 の文書切片と 30 のコードを抽出した上で，これらを比較・分類して 10 サブカテゴリーを抽出し，さらに 6 カテゴリーを得た．

第2節　調査結果

図表 4-3　設問への回答

	はい	いいえ	どちらとも いえない	合計
問1　複数の職種での連携・協働が大切だと思う場面がありましたか？	24	0	0	24
問2　他職種との連携・協働は難しいと思う場面がありましたか？	19	2	3	24
問3　「対人援助のワークショップ」で学んだことで，役に立ったなと思う経験がありましたか？	23	0	1	24
問4　「対人援助のワークショップ」で学んだことで，かえって邪魔になった経験がありましたか？	4	18	2	24
問5　卒前教育での多職種連携教育は必要だと思いますか？	22	0	2	24
問6　社会人教育（現場での研修や人材育成，職能団体などでの研修）で多職種連携教育は必要だと思いますか？	22	0	2	24

　患者のニーズには，患者の情報を収集・共有する（4コード）と多問題ケースを援助する（3コード）の2つのサブカテゴリーを含めた．

　医療上の課題には，医療チームによる援助（4コードがそれぞれ課題別の医療チームを示す）と，病棟での援助（2コード），退院支援（5コード）を含めた．

　在宅ケア・地域ケアには，在宅ケア（2コード），地域ケア（3コード）を含めた．

　援助プログラムには，援助プログラムを決定するときに多職種連携・協働が必要だとする2つのコードからサブカテゴリー（援助プログラムを決定する）を抽出し，1つのカテゴリーとして独立させた．

　ただし，援助プログラムに関連するが，ほかのサブカテゴリーに含めたコードもある．例えば，「地域ケア」のサブカテゴリーに分類したコード「退院後の生活環境整備を支援する」は，文書切片を辿ると「チームで関わる意識が発揮されると，援助課題の要因の背景を多面的にとらえられ，各職種の専門性が発揮される」という主旨を含む．同様に「リハビリテーション」，「介護サービスの導入」などにも，援助プログラムに関するコードが含まれている．

第 4 章　IPE の長期的効果と職場の影響

図表 4-4　連携・協働が大切だと思う場面

カテゴリー	サブカテゴリー	コード	回答者の職種
患者の ニーズ	患者の情報を収集・共有する	患者の情報を他職種から得る 患者ニーズに応える必要がある 対象の人を理解する 患者，家族の意思を尊重して支援	医師 看護師 作業療法士 理学療法士
	多問題ケースを援助する	アドヒアランスのよくない患者 背景の複雑な患者を援助する 多岐にわたる問題を抱えるケース	医師 医師 看護師・保健師
医療上の 課題	医療チームによる援助	呼吸支援チーム 認知症診療 感染制御チーム リハビリテーション	医師 医師 医師 医師
	病棟での援助	病棟での支援 入院環境の調整	理学療法士 看護師
	退院支援	退院支援 介護導入 退院カンファレンス 入院から外来への引き継ぎ 他機関への支援を依頼する時	医師 医師 社会福祉士 作業療法士 作業療法士
在宅ケア・ 地域ケア	在宅ケア	在宅ケア 訪問診療	医師 医師
	地域ケア	退院後の生活環境整備を支援する 地域包括支援センター 地域での生活支援保健師	作業療法士 社会福祉士
援助プログ ラム	援助プログラムを決定する	自分のアプローチする点を把握する 自職種のプログラムを決めるとき	作業療法士 作業療法士
チーム形成	チーム形成が必要である	方針が迷走している お互いの尊重がない 職種間の折り合いを付ける	医師 医師 医師
あらゆる 場面	あらゆる場面	あらゆる場面 日々の業務全般	医師 作業療法士

第 2 節　調査結果

チーム形成には，職場でチームワークが不十分な場面を経験したことに関する 3 つのコードから抽出したサブカテゴリー（チーム形成が必要である）を置いた．同様の指摘は，他に分類した文書切片にもあり，例えば「病棟での支援」の文書切片には，「家族と本人の思いが違ったまま退院日が近づいた時や，職種間の役割分担が明確でなく入院期間が有効に使われていなかった時」とあった．

あらゆる場面は，いつでも多職種連携・協働が大切だという 2 つのコードを含む．

以上をまとめると，卒前に多職種連携教育を経験した人たちによると，職場で連携・協働が大切だと思う場面には，患者ニーズに応えようとする時，病院における医療チームや病棟業務，退院援助と在宅医療・ケア，地域ケアなどの業務で必要となるとき，特に多職種のみならず自職種固有の援助プログラムを決める時や，チーム形成の営みが必要だと改めて感じるような時が含まれている．あらゆる場面で連携・協働が必要だとする意見もあった．

2-2　他職種との連携・協働は難しいと思う場面がありましたか？（図表 4-5）

問 2 には，19 人が「はい」と回答し，「いいえ」は 2 人，「どちらともいえない」が 3 人であった．

自由記述欄（19 人）から 27 の文書切片とコードを抽出し，12 のサブカテゴリー，さらに 4 つのカテゴリーを抽出した．

仕事の場面には，方針の決定，業務の依頼，職種間の調整の 3 つのサブカテゴリーに各 2 つのコードを含めた．

連絡調整しにくいには，連絡が取りにくい（3 コード），他事業所との連絡（2 コード）の 2 つのサブカテゴリーを含めた．

考え方や能力には，個々のスタッフの考え方や能力の制限に関するコードを含めた．サブカテゴリー連携についての考え方は 4 つのコードを含めた．連携の資質や能力には 2 つのコードを含めた．

職場の状況は，職場全体の雰囲気や置かれた状況などに関する 4 つのサブ

第4章 IPEの長期的効果と職場の影響

図表 4-5　連携・協働が難しいと思う場面

カテゴリー	サブカテゴリー	コード	回答者の職種
仕事の場面	方針の決定	病棟でのケアの方針を決める時	医師
		訪問リハの頻度減や終了を他職種に理解してもらうとき	理学療法士
	業務の依頼	リハ訓練をケアワーカーにやってもらうとき	作業療法士
		ポジショニングや介助方法を統一したいとき	作業療法士
	職種間の調整	院内連携	社会福祉士
		話し合う際の時間の調整	社会福祉士
連絡調整しにくい	連絡が取りにくい	変化の多い時期に連絡調整しにくい	医師
		認知症診療で多職種との連絡が困難	医師
		他職種と直接会って話す機会が少ない	理学療法士
	他事業所との連携	別施設でカルテ情報が共有できない	医師
		他の事業所のスタッフと連携するとき	医師
考え方や能力	連携についての考え方	ニーズオリエンテッドでなく，シーズオリエンテッドな考え方	看護師
		連携できるわけないと考えている人と働く時	看護師
		チームに，自分の方法が一番いいと思い込んでいる人がいるとき	理学療法士
		多職種連携の意識がない人と関わるとき	作業療法士
	連携の資質や能力	すぐどなる医師が上司	医師
		コミュニケーション能力が不足している人と働くとき	理学療法士
職場の状況	姿勢や考え方の違い	取り組む姿勢の違いがある	医師
		学んできたり大切にしてきたベースが違う	作業療法士
		立場により考え方が違う	保健師
	折り合いや相互理解が必要	職種間で折り合いを付ける必要がある	医師
		お互いの専門性の理解	社会福祉士
	連携・協働の意識がない	お互いの尊重がない	医師
		他職種に連携・協働という意識がない	作業療法士
		医師が一番という文化のある職場	医師
	連携より分化を追求する傾向	業務の分化，効率性の追求から，役割や機能のオーバーラップ，横断的調整をゆるさない傾向	作業療法士
	方針が迷走	方針が迷走	医師

カテゴリーすなわち，姿勢や考え方の違い（3コード），折り合いや相互理解が必要（2コード），連携・協働の意識がない（3コード），連携より分化を追求する傾向（1コード），方針が迷走（1コード）で構成した．

　これらをまとめると，連携・協働が難しいと思う場面には，多職種で方針を決める，職種間で仕事を依頼し合う，業務を調整するなどの業務を行うとき，職種間あるいは施設間の連絡調整が十分でないと感じるときがある．また，個々の職員の連携についての考え方と能力と職場全体の理解や仕事の状況が，連携・協働を難しくする場合もあるとすることができる．

2-3　ワークショップで学んだことで，役に立ったなと思う経験がありましたか（図表 4-6）

　問3へは，23人が「役に立ったと思う経験があった」と回答し，「どちらともいえない」が1人あった．

　自由記述欄（23人）から31の文書切片とコードを抽出し，9つのサブカテゴリー，さらに6つのカテゴリー（違う職種からの学び，多職種間で生じうる問題，チームワーク，当事者理解，様々な現場，自信や根っこ）を抽出し，各コードの意味する学習成果をIPE-Kirkpatrickの分類法を準用して分類を試みた．

　違う職種からの学びには，3つのサブカテゴリーを含め，職種による視点の違いの5つのコードは，IPE-Kirkpatrick分類では（以下レベル1～4を(1)～(4)と記載）(1)と(2a)各1，(2b)3で構成された．他職種の仕事や力の4つのコードは，同じく，(1)1，(2b)3，違う職種同士が連携できることは(2a)1であった．

　多職種間で生じうる問題は，同名のサブカテゴリー（4コード，(1)1，(2a)2，(2b)1）で構成した．

　チームワークには，2つのサブカテゴリー，チームワークで必要な姿勢（6コード，(1)1，(2a)5），チームワークのノウハウ（3コード，(2a)2，(2b)1）を含めた．

第4章 IPEの長期的効果と職場の影響

図表4-6 ワークショップで学んだことで役に立った経験

カテゴリー	サブカテゴリー	コード	回答者の職種	IPE-KIrkpatrick
違う職種からの学び	職種による視点の違い	人を見る視点が職種で違うことを頭に入れて議論できる	医師	2b
		医師以外の職種の考え方を知るきっかけになった	医師	1
		対象に対する視点が異なり,それが間違いでないこと	看護師	2b
		他職種の考え方を想像しやすくなった	医師	2a
		各々の専門的な立場や視点を学んだ	看護師	2b
	他職種の仕事や力	他の職種の仕事がおおまかにわかった	医師	2b
		他職種のもっている情報,視点を知ることができた	社会福祉士	2b
		自分と比べ,利用者さんのことを考えられる人がいる	理学療法士	1
		訪問サービスを見学し,看護師さんに入浴の効果などについて教わった	理学療法士	2b
	違う職種同士が連携できること	対人援助という意味では目的が一致していると理解できた	医師	2a
多職種間で生じうる問題	多職種間で生じる問題	職種が異なると,視点が異なり,論点がずれていき,まとまらないことがある.	作業療法士	2a
		やる気がない者が混じると雰囲気やチームが悪くなる	作業療法士	1
		チーム内のコンフリクトに耐性がついた	作業療法士	2a
		違う職種と意見が平行線になることもある	保健師	2b
チームワーク	チームワークで必要な姿勢	チームワークの大切さを学べた	医師	1
		完全には理解し合えないことを前提に,自分の専門から表現し共有しようとする態度	作業療法士	2a
		予定調和的な空気に流されない	作業療法士	2a
		こちらの思いが伝わるまで諦めない姿勢	作業療法士	2a
		相手を理解しようとする	作業療法士	2a
		自分を判ってもらおうとする	作業療法士	2a
	チームワークのノウハウ	柔軟に相手の意見を聞き,取り入れたりまとめたりする	社会福祉士	2b
		自分がリーダーシップを取らないと動かないことがある	医師	2a
		他者の意見を尊重し,相手の中に答えがあることを信じて支援する	理学療法士	2a
当事者理解	当事者を理解する視点	患者さんが退院した後の生活に思いを馳せられる	医師	2a
		患者さんは地域で生活する"ひと"であるという視点	医師	2a
		対象理解を深める意義,ニーズオリエンテッドの意義を踏まえて,多職種で関わり成果を挙げた経験	看護師	1
		生活歴や背景をより深くみること	作業療法士	2a
		利用者さんのことをあれこれ考えること	理学療法士	2a
様々な現場	様々な現場	医療に関係する様々な組織を見ることができた	医師	2b
自信や根っこ	自信や根っこ	セミナーでの経験が働く上での根っこになった	医師	1
		少しだけ自信がもてた	作業療法士	1

当事者理解は，1つのサブカテゴリー当事者を理解する視点（5コード，(1) 1，(2a) 4) で構成した．

様々な現場は，病棟や自宅に実際の患者を訪問したことで学んだことを挙げたコメントから抽出した，コード「医療に関するさまざまな組織を見ることができた」(2b) で構成した．

自信や根っこは，「働く上での根っこになった」，「少しだけ自信がもてた」という2つのコードを含み，IPE-Kirkpatrick分類はどちらもレベル1とした．

卒前の多職種連携教育で学んだ人々が，実際に働いた経験を踏まえて役に立ったとする内容をまとめると，多職種の視点の違いや仕事，連携できるという体験，職種間でのコンフリクトの経験やチームワークの姿勢，ノウハウ，そして当事者（患者，利用者）を理解する視点を得たこと，様々な現場を見たことが挙げられた．また，自信や「働く上での根っこ」を得たという人もあった．

2-4 ワークショップで学んだことで，かえって邪魔になったことがありましたか？（図表4-7）

問4では，邪魔になったことは「なかった」との回答が，全体の4分の3にあたる18名であった．一方で「かえって邪魔になった」が4人，「どちらともいえない」は2人あった．

自由記述欄には4人が回答していた．6つのコードを抽出し，これらから6つのサブカテゴリー，さらに4つのカテゴリーを抽出した．

現場の状況は，1つのサブカテゴリー連携が当たり前でない現場（1コード）で構成した．

他職種との関係性は，3つのサブカテゴリー，分かり合えると思っても伝わらない，連携・協働できない人たち，職場で，多職種のイメージが悪い（それぞれ1コード）で構成した．

自分の反応や不満は，2つのサブカテゴリー，相手に配慮して，自分が疲

第4章　IPEの長期的効果と職場の影響

図表 4-7　ワークショップで学んだことでかえって邪魔になったこと

カテゴリー	サブカテゴリー	コード	回答者の職種
現場の状況	連携が当たり前でない現場	連携が当たり前でない現場では，いろいろと……（あった）	医師
他職種との関係性	分かり合えると思っても伝わらない	「最後はきっと分かりあえる」と思っていたが，ちっとも伝わらなかった	看護師
	連携・協働できない人たち	他者と上手に連携や協働できない人をみる	理学療法士
	職場で，多職種のイメージが悪い	人それぞれ学んできた環境（が違い，それ）によっては，多職種連携のイメージが悪（いことがあ）ったようです	看護師
自分の反応や不満	相手に配慮して，自分が疲れる	相手の気持ちを大切にしようとしすぎて疲れる	作業療法士
	職場の人が連携について勉強してほしい	「もっと連携や協働について勉強してくればいいのに」と思ってしまう	社会福祉士

れると職場の人が連携について勉強してほしい（それぞれ1コード）で構成した．

　卒後に働く職場で多職種連携についての理解が乏しかったり，職種間の意思疎通，連携・協働や多職種連携についてのイメージに問題があると，相手に配慮することで自分自身が疲れてしまったり，無理解な同僚に不満を感じたりすることがある．そのために，卒前のIPEで学んだことが，かえって邪魔になることがあるとまとめることができる．

2-5　卒前の多職種連携教育は必要だと思いますか？（図表4-8）

　問5には，22人が必要だと回答し，「どちらともいえない」が2人あった．
　自由記述欄には22人が回答し，24の文書切片と同数のコードを得た．これらから9サブカテゴリー，さらに4カテゴリーを抽出した．
　現場における連携の必要は，連携教育の必要性について，「必要」と「どちらともいえない」の方向性の異なる2つのサブカテゴリーを含んだ．「必要」とするサブカテゴリーは現場では連携が不可欠（5コード）とした．「どちらともいえない」とした回答者の1人は，「他職種理解は必要だが，連携

図表 4-8　卒前の多職種連携教育は必要だと思うか

カテゴリー		サブカテゴリー	コード	職種
現場における連携の必要	肯定的	現場では連携が不可欠	医療職はチームが必要不可欠で多職種連携が必須だから	医師
			（多職種が働いているという）事実がある	看護師
			現場に出れば、患者さんをよくするには他職種との連携が、すぐに必要になるから	看護師
			多職種に関わることは絶対避けられず、社会性、コミュニケーション能力を高めるために有効	看護師
			利用者様をトータルに支援する上で、それぞれの役割を知り、連携することが必要だから	作業療法士
	否定的	連携より、コミュニケーションの練習が必要	他職種理解は必要だが、連携の授業よりはコミュニケーションの練習が必要	作業療法士
職種についての理解	肯定的	他職種理解のために必要	職種により視点と役割が違うことを知っておく方がいい	医師
			他職種の視点や役割を学んでから現場に出ることが、連携に取り組む際に有意義	看護師
			他職種がどのような視点でアプローチしているか知った方がいい	社会福祉士
			他職種の専門性の理解は、幅広い支援をするために必要	社会福祉士
			他職種や連携について知ることで仕事の場で連携できる	保健師
		自職種の理解のためにも必要	他職種がいてくれるから自分たちに役割があると理解できるので、自分の専門性を考えるためにも必要	作業療法士
医師にとって	肯定的	医師には特に必要	医師は、自分が一番正しく何でも意思が通ると考えがち	医師
			医師は、学生のうちに他職種の専門性を知り、尊重することを学ぶ方がいい	医師
			高齢化社会で多職種連携は必須だが、多職種の意見を聞けない医師が多くいる	医師
			医師がチームで一番上だという勘違いがまだ拭えない	医師
卒前というタイミング	肯定的	学生時代に学ぶ意義がある	学生という立場で距離感が近くフラットな関係を築ける	医師
			卒前に多職種連携の概念に触れることでチームワークの大切さを学べた	医師
			実践の方法がイメージしにくくても、大切といわれ続けることで、それが当たり前になるから	作業療法士
			専門性が確立する前だからこそ吸収できる連携の態度やコンピテンシーがある.	作業療法士
		現場のIPEが未整備	現場では、その専門職の教育ばかりに力が注がれていて、多職種連携教育のシステムが整っていない．	理学療法士
	否定的	学生に必要が理解できるか不明	専門の勉強の途中で、必要性が理解できるかどうかわからない	医師
	中立	工夫が必要	連携は必要だが、卒前教育で多職種連携の講義を受けても眠くなってしまう人もいるので、工夫が必要	理学療法士

の授業よりはコミュニケーションの練習が必要」とコメントしていた．このコードを連携よりコミュニケーションの練習が必要というサブカテゴリーとした．

職種についての理解は，連携教育は「必要」とするサブカテゴリー，他職種理解のために必要（5コード），自職種の理解のためにも必要（1コード）で構成した．

医師にとって必要には，いずれも医師の回答者からの4つのコードでサブカテゴリー医師には特に必要を含めた．

卒前というタイミングは，IPEを卒業前に行うことに関する7つのコードから得た4つのサブカテゴリーで構成した．2つのサブカテゴリーは「必要」，残りの2つは「どちらともいえない」と，方向性を異にする．「必要」とするサブカテゴリー学生時代に学ぶ意義があるには4つ，現場のIPEが未整備」には1つのコードを含めた．

「どちらともいえない」サブカテゴリーのうち，学生時代に必要性が理解できるかどうか不明には，「専門の勉強の途中で，必要性が理解できるかどうか判らない」というコードを含めた．工夫が必要には，卒前に「多職種連携の講義を受けても眠くなってしまう人もいる」と，学生のモチベーションを引き出す難しさを指摘するコメントから抽出したコードを含めた．

以上をまとめると，経験者は卒前IPEについて，現実に多職種連携が必須となっていることから必要とする一方，連携について教えるよりはコミュニケーションの練習の方が必要ではないかとする意見もあった．他職種の理解だけでなく，自職種の理解を深めるためにも有効で，特に医師（になる者）にとっては必要だとする意見が目立った．IPEのタイミングについては，学生時代に学ぶ意義や，現任教育でのIPEが未整備なことから，卒前をよしとする意見と，理解やモチベーションの点で慎重なコメントがあった．

2-6 社会人教育（現場での研修や人材育成，職能団体などでの研修）で多職種連携教育は必要だと思いますか？（図表4-9）

問6には22人が「必要」と回答し，「どちらともいえない」が2人あった．自由記述欄には21人が回答し，24の文書切片とコードを抽出した．「必要だ」とした回答から6つ，「どちらともいえない」から2つのサブカテゴリーを得て，さらに3つのカテゴリーに分類した．

職場でIPEを経験には，サブカテゴリー職場で多職種連携教育を経験に，コード「就職した法人での多職種新人研修が有意義だった」を含めた．元となる文書切片は，「実際に就職した先で，社会福祉法人と医療法人の新人がチームで研修した．貴重な経験だったと感じている」である．

社会人へのIPEの効果は「必要」とする2つのサブカテゴリーと，「どちらともいえない」とする2つのサブカテゴリーで構成された．「必要」とするサブカテゴリーは社会人になってからが多職種連携教育のタイミング（4コード），多職種連携教育が有効（3コード）で，「どちらともいえない」は，社会人は変化が少ない，教育よりは仲良くなること」（各々1コード）を含めた．

連携のニーズと課題は，社会人へのIPEについて，いずれも「必要」とする3つのサブカテゴリーで構成した．職場で連携が必要（6コード），連携の理解や能力が不足している人がいる（4コード），職場での連携の状況に問題がある（4コード）である．

以上をまとめるならば，卒前にIPEを経験して社会に出た人たちの中で，職場で取り組まれるIPEも経験して有意義と感じている人がいること，社会人こそIPEの好機である，社会人に対してIPEが有効だとする意見と，それぞれに慎重な意見もあった．また現場においては多職種連携の必要性が指摘される一方で，連携についての理解や能力が不足している人が現場におり，職場のレベルでも多職種連携を進める上での問題があって，異動や退職などでチーム支援がゆらぐ場合もあることが指摘されていた．

第 4 章　IPE の長期的効果と職場の影響

図表 4-9　社会人への多職種連携教育は必要だと思うか

カテゴリー		サブカテゴリー	コード	職種
職場で IPE を経験	肯定的	職場で多職種連携教育を経験	就職した法人での多職種新人研修が有意義だった	社会福祉士
社会人への IPE の効果	肯定的	社会人になってからの多職種連携教育のタイミング	学生では現場のイメージがつかめない	医師
			専門分化するタイミングでこそ効果が上がりやすい	医師
			医師が、どのようにコーディネートすればスムースに事が進むかは on the job で学ぶしかない	医師
			卒前教育で多職種連携の講義を受けても効果的でない	理学療法士
		多職種連携教育が有効	多職種間で互いの専門性を知り、それを集約できる	医師
			周囲の職種への理解が深まる	作業療法士
			他職種の見方を知ることも大切	社会福祉士
	否定的	社会人は変化が少ない	キャリアを積むほど研修による変化は少ない	医師
		教育よりは仲良くなること	教育よりは仲良くなる・話しやすくなることが大切	作業療法士
連携のニーズと課題	肯定的	職場で連携が必要	医療職がチームで関わることは不可欠になっており、多職種連携が必要となる	医師
			ひとつの職種では仕事が成り立たない	医師
			（多職種が働いているという）事実がある	看護師
			現場での連携が不可欠だから	看護師
			患者さんに関わるのは一つの職種ではない	作業療法士
			自分の部署だけで解決できないことがある	社会福祉士
	否定的	連携の理解や能力が不足している人がいる	特に医師は、自分が正しく意思が通ると考えがち	医師
			自分の方法が唯一と考え、連携という言葉を理解せず社会に出ている人もいる	看護師
			多職種連携を、当たり前と思っていない、勘違いしている人がいる	作業療法士
			他者と生産的に意見交換できない社会人が増えた	理学療法士
		職場での連携の状況に問題がある	医師が偉いという固定観念がまだある	医師
			現在の職場で多職種連携は希薄で、情報の共有や協働ができていない	作業療法士
			他職種を知る機会がない	社会福祉士
			キーとなる職種の異動や退職で、チーム支援を保つのが難しい	作業療法士

第3節　考察

1　このワークショップ参加者を対象とした先行研究

　高屋敷らは，このワークショップの第8〜11回の参加者63名へのアンケートの，自由記載内容を質的に分析し，研修の成果について9つの大カテゴリー（グループワーク，コミュニケーション，他職種について，職種間の連携について，医療現場について，出会いの大切さ，自分の専門性を知る，自己覚知，一般的な感想）と22の中カテゴリーを抽出している．

　検討の結果，このワークショップを英国などでの先行研究と比較し，「コミュニケーション，専門職の役割を知る機会，自分の考えや偏見を知る機会になるなど，成果として指摘されたカテゴリーをほぼ網羅している」とし，「卒業後までを含めた長期的な教育効果を検証する必要がある」と総括している（高屋敷ほか　2006, 363-365）．

　高屋敷らが挙げた参加者が得た成果についての「代表的な記述」を，結果(3)と同様にIPE-Kirkpatrickの概念を準用して分類すると，レベル1が多く，レベル2aに分類できる記述が一部に含まれている．すなわち，レベル1に相当する記述には「グループワークを行う上でゴールを見失わないようにまとめるのが難しい」，「他の人と話すことがこんなにも活力を与えてくれるものだと実感した」などがある．レベル2aの例には「連携において困難はあってもうまくいったときに利用者にとっての利益はとても大きく努力する価値がある」「医師には，知識・技術的な専門性と人としての専門性の両方が必要と思った」などがある．

第4章　IPEの長期的効果と職場の影響

2　本調査の特徴

　このワークショップはわが国で学生を対象に比較的早い時期に行われたIPEの試みである．参加者は卒前にIPEを経験し，保健医療福祉の現場で専門職として働いてきた人々である．
　本研究では，現場における多職種連携の必要性や問題点，IPEの意義や効果についての評価を調査した．回答者は比較的少人数であるが，質的分析によっていくつかの知見がえられた．
　回答は概ね，IPEの経験を肯定的に振り返っており，職場での連携・協働の課題についても建設的な意見が多かったが，少数ながら必ずしも肯定的でない回答も得られた．
　ただし回答者24人は，調査者が連絡先を把握でき，回答を寄せた人たちで，調査者やワークショップ実施者の臨床疫学研究所と近く，肯定的な回答を寄せやすい選択バイアスが含まれている可能性がある．調査結果は，参加者全体の傾向を正確に反映しているとは限らず，分析にあたって注意を払う必要がある．

3　多職種連携の必要性と困難性

　多職種連携の必要性（問1），困難性（問2）を感じる場面については，課題別医療チーム，退院支援，在宅医療，地域ケアにおける複数事業所の連携などが挙がった．
　多職種連携が必要な場面（問1）で抽出したカテゴリーのうち，患者のニーズ，医療上の課題，在宅ケア・地域ケアは事業所や職場の業務課題である．それに対して，チーム形成はそのための職場の連携が不十分なことを示す．また援助プログラムは，自職種の方針を多職種連携の中で相対的に決定する姿勢と解釈できる．以上から，多職種連携の必要性は，①事業所や職場の課

題，②職場の連携状況，③自職種の相対的役割の3つの要因に集約できる．

多職種連携が必要な背景について，Leatherd は医療と福祉サービスの複雑さの増大，専門知識の増加に伴う専門分化，資源の合理的利用の要請などを挙げている（Leathard 1994, 3-37）が，これらは①に含まれる．それに対して②，③は，Leatherd の指摘よりも具体的・実際的で，多職種連携が必要となるより実際的なポイントと考えられる．

連携が困難な場面（問2）では，**業務の場面**に含まれるサブカテゴリーは，いずれも多職種で行う難易度が高い業務を示している．また，**連絡調整しにくい**は，連携のために時間やコストがかかりすぎる状況を，**考え方や能力**は職員の個人的な要因を，**職場の状況**は職種間の違い，関係性，職場の傾向や方針などを含んでいる．以上から，多職種連携を困難にする要因として，業務，個人，職場の3つの要因が指摘されているといえる．

専門職間の連携を難しくする要因について，Barr らは「コミュニケーション不足，増加する専門職，複雑さへの対処，チームにおける働き方，幅広い連携，競争の解決，サービスの質の改善，保健医療福祉の労働力と教育の改革など」を挙げており（Barr ほか 2005, 1），今回の調査で挙がった事柄がほぼ網羅されている．

職種別に比べると，「大切だと思う」では医療チームによる援助とチーム形成を挙げたのは全て医師で，自職種の相対的役割を挙げたのは作業療法士であったが，それ以外は複数の職種が挙げていた．「難しいと思う」では，看護職で業務要因と職場要因を挙げた人はおらず，社会福祉士で個人要因を挙げた人はいなかった．少数例のため明確な傾向とはいえないが，必要性や困難性について職種による認識が異なる可能性が示唆される．

4　ワークショップの意義と限界

ワークショップで学んで役に立ったことには，職種間で双方向的に学んだ体験，多職種連携で必要な姿勢とノウハウ，当事者理解と様々な現場などの

第4章　IPEの長期的効果と職場の影響

図表4-10　ワークショップで「得たこと」・「役に立ったこと」について，2つの研究で得られたカテゴリーの対応

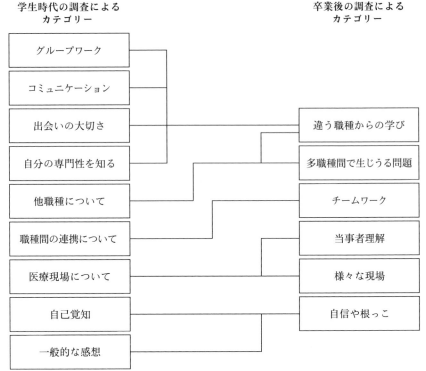

注：「学生時代の調査によるカテゴリー」は（高屋敷 2006）に，「卒業後の調査によるカテゴリー」は今回の調査・分析によって，筆者が作成．

　具体的な経験が，保健医療福祉職になっても残っており，自信や根っこなど働く上での全般的な糧となった事柄が含まれている．

　今回の結果を，ワークショップ終了直後を対象とした高屋敷らの分析（高屋敷ほか　2006, 364）と比較すると，一定の対応関係にあると考えられる（図1）．すなわち，学生時代の学習成果と社会人経験を経た現在の評価の構成要素に一定の対応関係があり，教育効果が残っていることが示唆される．一方で，学生時代の調査結果よりも，多職種間で生じる問題について明確に

第3節　考察

表現されていたこと，当事者理解についてより多彩な表現で指摘されていたことも，特徴的である．

職種別では，チームワークについて看護職から指摘がなかったことを除けば，各カテゴリーにほぼ全ての職種が触れており，職種による顕著な違いは認めなかった．

IPE-Kirkpatrick 分類を用いて学習成果をみると，学生時代はレベル1が大半であったのに対して，今回はレベル2aが多く，2bにあたる記述もあり，レベル1は比較的少数であった．参加直後はレベル1（反応）の成果を示していた人の一部が，現場経験を経て，多職種連携について認識や態度の変化，知識やスキルを得た可能性を示唆している．

教育の成果を遠隔的に評価する場合に，その後の体験など教育プログラム以外の要因が加わることを考慮する必要があるといえる．

調査項目が異なり時期の離れた2つの調査結果を比較するのは，大胆に過ぎるかもしれないが，10数年を経て，回答者による評価の共通点と違いが示唆されたことは，無視できないと考える．

ワークショップで学んだことが「かえって邪魔になった」と回答者の一部が指摘していたことは，IPEが無条件で経験者の力になるとは限らないことを意味する．IPEの経験によって，連携の条件が整っていないことや，考え方や態度の準備ができていない職員の存在などによるネガティブな体験を，かえって強める場合があることを示している．

5　IPEの必要性とタイミング

卒前教育と社会人対象のいずれも，IPEは「必要」という回答が大半を占めた．卒前では「現場では連携が不可欠」（医師，看護師，作業療法士），「他職種理解のために必要」（医師，看護師，保健師，社会福祉士）などの指摘があった．なお，医師にとって特に必要と指摘した回答者は，全て医師であった．

第4章 IPEの長期的効果と職場の影響

社会人対象では，実際に連携のニーズと課題を経験したことで，必要とするコードが多数あった．また実際に職場でIPEを経験しそれが有意義だったとする指摘もあった．

問4で「かえって邪魔になったことがある」に，「はい」「どちらともいえない」と回答した4人も，卒前のIPE（問5），社会人を対象としたIPE（問6）については必要と回答している．

ただし，問5，6に「どちらともいえない」とした回答者もあった．卒前教育では「連携の授業よりはコミュニケーションの練習が必要」「…連携の講義を受けても眠くなってしまう」「専門の勉強の途中で必要性が理解できるか」，社会人へのIPEでは「社会人は変化が少ない」「教育よりは仲よくなることが大切」とある．

これらは，連携を講義あるいは教育することへの疑問の指摘と，学生時代は専門職固有の教育が優先される，一方で社会人になってからでは遅すぎるという，アンビバレントな指摘といえる．

第4節　卒前教育と保健医療福祉現場における「連携」について

学生時代にIPEを経験した24人を対象に，多職種連携の必要性，困難性，IPEの成果と限界，必要性について質問紙調査を行った．

多職種連携の必要性には全体の課題，職場の連携状況，自職種の相対的役割の3つの要因を，困難性には業務，個人，職場の3つの要因を認めた．

IPEの成果としては，学生時代の評価と比較して，態度や認識の修正，知識とスキルの習得をより重視する傾向があった．一方，現場経験の中で「かえって邪魔になった」とする者も一定の割合で存在した．IPEの必要性についてはほぼ全員が必要と考えているが，実施の時期については一部意見が分かれた．

この調査によって，卒前の多職種連携教育が学習者に長期的な影響をもたらす可能性が示唆された．一方で，個々の学習者が多職種の視点や考え方，

第4節　卒前教育と保健医療福祉現場における「連携」について

専門性を知り，違うもの同士が一緒に働く必要性と可能性を理解しても，働き手となった時にそれをそのまま実践できるわけではなく，それによって困難を感じる場合もあることが示された．

日本の教育機関における多職種連携教育の日の浅さを考えれば，多職種連携教育を受けた少数の人々が，そうでない人が多数を占める現場に，後から参入しているといえる．チーム医療や地域包括ケアなど多職種連携を要請する流れは強まっている．本調査が示した傾向は，これからより規模を増やして顕在化する可能性がある．

このワークショップを開催していた期間には，参加者へのフォローアップも行っていたが，大学を卒業した後は，ほとんどの参加者とのコンタクトは途切れてしまっている．卒前のIPEには長期的な評価が必要で，そのためにより丹念な追跡調査とフォローアップが必要といえる．

終　章　病院における多職種連携と IPE の可能性

第1節　総合考察にあたって

　これまでに本書では，4つの調査結果を示し検討してきた．終章では，第1節で研究目的，動機と背景，研究枠組み，先行研究の検討結果の要点を振り返る．つぎに第2節で，研究上の問いに関して得られた知見を整理し，総合的に検討する．第3節では，病院における多職種連携のあり方を決定する要因の構造を総括し，より効果的な連携を行う方法を検討し，その手段のひとつである IPE に求められる課題について論じる．

1　本研究の目的

　本研究の目的は，地域医療に取り組む医療機関における多職種連携の発展過程，有効性と限界，影響する要因，効果的な連携の進め方を明らかにすることであり，4つの研究上の問いを立てた．すなわち，①地域医療において多職種連携はどのような経過で取り組まれてきたのか，②多職種連携はどのような要因に影響すなわち促進または阻害されるのか，③職場における多職種連携が機能しているかどうか，その状況は働き手の目線からどのように捉えられているか，④多職種連携教育（IPE）は職場における連携状況にどのような効果をもたらしており，どのような可能性があるのか，である．

終　章　病院における多職種連携と IPE の可能性

2　動機と背景

　この研究の動機と背景は，①チーム医療・多職種連携が，都市と農村の二つの地域で，病院から地域ケアに広がっていく過程を，筆者が臨床医として体験してきたこと，②そこで多職種連携の可能性と同時に困難性にも問題関心を抱いてきたこと，③学生を対象とする多職種連携教育に，地域医療機関で，先駆的に取り組んだ経験，④多職種連携を進めるには，個々の働き手の教育・研修・学習と同時に，医療機関や地域社会の特性に合ったマネジメントも必要と考えていることである．

3　本研究の枠組み

　本研究では，筆者が働いてきた2つの医療機関で質的調査と量的調査を行い，さらに筆者が関与した IPE 参加者への調査を実施し，トライアンギュレーション（混合研究法）を用いて分析する．
　第1調査では，佐久総合病院（長野県佐久市）の職員14人（6職種）に，チーム医療と多職種連携のあり方の変化，多職種連携の状況の見定め方，それに影響する要因，多職種が参加する研修についてインタビュー調査を行う．第2調査は，医療法人財団健和会（東京都足立区，埼玉県三郷市）の職員9人（5職種）に同様の調査を行う．2つの調査結果を比較し異同を明らかにした上で，都市と農村の地域医療における多職種連携の経過と実践知の広がりを検討する．
　第3調査は第1，2調査で抽出した「職場における多職種連携の状況の評価項目」から作成した質問項目を用いて，佐久病院の全職員への量的調査を行い「職場の連携状況評価尺度」を開発する．同時に，多職種が参加する研修への参加状況も調査する．その上で，開発した尺度と，職場の種類および多職種研修参加経験との関連を分析する．

第1節　総合考察にあたって

　第4調査は，筆者が企画運営に参加した，学生を対象とするIPEに参加して社会人となった人々を対象に，多職種連携とIPEの経験と認識について調査する．

　以上に基づいて，研究上の問いの①と②は主として第1，第2調査，③は第3調査，④は第3，4調査の結果を踏まえながら，本章で多角的・総合的に分析・考察する．

4　先行研究の到達点と政策動向

　先行研究を第1章で検討した．はじめにチーム医療と多職種連携の2つの用語について学術文献での用例を検討した．チーム医療という用語は1970年代から登場していた．多職種連携は，英語のinterprofessionalと比較するとより遅く，2000年代以降に登場し，はじめは医療分野の文献で使われはじめていた．両者を合わせた（広義の）多職種連携に関する論文の研究テーマは，時代を追って多彩になっていた．

　次に，チーム医療と多職種連携の歴史について，米国，英国における1910年代から今日までの経緯を辿り，日本における戦後の経緯と比較した．その上で，多職種連携が必要となった社会的背景を示し，2000年代以降の日本社会で，医療機関における新たなチーム医療と，地域包括ケアにおける多職種連携が，政策的に推進されていることを示した．

　さらに，多職種連携の必要性と機能，効果，連携状態の評価方法，困難性，その促進／阻害要因，類型化とケアの統合について，先行研究に基づいてレビューした．

　そして，IPEについて，国内外におけるその経緯を紹介し，近年注目されている論点である教育目標，効果測定について，先行研究の到達点を述べた．

終　章　病院における多職種連携と IPE の可能性

第 2 節　地域医療で多職種連携をどう構築するか

1　地域医療における多職種連携はどのように発展してきたか

　研究上の問い①に対しては，病院における多職種連携の変遷について，佐久総合病院（長野県）（第 1 調査）と医療法人財団健和会（東京都）（第 2 調査）の 2 つの調査を行い，結果を比較・検討のうえ統合した．

　2 つの病院での聴き取り調査の内容を合わせると，1980 年代から現在まで 40 年近くの経過を概観することができ，多職種カンファレンスの種類，開かれる機会と参加する専門職の数が，年代を追って増加してきたことが示された．

1-1　多職種が参加するカンファレンスの変遷

　急性期病棟のカンファレンスは，1980 年代あるいはそれ以前には，医師から看護師への説明，看護師から医師への質疑が主であった．ただし，病状経過に問題が生じた，ADL の制限や家族や経済的問題で自宅退院が困難である，倫理的判断を求められるなどでは，医師と看護師が意見を出し合って方針を検討する機会が遅くとも 1990 年代頃から存在した．リハビリテーション病棟，在宅ケアでは，1970 年代から医師と看護師だけでなく多職種が参加するカンファレンスがすでに行われていた．一方で，急性期病棟のカンファレンスに医師，看護師以外の職種が参加するようになったのは 1990〜2000 年代であった．この時代には，老人保健施設，回復期リハ病棟，地域包括ケア病棟，緩和ケア病棟など新しい施設・病棟ができて，そこでも多職種が参加するカンファレンスが行われるようになった．

　制度との関係をみると，老人保健施設（1987 年），在宅介護支援センター（1995 年）と介護保険（2000 年）が，病棟や在宅ケア部門と，病院外の行政

機関や事業所が一緒に行うカンファレンスを増加させるきっかけになったと考えられる．

一方で，1990年代の後半には，褥瘡対策や栄養サポートなどの新しい課題別医療チームの活動がはじまり，2000年代半ばからチーム医療に診療報酬がつくようになって，病院におけるチーム医療活動は急激に増加しはじめた．

以上をまとめると，① 1970年代〜1980年代半ばの，急性期病棟，在宅医療，リハ病棟などで多職種カンファレンスが徐々に拡大する時期，② 1980年代半ばから2000年代半ばの，多機関・多事業所間の連携に病院が参加していった時期，③ 2000年代半ば以降の，病院における課題別チーム医療が促進されるようになった時期に分けることが可能である．

1-2　多職種連携の変遷の時期区分との比較

この知見は，病院における多職種カンファレンスの時期区分は，多職種連携の時期区分を考える上での一要素になることを示唆している．

例えばアメリカ合衆国におけるチーム医療の変遷について，Tsukudaが行った時期区分がある（Tsukuda　1998, 21–37）．Tsukudaの時期区分は，①第2次大戦後すなわち1940年代後半から50年代の在宅医療，精神科，リハで医療チームがたちあがった時期，② 1960〜70年代の包括ケア，地域ケアの広がった時期，③ 1970年代後半以降の特定にニーズを持つ集団を対象とするチーム医療に重点が移った時代としている．

日本におけるチーム医療の時期区分については，本研究で取り上げたカンファレンスも一つの指標としながら，時期区分を実証的に検討し，Tsukudaらの先行研究と比較する必要があると考える．

1-3　多職種連携の変化の要素

1980年代から現在までの多職種連携の変化は，患者，技術，職場，働き手，制度の要素で構成されていることが示唆された．先行研究（Martin-Rodriguez 2006; Bincent ほか 2012; Van ほか 2007 ほか）では，本研究で示した患者，技術の要素は言及されていない．

第1・第2調査の結果によれば，職種の種類や，職場に配置される人数が増え，チームで仕事をする機会の増加は，多様な場面で進んでいった．栄養指導，服薬指導，介護指導などの役割が重みを増し，そのために各職種が患者や家族と責任を負って接する機会が増えていた．また，技術的な要請と診療報酬制度の後押しによって，課題別医療チームが診療・援助方針を決める機会も増えていた．

あるいは，患者・家族への面談のように，医師だけで行われていた仕事が，多職種チームで行われるようになった場合もある．かつて急性期病棟での面談は，医師だけあるいは看護師のみが同席して行われた．病状説明のための面談ではいまでも医師だけで行われる病棟もある．しかし，退院までの見とおし，退院先の選択や退院後の介護の仕方などを話し合う面談では，1980年代からソーシャルワーカーが参加していた．2000年に制度化された回復期リハ病棟などでは，PT，OT，ST，ケアワーカーが面談に参加するようになっている．

外科手術さえも，内視鏡手術と電子画面という技術革新による術野の視覚的情報の共有化によって，外科医と多職種の関係がフラットになりつつあることも，こうした多職種連携の変化の一部分をなしている．

2　多職種連携はどのような要因に影響されるか

病院における多職種連携に影響する要因については，いくつかの先行研究で指摘されていた職場，働き手，制度のほかに，患者と技術に関する要因を加える必要性が示唆された．

すなわち，両病院への聞き取り調査の結果を分析して得た6つのカテゴリーは，①患者のニーズ，②働き手の能力，③働き手の間の関係性，④職場の構造・機能・運営，⑤制度，⑥技術の変化であった．

第 2 節　地域医療で多職種連携をどう構築するか

　多職種連携に影響する要因については，Martin-Rodriguez らの分類（Martin-Rodriguez　2005）と，Van らの分類（Van　2013）が有名である．前者は連携が成功する要因を，決定要因（システム要因（社会，文化，専門職，教育システム），組織要因（組織構造，組織の理念，管理者の支援，資源，協力の仕組み），関係性要因（連携する意思，信頼，意思疎通，相互の尊重））に分けている．後者は，連携の決定要因として，関係性要因（開かれた意思疎通，信頼と尊敬，共に働こうとする意思），働き手要因（専門職としての経験，役割についての共通認識，期待），環境要因（働き手へのアクセスしやすさ，規則・約束事，多職種連携教育，報酬）を挙げている．

　日本における先行研究（田中ほか　2010；野島　2015；笹本　2015；和田　2008）も，同様に類型化している．

　これらに対して，今回のカテゴリー化では，患者のニーズと技術の変化を独立させた．患者のニーズに応えることが多職種連携の主要な目的であり，医療における技術革新の影響が大きいことを考慮すると，この 2 点が独立した要因になったのは合理的であり，本研究の分析の特徴といえる．それ以外では，働き手の能力と関係性を分けた点では Van らに，職場の構造・機能・運営を独立させた点では Martin-Rodriguez らに近い．

　多職種連携の促進要因と阻害要因の抽出を試みたところ，①から⑥の各カテゴリーから，75 の促進要因と 63 の阻害要因を見いだした．例えば，①患者のニーズの中に，「患者のニーズの広がり」「困難ケース」など連携を促進する要因を意味するコードと，「患者が伝えて欲しくない情報は共有しない」など阻害するものがあった．

　「入院患者の日課が忙しくなって調整に手間がかかる」というコードは，連携を要請・促進する面と，調整を困難にする面の両面があり，促進・阻害のいずれか一方に特定することはできなかった．例えば，「患者のニーズの生活面への広がり」「地域包括ケア病棟」などは，連携を促進していると解釈できる．一方で，「診療報酬におけるチーム医療の評価」「専門分化」は，連携に対して促進・阻害の両面をもつことが示唆されている．

終　章　病院における多職種連携とIPEの可能性

3　職場における多職種連携状況を，働き手はどのように捉えているか

　本研究では，職場における連携状況の評価尺度の開発を行った．これは，①第5章（第2調査・第3調査）の後半で，職員が，職場の多職種連携の状況を評価する際にどのような点に着目するかについて質的に分析し，そこで得られた結果から，②「職場における連携の状況を評価する問い」20項目を作成し，病院職員1325人（回収率56.7%）を対象にした質問紙調査によって，連携状況の評価尺度を開発し，回答者の諸属性との関係を統計学的に検討した．

3-1　尺度の開発方法と先行研究との比較

　まず，①では，3つのテーマ（［患者］，［職場］，［働き手］），16のカテゴリー（（患者理解）（患者中心）（時間を共有してきた）（解決指向）（全体を視野におく）（地域ケアにつなぐ）（問題の調整）（問題の発生）（双方向性）（意思疎通）（相互理解）（誰もが楽しく）（目標の共有）（課題の共有）（職員配置）（専門性））に含まれる，60のコードを抽出した．
　②では，①で抽出した16のカテゴリーに含まれる60のコードを，職場における連携の状況を評価するための，新しい質問項目の候補アイテム群として用いた．すなわち，質問紙調査に適しており，3つのテーマに属する項目を含む20の項目を60アイテムから選び，4件法の質問項目とし，データを収集した．
　この尺度を，先行研究である福井らの「在宅医療介護従事者における顔の見える関係」尺度（福井ほか　2014），森田らの「医療介護福祉の地域連携尺度」（阿部ほか　2014）と比較すると，対象，項目の構造で相違を認めた．
　対象については，福井らが在宅ケア従事者を，森田らが病院と在宅ケア従事者を対象とするのに対し，本研究の尺度は，主として病院職員を対象としている．

項目では，福井らは，①他の施設の関係者とやりとりができる，②地域の他の職種の役割がわかる，③地域の関係者の名前と顔・考え方がわかる，④地域の多職種で会ったり話し合う機会がある，⑤地域の相談できるネットワークがある，⑥地域のリソース（資源）が具体的にわかる，⑦退院前カンファレンスなど病院と地域の連携がよいで構成され，森田らは，上記の①から⑥で構成されている．

福井らおよび森田らの①②③④は，本研究の尺度のテーマ［働き手］に，⑤⑥⑦はテーマ［職場］に関連性が強い．一方，本研究のテーマ［患者］に相当するカテゴリーは福井らおよび森田らの尺度には含まれていない．

3-2　評価尺度と職員属性の関係の検討

因子分析の結果，第1因子「患者中心の職場のまとまり」，第2因子「職員間の協働性」，第3因子「連携のための活動」，二次因子として「職場の多職種連携状況」を抽出した．確証的因子分析では，十分な信頼性，妥当性が得られた．

この評価尺度を用いて，職員から見た連携の評価尺度の結果と職員の諸属性の関係を，重回帰分析で検討した．

その結果，職種別では，看護・介護と比較して，療法士と事務系は第3因子尺度が有意に低かった．現在の職場別では，急性期病棟と比較して，慢性期病棟は第1因子，第2因子，第3因子の各尺度が有意に低く，手術室・透析は第2因子が，在宅ケアは第2，第3因子がそれぞれ有意に低かった．役職別では，役職なしと比較して，医師・役職なしが全因子と第2因子で，医師・役職ありが第2因子で有意に低かった．

多職種研修の参加状況別では，不参加と比較して，新人研修のみへの参加と，事例検討と新人研修に参加で，全因子，第2因子，第3因子の評価尺度が，有意に低い傾向を認めた．

職種の経験年数，過去の職場別では，どの尺度でも有意差を認めなかった．以上から，急性期病棟に比べて，慢性期病棟，在宅ケア，手術室・透析で

連携状況の評価が低かった．これには，「一緒に頑張る楽しさ」「他職種に仕事を押し付けない」「情報を共有できる」「目標が共有されている」などの評価項目で，ベッド数あたりの職員数が多い急性期病棟で得点が高いと解釈可能である．また，カンファレンスについては，慢性期病棟や在宅ケアでより多くの職種が参加してきた歴史があるが，そのために全職種が発言するような運営が難しいと解釈できる．

このほか，評価者の職種（医師，療法士，事務），役職も，評価結果に影響する傾向を認めた．

多職種研修のうち，新人研修のみ，あるいは新人研修と事例検討に，参加した職員で，職場における連携状況の評価尺度が低くなる傾向を認めた．「他職種への不満を誰かに言うことはない」などの具体的な項目より，「チームの中で，他職種に仕事や役目を一方的に押し付けないようにしている」などのやや抽象的な評価項目で，差が大きいように思われた．この理由としては，多職種研修が連携のあり方の理解を深めたための評価基準の厳格化（レスポンスシフト）の影響，多職種研修がIPEとして成果を上げる要件を満たしていなかった可能性が考えられる．

4　IPEは，職場の連携状況にどのような効果をもたらしうるか

4-1　IPEの長期的効果

はじめに学生時代のIPEの効果について述べたい．第4調査では，学生を対象としたIPEは長期的な効果を持ちうることが示された．ただし，働く職場の連携状況によっては，それがかえって邪魔になる場合があることも示唆された．

第4調査は，日本では早い時期に行われたIPEである「対人援助のワークショップ」（1997年～2005年）参加者の調査であり，結果は第4章で論じた．このIPEの全参加者は185人であったが，連絡先の分かった79名に対

する質問紙調査を実施し，回答をえたのは24名であった．

その結果，多職種連携の必要性には全体の課題，職場の連携状況，自職種の相対的役割の3つの要因，同じく困難性には業務，個人，職場の3つの要因が挙げられた．IPEの成果については，学生時代の評価と比較し，態度や認識の修正，知識とスキルの習得をより重視する傾向があった．一方，現場経験の中で「かえって邪魔になった」とする者も存在した．

以上から，主として2つの知見がえられた．第1に，卒前の多職種連携教育が，卒業後，保健医療福祉の現場で働いて8～17年経過した時点で，学習者に長期的な影響を与えていることが示唆された．日本における先行研究では，IPEの効果に関するこのような比較的長期的な効果の検討は見当たらなかった．ただし，今回の調査で確認できたのは，態度，認識，知識，スキルについての成果であり，行動や組織的な実践，患者にとっての利益についての知見は得られなかった．

第2に，一方で，回答者の4分の1は「IPEで学んだことがかえって邪魔になったこともある」としており，IPEを経験した人が働く場において学習した内容を実践しようとして，困難を感じることが少なくないことが明らかとなった．このことは，各回答者が働く職場に多職種連携を阻害する要因が存在し，卒前IPEで多職種連携についての能力（態度，認識，知識，スキル）を身につけた個人が現場に入るだけでは，多職種連携がうまくいくとは限らないことを示唆している．

既に述べたように，多職種連携には様々な要因が作用することは第1・第2調査の結果でこれが示されており，第4調査の結果もまたこれを支持している．

それでも，IPEに長期的な効果がありうることが示唆されたことは，効果的な連携を行う上で，貴重な知見であることは，改めて確認しておきたい．

4-2 多職種が参加する研修の機会

第1・第2調査の結果から，現任教育におけるIPEの資源として，①

終　章　病院における多職種連携とIPEの可能性

OJT（委員会活動，多職種カンファレンス，患者・家族との面談），②研修会（新人研修，事例検討，職員研修，外部研修），③業務外の活動（病院祭，サークル活動，勉強会）の3つのカテゴリーを得た．多職種研修の課題として，①研修を通した学び方，育て方（他職種から学ぶ，他職種への指導・教育，連携の得意な人を育てる，個別の成功事例を共有する，プロセスを重視して決定する訓練，お互いが納得して進めるための訓練），②IPEのメリットとデメリット（IPEが必要，IPEが自己目的化している，連携で何を実現するかをはっきりさせる方がいい）を得た．

　第3章では，これら多職種研修への参加状況を調査した．佐久病院の職員1325人（回収率56.7%）を対象にした質問紙調査である．多職種が参加する研修への参加経験があると回答した者の率（参加経験者率）は「各種委員会・学習会」（71.2%），「新人研修」（65.8%），「院内研修会」（60%）で高く，「院外の研修会」（47.7%），「職場の事例検討会」（42.9%）はやや低かった．2つの研修の組み合せ別に，いずれか1つ以上に参加経験のある者の率をみると，委員会・学習会 and/or 新人研修82.7%，新人研修 and/or 院内研修会81.4%，委員会・学習会 and/or 院内研修78.3%，新人研修 and/or 院外研修77.4% などであった．全体の89.1%が，いずれかに参加していた．

　この参加率を職員の属性ごとに比較すると，年齢が若い・経験が少ないほど「新人研修」の参加率が高く，その他の研修は逆の傾向を示した．これは，年齢・経験が増すに従って中途採用者の比率が高まることが影響していると考えられる．職種別にみると，医師は「事例検討会」「院内研修会」の，看護介護系は「委員会・学習会」の，診療技術系と療法士は「新人研修」の参加率が高かった．職場別では，「新人研修」の参加率は急性期部門で高く，それ以外の研修機会は慢性期部門などで高かった．

　第1章第6節で検討したとおり，病院におけるIPEによる現任教育に関する先行研究の中で，各々の研修の内容や効果について報告したものは見られるが，研修への参加経験者率を種類別に比較したものは見当たらない．

　今回の調査結果では，9割の職員がいずれかの多職種研修に参加していた

が，経験年数や職種などによってそれぞれの参加率は異なっていた．研修の機会を充実させるともに，複数の研修間に共通の目標を設定し，計画的にIPEを実行することで，全体の参加者を増やし，参加者層を相補的に構成し，相乗効果をあげることに繋がる可能性がある．

4-3 多職種研修への参加経験と「職場の連携状況尺度」の関連

第3調査で行った，「職場の連携状況評価尺度」を目的変数，回答者の属性（多職種研修への参加経験を含む）を説明変数とした重回帰分析の結果，多職種研修に参加した経験のある群で，連携状況尺度が低くなる傾向を認めた．

この理由としては，①現在行われている多職種研修が連携を促進するような教育研修上の要件を満たしていなかった，あるいは，②多職種研修に参加した人が連携のあり方について理解が進んだために評価基準が厳しくなった，すなわちレスポンスシフトが生じた，の2つの可能性を検討した．

第3節　効果的な多職種連携とその構築

ここまで，本研究で示された知見を述べてきた．次に，これらに基づいて，保健・医療・福祉で多職種連携を効果的に進める上で，それらをどのように用いるかを検討する．

1 援助課題の複雑化による多職種連携の要請

今日，保健・医療・福祉の分野で多職種連携が，何のため，誰のために必要とされているかに，立ち返ってみたい．

歴史的経過を振り返ると，初期には精神科の診療やリハビリテーション医療，在宅ケア，途上国をはじめとするプライマリ・ヘルスケアで，その後，障害者支援，高齢者の介護の分野で，多職種連携の必要性が提起，追究されてきた．

終　章　病院における多職種連携と IPE の可能性

　1990 年代には，病院における医療事故や，子どもをはじめとする虐待死を防ぐために，専門職と支援機関の連携・協働の必要性が，改めて注目された．

　現在我が国では，少子高齢社会をむかえて，高齢者のみならず，子ども，障害児者，あらゆる生活上の困難をもつ人々を対象として，保健・医療・福祉の支援に，しかもそれを地域社会の営みとして取り組む方向に進みつつある．

　これらの背景には，そこで暮らす個人，家族のかかえる疾病，障害，生活課題など複数の問題をかかえた人々を援助するようになり，援助課題が複雑化・多重化してきたことがある．保健・医療・福祉における多職種連携は，これら当事者支援の課題に応えることが，第一義的な課題である．

　一方で，多職種連携が行われる事業所やそのネットワークも，経営などの課題を抱えている．連携するチームやネットワークが持続できることも大切である．そのための資源や機会，業務上の支援が提供され続けるかどうかも，課題となる．

　さらにいえば，暮らしと仕事の場である地域社会の多くもまた，人口減少や地域経済の縮小，財政難など多くの問題を抱えている．保健・医療・福祉の分野の人材不足，事業体の経営などの課題もある．多職種連携の推進が，これら地域社会の課題に応えることも期待されている（埼玉県立大学　2009, 5-6）．しかし，多職種連携が地域社会の資源を節約するかどうかは，連携に必要な機会コストなどがデメリットとして指摘されていること（Leatherd 1994, 8）を考えると，疑わしいといわざるをえない．

2　効果的な多職種連携の条件

　多職種連携の効果についての先行研究では，当事者支援の課題と，チームや事業所における連携の持続性を評価することに，着目しているものがある．Westらがチームの有効性を構成する要素として挙げた，①チームがタス

クを達成できているか，②メンバーの状態が良好で成長できているか，③チームが存続できるか，④チームのイノベーションがあるか，⑤他のチームと協働できているか（West 2012, 8）は，いずれも当事者支援の課題を示している．

あるいは多職種連携への働きかけの効果について，Reevesらが示した働きかけの4つの狙い，①連携のために投入される資源（Inputs），②連携のプロセス（Processes），③連携の結果（Outcomes），④連携が与えた影響（Impacts）（Reeves 2010, 123）も同様である．

地域の複数の事業所を対象にした，福井らの「在宅医療介護従事者における顔の見える関係」尺度の項目，すなわち①他の施設の関係者とやりとりができる，②地域の他の職種の役割がわかる，③地域の関係者の名前と顔・考え方がわかる，④地域の多職種で会ったり話し合う機会がある，⑤地域の相談できるネットワークがある，⑥地域のリソース（資源）が具体的にわかる，⑦退院前カンファレンスなど病院と地域の連携がよい，で構成されている（福井 2014）．これらもまた，当事者支援と連携の持続性の2つの課題を含んでいる．

3 多職種連携に影響する要因

3-1 本研究で示した6つの要因

Charlesらによれば，多職種連携は（1）社会的，政策的背景，（2）事業体の状況，（3）仕事のデザイン，（4）チームのあり方と心理社会的特性，（5）チームの効果という構造で捉えることができる（数字は筆者による）．このモデルでは，チームの効果に直接関係するのは仕事のあり方，チームのあり方などであり，社会的政策的背景と事業体の状況は仕事のあり方を介して間接的に効果に関わるとされている．

本研究の結果で得た多職種連携に影響する要因は，①患者のニーズ，②働

き手の能力，③働き手の間の関係性，④職場の構造・機能・運営，⑤制度，⑥技術の変化というカテゴリー構成であった．これらをCharlesらと比較すると，①患者のニーズ，⑥技術の変化を，Charlesらの社会的背景に相当すると考えれば，両者は一定の対応関係にあるといえる．

ただし，本研究の要因は，あくまで現場で働く人々の実践知から抽出したものであるという点に注意が必要である．①患者のニーズ，⑥技術の変化も，医療や介護の現場に存在する患者のニーズと医療技術を示しており，社会的な傾向を直接反映しているわけではない．例えば，患者のニーズは，患者の属する地域や社会階層によって異なる．新しい医療技術が導入されるタイミングも，医療機関によって異なる．

そのことを確認した上で，これらをあえてマクロ，メゾ，ミクロの視点でみると，Charlesの（1），本研究の⑤，⑥をマクロ，Charlesの（2），（3），本研究の④をメゾ，Charlesの（4），（5），本研究の①，②，③をミクロの要因とすることができる．

3-2 地域性について

第2章第3節で2つの病院を比較すると，集中治療，リハ医療，在宅医療，介護施設などに取り組みはじめた時期と順序などが異なることに伴って，多職種連携の発展過程にも違いがあった．また多職種研修も，研修の進め方や，業務外の活動（勉強会，病院祭など）について異なる点があった．これらには病院の歴史と地域性の違いが反映していると考えられる．

2つの病院における多職種連携の在り方，そこに影響する要因に，共通点が多かったことも事実だが，一方で，このような差異性に注目すると，多職種連携を進める上では，病院の特性，あるいは病院の立地する地域の特性にも考慮を払う必要がある．

3-3 連携の影響する要因間の相互関係

以上のような多職種連携に影響する要因間は，相互に以下のような関係に

第3節　効果的な多職種連携とその構築

あると考えることができる．まず保健・医療・福祉の対人援助の場における多職種連携は，直接的には，患者のニーズと，それに応じるための働き手の能力や働き手の間の関係性といったミクロの要因に影響される．一方で，これらの要因は，職場の構造・機能・運営など（メゾ）の要因に規定される．さらにこれらは，保健・医療・福祉の制度や，医療技術や情報技術など（マクロ）の要因に影響されている．さらに，マクロ要因には患者のニーズの変化や，地域性なども影響する．こうした，要因相互の関係を［図表終-1］のように図示することができる．

既述のとおり，患者のニーズや技術の変化，あるいは地域性を多職種連携の要因であることを述べた先行研究は，見当たらない．これらを構成要因とすることで，多職種連携に働く要因の相互関係の全体像がより明確に表現されると言えよう．

4　多職種連携を効果的に構築するために

効果的な多職種連携を構築するためには，どのような方法があるか．Reeves らによる働きかけの効果についての分析を参考に，今回の調査結果を検討したい．

Reeves らが挙げた連携のための働きかけの方法は，その対象を関係性（多職種学習，コミュニケーションへの働きかけ），プロセス（職員の人材マネージメント，ケアの一体化，ケースマネージメント，役割の変更），組織（品質改善，認証，ケアの組織的再編成），背景（政策の変更，資金）の4つに類型化している（Reeves　2010b, 114-115）．

各対象への働きかけ方法として取り得る手段は，今回の調査で得られたカテゴリーごとに，以下のように考えられる．

①患者のニーズは，⑤制度，⑥技術の変化とともに，Reeves らの背景 Contextual に対応している．患者のニーズについては，これを把握し，患者とともに行動するよう周囲に働きかけることになる．制度については，そ

の活用と，必要な場合はそれを変える，あるいは新しくつくるような働きかけがある．技術については，新規に導入すること，それが連携に与える影響を見きわめて活用することが挙げられよう．

②働き手の能力はプロセス processes に，③働き手の間の関係性は関係性 relational に対応し，ともに IPE が効果を発揮することが期待される．

④職場の構造・機能・運営は，組織 organizational に対応すると考えられるが，建物や人員体制の規模などの構造，急性期・慢性期・在宅・施設介護などの機能，多職種構成の職場などの運営が，関係性にも影響することは，第4章で示したとおりである．

以上から，多職種連携を効果的に構築するための働きかけの中では，IPEにいくつかの側面での効果が期待されると考えられる．しかし，IPE は連携構築の一手段にすぎず，事業所や地域社会，行政など，様々なレベルでの働きかけが必要なこともまた，明確である．

5 IPE に求められる課題

IPE は効果的な多職種連携を構築する上での，有力な一手段であることを確認した上で，IPE について本研究で見いだされた課題を挙げたい．

5-1 IPE の実施機会の広がり

本研究では，第2章では，病院における多職種研修すなわち広義の IPE には，事業所が実施する研修会のほか，業務の中でもたれるカンファレンスや事例検討，業務外の活動（病院祭や文化活動など）があることを示した．そして，第3章では，これら職場における IPE を経験することが，多職種連携の状況判断に影響していることも示した．

一方で，第4章では，卒前に IPE を経験した人たちが，働いている現場における IPE の不足を指摘していることを述べた．

社会人の，職場を超えた自主的な勉強会や業務外の活動などが，IPE の機

会となっているならば，学生についても，自主的なサークル活動などが，正規のIPEカリキュラムと相補的な学習の機会になるはずである．

IPEを広い意味で捉えることは，IPEの機会を広げていく上で，選択肢を増やすことにつながる．

同時に，特に職場におけるさまざまな学習機会や業務外の活動を，IPEの場として捉え直し，条件を整備する必要もある．その際，複数の研修に共通の目標を設定し，計画的にIPEを実行することで，全体の参加者を増やし，参加者層を相補的に構成することが考慮に価する．

5-2　IPEの目標：個人のコンピテンシーと集団のコンピテンシー

ここで，IPEの目標について，再度検討したい．

従来，IPEの効果を測定するために開発され，妥当性と信頼性が検証された尺度の多くは，学習者の姿勢や態度を評価するものであり，IPE-Kirkpatrickの2aに相当する．それに対して，働き手の能力，いわゆるコンピテンシーによる学習評価尺度は，2bまたは3の評価を可能にすることが期待される．

ところで，序章で検討したように，菊地によれば，連携のコンピテンシーには，個人のコンピテンシーと集団のそれがある（菊地　2004, 25-28）．

従来，検討・開発されてきた多職種連携のコンピテンシー概念は，個人に帰属するコンピテンシーを扱っており（多職種連携コンピテンシー開発チーム　2016），集団のそれについては，具体的な検討はほとんどされていない．

第2章で検討したように，学生時代にIPEを経験した卒業生の一部は，社会人として働く中で，所属した職場で多職種連携について「学んだことが却って邪魔になった」としていた．このことは，個人のコンピテンシーを開発するだけでは，それがその個人の行動時にトラブルに巻き込まれるリスクを高める可能性すらあることを示唆している．

また，第4章で検討したように，IPEを経験した職員ほど，職場における連携の状況を厳しく評価する傾向も認められる．

終　章　病院における多職種連携とIPEの可能性

　このことは，多職種連携に関する個人のコンピテンシーだけでなく，集団のコンピテンシーも並行して高めていく必要があることを示している．

　さらに，多職種連携を構成する要因の中には，個人や集団のコンピテンシーだけではコントロールできない要因も含まれていることは，上述のとおりである．

　むしろ，効果的な多職種連携を目指す個人は，自身の連携コンピテンシーを高め，所属する集団の連携コンピテンシーを育てることを志向しながら，同時に所属する職場で多職種連携を進めるための条件がどのような状況にあるかを評価し，行動を選択する必要があると言える．

　この点で，多職種連携に参加する各個人は，状況を判断する能力が求められる．残念ながら，これまで公にされたコンピテンシーの概念には，この状況判断に関する側面は，ほぼ含まれていない．

　本研究で開発を試みた状況評価尺度は，実践知をもとに，職場における多職種連携の状況を判断するツールに迫ろうとする試みでもある．

5-3　IPEにおけるレスポンスシフトの問題

　本調査では，多職種研修を経験した群で，職場の多職種連携状況の評価尺度の得点が低い傾向を認め，この原因を検討し，レスポンスシフトが影響している可能性を述べた．レスポンスシフトは，医療や教育の効果を評価する際に，調査対象者の内部基準が変化することでアウトカムに影響が出る現象をさす（Schwartz 2010, S38）．本研究では，多職種が参加する研修に参加したことで，多職種が連携することについての基準が高くなり，実際に働いている現場での連携状況について厳しい評価を下すようになっている可能性を指す．

　IPEに関する文献をデータベースで検索した範囲では，IPEにおけるレスポンスシフトについて取り上げた文献は見当たらない．一方で，「環境の変化への適応として捉えることもでき」「バイアスや交絡因子というよりは，それ自体が重要な健康指標であり介入のゴールであると考えることができ

第3節　効果的な多職種連携とその構築

図表終-1　多職種連携に影響する要因の概念図

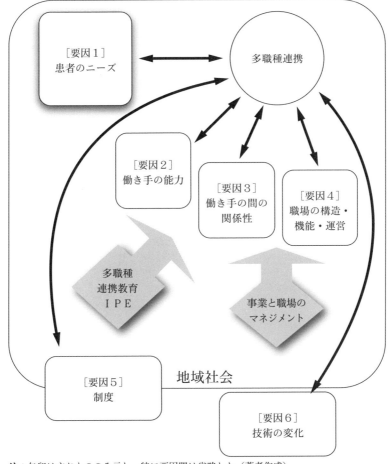

注：矢印は主なもののみ示し，特に要因間は省略した（著者作成）．

る」（鈴鴨　2015, 14）という指摘もある．

今後は，IPE の効果を評価する上でも，レスポンスシフトを考慮する必要がある．その際，レスポンスシフトが，多職種研修だけで起こったかどうかの検証が必要であり，その場合重要なのは，専門職としての実践経験による影響が，本研究の連携状況評価尺度などにどこまで影響するかと思われる．

すなわち，教育・研修と実践経験の両者と評価結果との関係性，構造を検討する必要があると考えられる．

おわりに

　本書は，日本福祉大学大学院福祉社会開発研究課に提出した博士論文「地域医療に取り組む2つの医療機関における多職種連携の視点と方法に関する実証的研究」に加筆・修正を行ったものである．

　本研究のオリジナリティは，第1に，多職種連携の状況を，個人の認識や能力ではなく，職場の連携状況という，いわば集団のもつ特性として測定する尺度を開発し，一定の検証をしえたことである．

　第2に，農村と都市で地域医療に取り組み，全国的にも注目されてきた2つの病院における多職種連携の発展過程を，それぞれの病院の発展過程とあわせて記述したことも，本書の特徴といえる．

　第3に，多職種連携に影響する要因について，先行研究では指摘されてこなかった「患者のニーズ」と「技術の変化」を位置づけたこと，第4に病院で行われている多職種研修に着目してそれを類型化し，IPEにおけるその活用の可能性を指摘したこと，第5に，学生時代のIPEが長期的効果をもちうることを示したことも，本書の研究上の新たな知見といえる．

　一方，本研究にはいくつかの限界がある．

　第1に，調査の対象とした2つの病院が，地域医療で先進的といわれる医療機関であるが故に，この結果を現在の日本の病院に一般化することが難しい場合もありうることである．この点は，しかし，地域包括ケアに取り組む医療機関が今後増加するときに，参照しうる知見を示したことの裏返しともいえる．

　第2に，調査対象はいずれも，医療機関を起点に地域ケアに広がった実践事例であるために，病院と地域ケア・地域福祉の多職種連携の共通点と相違点の全てには迫れていないことである．最近では，保健医療福祉の中にとど

おわりに

まらず,保育,学校教育,司法などより広い分野との連携も要請されていることを思えば,この弱点は小さくない.

第3に,4つの調査の実施過程における限界を挙げておかなければならない.それは,①第1,第2調査における調査対象者の職種構成が,病院全体の構成と異なり,得られたカテゴリーに影響した可能性があること,②第3調査において,対象とした病院の職種によって回答率に差があり,偏りを生じた可能性があること,③開発した評価尺度の外的基準との比較が行えておらず,構成概念妥当性の評価が不十分な可能性を残していること,④第4調査において,対象としたワークショップから10年以上経過していたことから,参加者の捕捉率,回答率とも高くなかったこと,である.

あわせて,今後取り組むべき研究上の課題を多数得ることができた.

ここでは,現時点で次の課題と考えている今後の研究課題を3点挙げる.

第1は,医療史における多職種連携をめぐる課題である.医療機関におけるチーム医療と多職種連携の連続と不連続,その変化・発展の時期区分をより整理して示すこと,患者のニーズや医療技術の変化を含む諸要因が日本の医療における多職種連携に影響してきた過程を明らかにすることが挙げられる.

第2に,地域医療に取り組む現場で行われている多職種研修について,病院祭やサークル活動,読書会などの業務外の活動も含めた実態の把握と分析,効果的な実施方法について,実践的に明らかにすることである.

第3に,これまでのIPEとくにその評価に関する研究で,ほとんど言及されてこなかった「学習者のレスポンスシフト」を把握し分析に活かすことも,すぐ取り組むべき課題である.

これらに取り組む上で,保健・医療・福祉の現場における多職種連携の状況を評価する指標の改良,その上で多職種連携に影響する要因への介入研究の実施,組織の実践と当事者へのケアの改善への貢献を評価する方法の確立にも取り組みたい.

おわりに

　この研究は，臨床医として働いた期間に出会った患者やご家族の方々，様々な職種の同僚，地域社会で一緒に働いた皆さんに啓発されたことで成立した．

　特に，本研究をまとめる上でご協力をいただいた，長野県厚生農業協同組合佐久総合病院の職員，なかでも人材育成推進室の皆さん，並びに，特定医療法人財団健和会と東都保健医療福祉協議会の職員，なかでも人材教育部，臨床疫学研究所の皆さん，対人援助のワークショップに参加され調査にご協力いただいた皆さんに深く感謝したい．

　本書の元となった論文は，私にとって2つめの博士論文である．1つめは，1989年に提出した医学博士論文だった．私は1981年に医学部を卒業し，当時，千葉市で救急車を最も多く受け入れていた千葉健生病院（医療法人千葉県勤労者医療協会）に研修医として勤務した．同時に，千葉大学医学部公衆衛生学教室（吉田亮教授・のち千葉大学学長，安達元明助教授のち教授）に委託研究生として籍を置き，大気汚染など公害問題，疫学の方法や地域医療計画について学んだ．臨床医と社会医学研究者の二足のわらじを履き，吉田先生，安達先生のもとでまとめた最初の博士論文が，「医療圏の設定に関する基礎的研究」（千葉医学雑誌，65（1），11-26）である．

　相前後して，1984年に私は医療法人財団健和会に移籍し，故川上武先生のもとで医療技術論・医学史の勉強をはじめた．川上先生が亡くなる直前まで，診療に従事しながら25年間指導を受けた．先生から学んだ思考・思索の方法は，理論的枠組として，医療を含む対人援助の実践に結びついた本書の問題関心に活きている．同じく研究方法は，2つの病院における多職種連携の経緯とそこに影響する要因の分析においてとった技術論的・医療史的接近方法に影響している．

　2つめの博士論文を書くことになったのは，二木立先生の勧めとご指導による．日本福祉大学の教員になった直後の2015年5月から約3年間，毎月1回，厳しく根気強いご指導を得てようやく形になった．

　実は，二木先生は，私が学生だった頃に，医師出身の医療経済学研究者と

おわりに

して颯爽と登場された．二木先生の著作に触れた私は，図々しく押しかけて，直接ご指導いただく機会を得た．前述した川上武先生のもとで勉強するよう勧めてくださったのも，二木先生である．1度目は「全国医学生ゼミナール」(1976年仙台) でご講演を聴き，何を勉強すればいいかと質問した時に，川上武『現代日本医療史』(勁草書房) を勧めてくださった時である．2度目は，研修医だった1983年に二木先生が診療と研究の場とされていた代々木病院でリハビリテーション診療を見学した際に，お昼ご飯をご馳走になりながら，川上先生が当時主催されていた「都市医療研究会」と「医学史研究会関東地方会」への参加を勧めてくださった．

二木先生が退職された後，2017年の1年間は，山崎喜比古先生 (日本福祉大学特任教授) に主査として研究指導をお願いした．先生が，実践家への敬意とともに研究のロマンを語る姿にも，大いに啓発された．特に質的研究と量的研究それぞれの強みについて，いろいろな分野の論文をご紹介いただき，教えを受けた．

斉藤雅茂先生 (日本福祉大学准教授) には，第3章の統計計算について初歩的なことから丁寧に教えていただいた．篠田道子先生 (日本福祉大学教授，大学院医療福祉マネジメント研究科長) には，ご自身の博士論文「医療・福祉のチームマネジメントの総合的研究」(2014年) 等，研究成果を通じて導いていただいた．

また，二木先生の博士論文指導 (二木ゼミ) の先輩として，厳しい指導を一緒に乗り越えた林裕介先生，日比野絹子先生，野尻紀恵先生に，論文の執筆から審査の準備に至る過程で，具体的なノウハウを教わるだけでなく精神的な励ましも受け，お世話になった．

最後に，研究者と臨床医の二足のわらじを履く私の苦心惨憺を見守り，支えてくれている妻・浩子に，記して感謝したい．

2019年 初夏

著 者

初出一覧

藤井博之（2018c）：資格取得前に実施した IPE の長期的効果——学生時代に IPE を経験した社会人を対象にした研究．保健医療福祉連携，第 11 巻 1 号，2-13 頁（第 4 章）．

藤井博之（2018d）：病院における多職種研修の現状分析——IPE 構築の視点から．日本農村医学会雑誌，第 67 巻第 1 号，37-51 頁（第 2 章）．

藤井博之（2018e）：医療機関における多職種連携の状況を評価する尺度の開発．厚生の指標，第 65 巻第 8 号，22-28 頁（第 3 章）．

図表一覧

図表序-1　本研究の研究枠組み
図表 1-1　チーム医療，多職種連携などに関する文献数の推移
図表 1-2　patient care team, interprofessional, multi-disciplinary, multi-professional, inter-disciplinary を含む文献数の推移
図表 1-3　IPE または多職種連携教育に関する文献数の推移
図表 1-4　チーム医療，多職種連携等に関する総説論文の傾向
図表 1-5　年表　戦後日本の保健・医療・福祉職制度の拡大
図表 1-6　診療報酬に位置づけられた課題別医療チーム
図表 2-1　佐久病院のカンファレンスの類型と年代
図表 2-2　佐久病院のカンファレンス参加職種の推移
図表 2-3　佐久病院における多職種連携の変化
図表 2-4　佐久病院における多職種連携の促進要因と阻害要因
図表 2-5　佐久病院職員が連携の状態を評価するポイント
図表 2-6　佐久病院における多職種研修の種類
図表 2-7　佐久病院における多職種研修を通した学び方，育て方
図表 2-8　佐久病院における多職種連携の変化・影響した要因・連携状況の評価の対照表
図表 2-9　健和会グループでおこなわれてきたカンファレンスとその類型
図表 2-10　健和会グループにおけるカンファレンスに参加する職種の変化：病棟・職場別
図表 2-11　健和会グループにおける多職種連携のあり方の変化
図表 2-12　健和会グループにおける多職種連携の促進要因と阻害要因
図表 2-13　健和会職員が連携の状態を評価するポイント
図表 2-14　健和会における多職種研修の種類
図表 2-15　健和会における多職種研修を通した学び方・育て方
図表 2-16　健和会グループにおける多職種連携の変化・影響した要因・連携状況の評価の対照表
図表 2-17　佐久病院と健和会グループのカンファレンスの変遷と両者の比較
図表 2-18　佐久病院と健和会グループにおける多職種連携の変化の比較
図表 2-19　佐久病院と健和会グループの職員が連携の状態を評価するポイント

の比較
図表 2-20　佐久病院と健和会グループにおける多職種連携の展開に影響した要因の比較
図表 2-21　佐久病院と健和会グループにおける多職種連携の促進要因と阻害要因
図表 2-22　佐久病院と健和会の職員が経験した多職種研修の比較
図表 2-23　佐久病院と健和会の職員が経験した多職種研修の課題
図表 3-1　職場の多職種連携状況評価尺度の質問項目リスト
図表 3-2　質問紙調査への回答者の属性
図表 3-3　2つの研修のいずれかに参加経験のある職員の率
図表 3-4　経験年数別の各多職種研修参加経験者率（χ^2 検定と残差分析）
図表 3-5　職種群別の各多職種研修参加経験者率（χ^2 検定と残差分析）
図表 3-6　職場別の各多職種研修参加経験者率（χ^2 検定と残差分析）
図表 3-7　役職別の各多職種研修参加経験者率（χ^2 検定と残差分析）
図表 3-8　職場における多職種連携の状況の評価項目への回答の分布
図表 3-9　職場の多職種連携尺度（仮）の因子構造；探索的因子分析による因子負荷量
図表 3-10　因子得点と単純加算得点の相関関係
図表 3-11．確証的因子分析の解析モデル；二次因子モデル
図表 3-12　完全情報最尤法による解（標準化されたパラメーターの値）
図表 3-13　職場の連携状況の Item-Total 相関と Cronbach の α 係数
図表 3-14　各下位尺度得点の属性ごとの比較
図表 3-15　研修参加の有無による尺度得点の差（T 検定）
図表 3-16　職場の連携状況評価尺度の関連要因；重回帰分析
図表 4-1　IPE の成果についての修正 Kirkpatrick 分類
図表 4-2　回答者の属性
図表 4-3　設問への回答
図表 4-4　連携・協働が大切だと思う場面
図表 4-5　連携・協働が難しいと思う場面
図表 4-6　ワークショップで学んだことで役に立った経験
図表 4-7　ワークショップで学んだことでかえって邪魔になったこと
図表 4-8　卒前の多職種連携教育は必要だと思うか

図表一覧

図表 4-9　社会人への多職種連携教育は必要だと思うか

図表 4-10　ワークショップで「得たこと」・「役に立ったこと」について，2つの研究で得られたカテゴリーの対応

図表終-1　多職種連携に影響する要因の概念図

文献表

阿部恵子，安井浩樹，青松棟吉（2015）：多職種連携によるチームコミュニケーション教育．日本ヘルスコミュニケーション学会雑誌．5（1）18-19

阿部泰之，森田達也（2014）：「医療介護福祉の地域連携尺度」の開発．Palliative Care Research. 9（1）114-120

相澤文恵，平林香織，佐藤洋一（2016）：多職種連携教育「チーム医療リテラシー」におけるワークショップの教育効果．岩手医科大学教養教育研究年報．(51) 47-55

赤星進，木崎幸子，田中良子ほか（1970）：総合病院精神科におけるチーム医療の経験．埼玉県医学会雑誌．(1) 15-17

American College of Clinical Pharmacy（ACCP）(2009): Interprofessional Education: Principles and Application. A Framework for Clinical Pharmacy, Pharmacotherapy. (29) 146d-164e

Anderson N (1998): Measuring climate for work group innovation: development and validation of the team climate inventory. J of Organiz Behav. (19) 235-258

Bardet JD, Vo TH, Bedouch P, et al. (2015): Physicians and community pharmacists collaboration in primary care: A review of specific models. Res Social Adm Pharm. 11 (5) 602-22

Barr H (1998)：Competent to collaborate: Towards a competency-based model for interprofessional education. Journal of Interprofessional Care. (12) 181-187

Barr H (2002): NVQs and interprofessional collaboration, Going Inter-Professional Working Together for Health and Welfare, Hove and Philadelphia. 90-108

Barr H, Koppel I, Reeves S, et al. (2005) Effective Interprofessional Education Argument, Assumption & Evidence. Blackwell, 中山蒔子訳．役に立つ専門職連携教育―議論仮説根拠．新潟医療福祉大学．

Barr H (2014): Interprofessional Education: Today, Yesterday and Tomorrow. https://www.unmc.edu/bhecn/_documents/ipe-today-yesterday-tmmw-barr.pdf. 2019. 3. 7

文献表

Brown TM（1981）: An Historical View of Health Care Teams, Agich G. J. Responsibility in Health Care. Dordrecht: D. Reidel Publishing Company. 3–22

BuIjac-Samardzic M. et al（2010）: Interventions to improve team effectiveness: A systematic review. Health Policy. 94（3）183–195

CAIPE（1997）Interprofessional Education-A Definition. CAIPE Bulletin No. 13. https://www.caipe.org. 2019. 3. 7

Cannon-Bowers, J. A., Tannenbaum, S. I. and Salas, E., et al.（1995）: Defining Competencies and Establishing Team Training Requirements, Guzzo RA, Salas E. and Associates eds. Team Effectiveness and Decision Making in Organizations. Jossey-Bass. 333–380.

Charles L, et al（2006）: What Do We Know about Health Care Team Effectiveness? A Review of the Literature. Medical Care Research and Review. 63（3）263–300

Canadian Interprofessional Health Collaborative（2010）. A National Interprofessional Competency Framework 2010. https://www.cihc.ca/files/CIHC_IPCompetencies_Feb1210.pdf. 2019. 3. 7

千葉大学大学院看護学研究科付属専門職連携教育研究センター（2018）: インタープロフェッショナルワーク実践能力評価尺度（CICS29）. https://www.iperc.jp/inohanaipe/wp-content/uploads/2018/11/9ea648ff6757e1c7b407ee0c5973bbfe.pdf. 2019. 3. 7

地域包括ケア研究会（2010）: 地域包括ケア研究会報告書〜今後の検討のための論点整理. http://www.mhlw.go.jp/houdou/2009/05/dl/h0522-1.pdf. 2019. 3. 7

地域包括ケア研究会（2013）:〈地域包括ケア研究会〉地域包括ケアシステムの構築における今後の検討のための論点. http://www.murc.jp/uploads/2013/04/koukai130423_01.pdf. 2019. 3. 7

地域包括ケア研究会（2016）:〈地域包括ケア研究会〉地域包括ケアシステムとケアマネジメント. http://www.murc.jp/uploads/2016/05/koukai_160509_c1.pdf. 2019. 3. 7

地域包括ケアシステム研究会（2017）: 地域包括ケアシステム研究会―2014 年に向けた挑戦―. 三菱 UFG リサーチ＆コンサルティング. http://www.murc.

jp/sp/1509/houkatsu/houkatsu_01/h28_01.pdf. 2019. 3. 7

Department of Health（2001）: Learning from Bristol: the report of the public inwuiry into children's heart surgery at the Bristol Royal Infirmary 1984–1995. The Stationary Office. http://webarchive.nationalarchives.gov.uk/20090811143822/ http://~www.bristol-inquiry.org.uk/final_report/the_report.pdf. 2019. 3. 7

Edmondson AC（2003）: Framing for Learning: Lessons in Successful Technology Implication. California Management Review. 45（2）34-54

Edmondson AC（2012）: TEAMING How Organizations Learn, Innovate, and Compete in the Knowledge Economy. John Wiley & Sons Inc.（邦訳）野津智子（2014）：チームが機能するとはどういうことか．英治出版，

Emanuel EJ, Emanuel LL（1992）: Four Models of the Physician-Patient Relationship. Journal of the American Medical Association. 267（16）2221-2226

榎田めぐみ，片岡竜太，鈴木久義ほか（2015）：臨床シナリオを用いた学部連携PBLチュートリアルの多職種連携教育における有用性の検討．保健医療福祉連携．8（1）10-19

Fransworth TJ, Seikai JA, Hudock D et. al.（2015）: History and Development of Interprofessional Education. J Phonet and Audiol.（1）101

Freeth D., Hammick M., Koppel I., Reeves S.& Barr H.（2002）: A Critical Review of Evaluations of Interprofessional Education. The Learning and Teaching Support Network for Health Sciences and Practice. London

Freeth D, Hammick M, Reeves S, et al. Effective Interprofessional Education Development, Delivery & Evidence. Blackwell, 中山蒂子訳（2005）役に立つ専門職連携―開発・提供・評価．新潟医療福祉大学．

藤井博之（2005）：（有美記念財団　2003年度在宅医療助成公募完了報告書）保健医療福祉の統合研修プログラム「対人援助のワークショップ」．http://zaitakuiryo-yumizaidan.com_data/file/data1_20080328100242.pdf. 2019. 3. 7

藤井博之編著（2018a）：ラーニングシリーズIP（インタープロフェッショナル）～保健・医療・福祉専門職の連携教育・実践～第1巻IPの基本と原則．協同医書

藤井博之編著（2018b）：ラーニングシリーズIP（インタープロフェッショナル）

文献表

～保健・医療・福祉専門職の連携教育・実践～第4巻臨床現場でIPを実践し学ぶ．協同医書

藤井博之（2018c）：資格取得前に実施したIPEの長期的効果—学生時代にIPEを経験した社会人を対象にした研究．保健医療福祉連携，11（1）2-13

藤井博之（2018d）：病院における多職種研修の現状分析—IPE構築の視点から．日本農村医学会雑誌，67（1）37-51

藤井博之（2018e）：医療機関における多職種連携の状況を評価する尺度の開発．厚生の指標，65（8）22-28

藤岡美幸，中野京子，小林朱実ほか（2011）：看護師の卒後教育を通したインタープロフェッショナル教育（IPE）への関わり．臨床検査学教育．3（2）82-87

藤田啓介（1989）：チーム医療で期待される医師像—アセンブリ（全員集合）を必須科目とする医学教育，かく生かされかく語りき．アセンブリ書店．184-201

藤田淳子，福井小紀子，池崎澄江（2015）：在宅ケアにおける医療・介護職の多職種連携行動尺度の開発．厚生の指標．62（6）1-9

藤田淳子，福井小紀子，岡本有子（2016）：過疎地域における医療・介護関係者の終末期ケアの実態と連携に関する調査．日本公衆衛生雑誌．63（8）57-69

福井小紀子（2014）：「在宅医療介護従事者における顔の見える関係評価尺度」の適切性の検討．日本在宅医学会雑誌．16（1）5-11

福井小紀子，藤田淳子，池崎澄江ほか（2015）：顔の見える関係ができたあとの多職種連携とは？　連携力の評価の視点（第1回）「連携」の中身を評価しよう　連携力の3つのレベルと評価尺度．訪問看護と介護．20（11）936-942

福島統（2012）：多くの職種が参加する医療者教育-Inter-professional Education．日医大会誌．9（4）255-259

Fulmer T, Hyer K（1998）: Evaluating the Effects of Geriatric Interdisciplinary Team Training, Chapter10 of Siegler E. L. et al: Geriatric Interdisciplinary Team Training. Springer Publishing Company. 115-146

Gaboury I, Bujold M, Boon H, et al.（2009）: Interprofessional collaboration within Canadian integrative healthcare clinics: Key components. Soc Sci Med. 69（5）707-15

Gagliardi AR, Dobrow MJ, Wright FC.（2011）: How can we improve cancer care? A review of interprofessional collaboration models and their use in clinical management. Surg Oncol. 20（3）146-54

GHQ提供厚生省編著（1948）：保健所運営指針，日本医療社会事業協会（2003）：日本の医療ソーシャルワーク史：日本医療社会事業協会の50年，第17章医療ソーシャルワーカー関連文書．224-228

Hackman JR（1990）: Groups that work and that don't. Jossey-bass.

芳賀敏彦（1975）：リハビリテーションの実際　チーム医療に携わる人々．看護学生．23（5）30-32

原修一，内川義和，立石修康ほか（2010）：異なる医療専門職を目指す学生交流をツールとした保健科学部の実践的取組．九州保健福祉大学研究紀要．（11）135-14

畑亮輔，坂倉恵美子，村松真澄ほか（2015）：高齢者の在宅医療・介護推進に向けたインタープロフェッショナル教育プログラムの開発と評価　多大学連携による交流学習プログラム構築の試み．北海道公衆衛生学雑誌．28（2）119-128

Health care interprofessional education（2014）: encouraging technology, teamwork, and team performance, Journal of continuing education in nursing. 45（4）181

Heinemann GD, Schmitt MH, Farrell MP, et al（1999）: Development of an Attitudes Toward Health Care Teams Scale. Evaluation & the health professions.（22）123-42

平川仁尚（2014）：高齢者ケアに関する職種横断型ワークショップ活動報告．日本農村医学会雑誌．63（1）76-82

Hojat M, Fields SK, Veloski JJ, et al.（1999）: Psychometric properties of an attitude scale measuring physician - nurse collaboration. Eval Health Prof. 22（2）208-220

細田満和子（2012）：「チーム医療」とは何か　医療とケアに生かす社会学からのアプローチ．日本看護協会出版会．

井出成美ほか（2011）：「学際統合型専門職連携教育開発プロジェクト―看護・福祉学生協働による地域包括支援センターを核とした住民参加型ケアシステムをつくる―」の一環として実施した地域包括支援センター職員研修会の成果．山梨県立大学看護学部紀要．（13）77-90

飯岡由紀子，亀井智子，宇都宮明美（2016）：チームアプローチ評価尺度

(TAAS) の開発　尺度開発初期段階における信頼性と妥当性の検討．聖路加看護学会誌．19（2）21-28

池川清子，田村由美，工藤桂子（1998-1999）：（連載）今，世界が向かうインタープロフェッショナルワークとは—21世紀型ヘルスケアのための専門職間連携への道．Quality Nursing. 4（11）965 - 5（5）386

Institute of Medicine（2000）: To Err is Human: Building a Safer Health System. National Academy Press,（医学ジャーナリスト協会訳）人は誰でも間違える　より安全な医療システムを目指して．日本評論社

Institute of Medicine（2001）: Crossing the Quality Chasm, the National Academy Press.（邦訳）米国医療の質委員会／医学研究所,（医学ジャーナリスト協会訳）医療の質　谷間を越えて21世紀システムへ．日本評論社

Institute of Medicine（2013）: Interprofessional education for collaboration: Learning how to improve health from interprofessional models across the continuum of education to practice. Washington DC. National Academies Press.

IPEC（2011）: Core Competencies for Interprofessional Collaborative Practice. IPEC

医療法人材団健和会（2001）：地域医療・福祉の50年．ミネルヴァ書房．

医療法人財団健和会：事業所案内．http://www.kenwa.or.jp/kenwa-index.html 2019．3．7

岩本里美，須田恭子，芝山祐子ほか（2015）：多職種とのCollaborationによる地域住民への健康支援　参加学生と企画者による評価．旭川保健福祉学部研究紀要．（7）79-84

上山崎悦代（2010）：医療ソーシャルワーカーの今日的状況に関する一考察，帝塚山心理福祉学部紀要．（6）67-81

川上武（1986）：技術進歩と医療費—医療経済論．勁草書房

菊池和則（1999）：多職種チームの3つのモデル—チーム研究のための基本的概念整理．社会福祉学．39（2）273-290

菊池和則（2003）：チームアプローチ，奥宮暁子・石川ふみよ監修：リハビリテーション看護．学習研究社．41-50

菊地和則（2004）：多職種チームのコンピテンシー—インディビジュアル・コンピテンシーとチーム・コンピテンシーに関する基本的概念整理—．社会福祉学．

44（3）23-31

菊池和則（2009）：協働・連携のためのスキルとしてのチームアプローチ．ソーシャルワーク研究．34（4）相川書房

King. J. A. et al（1998）: Prescriptions, referrals, order writing, and the rehabilitation team function. in Rehabilitation Medicine: Principles and Practice, ed by DeLisa J. A. et al. 3rd Ed, Lippincot-Raven Publishers, Philadelphia, 269-285

吉良淳子，對間博之，冨田美加ほか（2017）：多職種連携教育（IPE）コースにおける「チームワーク入門実習」の教育評価．茨城県立医療大学紀要．（22）31-43

北野桂介，加藤倫卓，榎本栄ほか（2014）：循環器専門病院における急性期の多職種協働による包括的心臓リハビリテーション3症例の検討．心臓リハビリテーション．19（2）246-249. 日本心臓リハビリテーション学会

Kivimaki M, Elovainio M（1999）: A short version of the Team Climate Inventory: Development and psycho- metric properties. J of Occup & Organi Psychol. 72（2）241-246.

国立長寿医療研究センター，東京大学高齢社会総合研究機構，公益社団法人日本医師会ほか（2018）：在宅医療推進のための地域における多職種連携研修会研修運営ガイド第2版．http://homecarenetwork.umin.jp/ipw/files/outline/~uneiguide2_all.pdf 2019. 3. 7

国立長寿医療研究センター在宅連携医療部（2013）：平成24年度在宅医療連携拠点事業成果報告書．http://www.ncgg.go.jp/zaitaku1/renkeikyoten/2013/~201303_date.html. 2019. 3. 7

小杉晶子，岩井信彦，中前智通ほか（2013）：医療系学部1年次学生における専門職連携教育（IPE）の実践報．神戸学院総合リハビリテーション研究．8（2）127-132

高齢者介護研究会（2003）：2015年の高齢者介護．http://www.mhlw.go.jp/topics/kaigo/kentou/15kourei/3.html. 2019. 3. 7

厚生労働省（2010a）：チーム医療の推進について―チーム医療の推進に関する検討会報告書 http://www.mhlw.go.jp/shingi/2010/03/sO319-9.html. 2019. 3. 7

厚生労働省医政局長（2010b）：医療スタッフの共働・連携によるチーム医療の

文献表

推進について. 医政発 0430 第 1 号 平成 22 年 4 月 30 日, http://wwwhourei.mhlw.go.jp/hourei/doc/tsuchi/~TlOO506GOOIO.pdf. 2019. 3. 7

厚生労働省（2011）：チーム医療推進のための基本的な考え方と実践的事例集. http://www.mhlw.go.jp/stf/shingi/2r9852000001ehf7-att/2r9852000001ehgo.pdf. 2019. 3. 7

厚生労働省（2015）：新たな福祉サービスのシステム等のあり方検討プロジェクトチーム 誰もが支え合う地域の構築に向けた福祉サービスの実現─新たな時代に対応した福祉の提供ビジョン─. 平成 27 年 9 月 17 日, http://www.mhlw.go.jp/file/05-Shingikai-12201000-Shakaiengokyokushougaihokenfukushibu-Kikakuka/bijon.pdf. 2019. 3. 7

厚生労働省医政局指導課在宅医療推進室（2013）：平成 24 年度在宅医療連携拠点事業総括報告書. http://www.mhlw.go.jp/file/06-Seisakujouhou-12400000-Hokenkyoku/0000073809.pdf. 2019. 3. 7

厚生労働省老健局老人保健課（2017）：在宅医療・介護連携推進事業実施状況調査・市町村支援実施状況調査報告書. http://www.mhlw.go.jp/file/05-Shingikai-12301000-Roukenkyoku-Soumuka/cyousahoukoku.pdf. 2019. 3. 7

厚生労働省我が事・丸ごと地域共生社会実現本部（2016）：地域包括ケアの進化・地域共生社会の実現. http://www.mhlw.go.jp/file/05-Shingikai-12601000-Seisakutoukatsukan-Sanjikanshitsu_Shakaihoshoutantou/0000130500.pdf. 2019. 3. 7

厚生省（1966）：昭和 36 年版厚生白書. http://www.mhlw.go.jp/toukei_hakusho/hakusho/~kousei/1961/. 2019. 3. 7

厚生省（1967）：昭和 37 年版厚生白書. http://www.mhlw.go.jp/toukei_hakusho/hakusho/~kousei/1962/dl/02.pdf. 2019. 3. 7

窪田暁子（1993）：多重問題ケースへの社会福祉援助. 東洋大学社会学部紀要.（30）157-176

Kvarnström S（2008）: Difficulties in collaboration: A critical incident study of interprofessional healthcare teamwork. Journal of Interprofessional Care. 22: 2, 191-203, DOI: 10. 1080/13561820701760600

Laming H（2003）: Victoria Climbie Inquiry: Report of an Inquiry. The Stationnery office. https://www.gov.uk/government/uploads/system/uploads/attachment_data/file/~273183/5730.pdf. 2019. 3. 7

Leathard A (1994): Inter- professional developments in Britain An overview, Going Inter-Professional Working Together for Health and Welfare. Hove and Philadelphia. 3–37

Leutz WN (1999): Five Laws for integrating medical and social services: lessons from the United States and the United Kingdom. https://www.ncbi.nlm.nih.gov/pmc/articles/~PMC2751110/pdf/milq_125.pdf. 2019. 3. 7

Luecht RM, Madsen MK, Taugher MP, et al. (1990): Assessing professional perceptions: design and validation of an interdisciplinary education scale. J Allied Health. 19: 181 91

Lewin K (1951): Field Theory in Social Science selected theoritical papers. Harper & Brothers, クルト・レヴィン, 猪俣佐登留 (訳): 社会科学における場の理論. 誠信書房

前田信雄 (1990): 保健医療福祉の統合. 勁草書房

Martín-Rodríguez LS, Beaulieu M-D, D'Amour D, Ferrada-Videla M (2005): The determinants of successful collaboration: A review of theoretical and empirical studies. Journal of Interprofessional Care. 19: sup1, 132–147, DOI: 10. 1080/13561820500082677

松尾祐子, 荒木晴美, 牛田篤 (2015): 多職種連携教育の実践における学生の意識変化　テキストマイニングを用いた分析から. 共創福祉. 10 (2) 1-8

松岡千代 (2013): 多職種連携の新時代に向けて：実践・研究・教育の課題と展望. リハビリテーション連携科学. 14 (2) 181-194

松島松翠編 (1999): 佐久病院史. 勁草書房

Medicine: Principles and Practice, 3rd ed.: 309–285, Lippincon-Raven Publications, Philadelphia, 1998.

Mickan S (2005): Evaluating the effectiveness of Health Care Teams. Australian health reviews. the Australian Hospital Association.

宮島俊彦 (2013): 地域包括ケアの展望-超高齢化社会を生き抜くために. 社会保険研究所

森正祥 (2015): 病院では介護職の教育に困っていませんか～主体的に考え行動する介護職の育成～. 看護のチカラ. 20 (431) 34-37

森田達也, 井村千鶴 (2013):「緩和ケアに関する地域連携評価尺度」の開発. Palliative Care Research. 8 (1) 116-26

文献表

内藤麻生（2017）：地域包括ケアの中の訪問リハビリテーション―多職種協働の視点から．地域リハビリテーション．12（1）28-33 三輪書店

中原和美，糸川景大，大町いづみほか（2013）：専門職連携教育の授業効果に関する連想法を用いた横断的研究．リハビリテーション連携科学．14（1）71-79

中島紀恵子（1999）：多様な職種間連携の脅威と刷新．日本看護科学会誌．19（2）1-7

中西庄司，上野千鶴子（2003）：当事者主権．岩波書店

成瀬昂，阪井万裕，永田智子（2014）：Relational coordination 尺度日本語版の信頼性・妥当性の検討．日本公衛誌．61（9）565-573

Nembhad IM, Edmondson AC（2006）: Making It Safe: The Effects of Leader Inclusiveness and Professional Status on Psychological Safety and Improvement Efforts in Health Care Teams. Journal of Organizational Behavior. 27（7）941-966

日本学術会議健康・生活科学委員会高齢者の健康分科会（2011）：提言 地域で暮らす高齢者を支援する専門職の連携教育に向けて．http://www.scj.go.jp/ja/info/kohyo/pdf/kohyo-21-t133-2.pdf. 2019. 3. 7

日本訪問リハビリテーション協会（2016）：通所・訪問リハビリテーションの適切な実施に関する調査研究事業報告書．http://www.mhlw.go.jp/file/06-Seisakujouhou-12300000-Roukenkyoku/0000136679.pdf. 2019. 3. 7

GHQ提供厚生省編纂（1948）：保健所運営指針 保健所に於ける医療社会事業，日本医療社会事業協会（2003）：日本の医療ソーシャルワーク史．228

二木立，上田敏（1987）：脳卒中の早期リハビリテーション―これからの考え方と進め方．医学書院

二木立（1990）：九〇年代の医療．勁草書房

二木立（1998）：保健・医療・福祉複合体 全国調査と将来予測．医学書院

二木立（2007）：介護保険制度の総合的研究．勁草書房

二木立（2015）：地域包括ケアと地域医療連携．勁草書房

二木立（2017）：地域包括ケアと福祉改革．勁草書房

野田秀隆，山本奈々穂（2011）：医療ソーシャルワーカーの現状と課題．とやま発達福祉学年報．（2）37-44

野島敬祐，藤原正恵，川原宣子（2015）：災害急性期における看護師の他職種との連携に関する研究～連携の促進要因と阻害要因に焦点をあてて．日本災害看

護学会誌．17（2）12-21

野中猛（2014）：多職種連携の技術．中央法規

小倉浩，刑部慶太朗，片岡竜太ほか（2016）：医系総合大学における初年次専門職連携教育の教育効果．保健医療福祉連携．9（1）29-38

小味慶子，大西麻未，& 菅田勝也．（2011）．医師と看護師の協働に対する態度：Jefferson Scale of Attitudes toward Physician-Nurse Collaboration 日本語版の開発と測定．医学教育．42（1）9-17　http://doi.org/10.11307/med-edjapan.42.9. 2019. 3. 7

大嶋伸雄（2009）：保健医療福祉系大学におけるインタープロフェッショナル教育（IPE）の認知度と今後の発展性に関する全国調査．保健医療福祉連携．1（1）27-34

大嶋伸雄．（2011）．専門職間連携教育の変遷と現状．老年社会科学．33（3）472-477. Retrieved from http://ci.nii.ac.jp/naid/40019039584/. 2019. 3. 7

大塚眞理子，島崎美登里，大嶋伸雄（2004）：インタープロフェッショナル教育の現状と展望．Quality Nursing, 10（11）1002-1008

大塚眞理子ほか（2006）：卒業生にとっての4学科合同実習の学習効果〜実施直後の調査と1年後の追跡調査から〜．埼玉県立大学紀要．（8）97-104

Parsell G, Bligh J (1999): The development of a questionnaire to assess the readiness for health care students for interprofessional learning (RIPLS). Med Educ. (33) 95 100.

Rawson D: Models of inter-professional work: likely theories and possibilities, Going Inter-Professional Working Together in Health and Welfare. Hove and Philadelphia. 38-63

Reeves S, Goldman J, Sawatzky-Girling B, et al. (2010a): A Synthesis of systematic reviews of interprofessional education. Journal of Allied Health. (39) S198-S203.

Reeves S, Lewin S, Espin S, et al. (2010b): Interprofessional Teamwork for Health and Social Care. NJ，Wiley-Blackwell

Reeves S, Zwerenstein M, Goldman J, et al. (2010c): The effectiveness of interprofessional education: Key findings from a new systematic review. Journal of Interprofessional Care. 24（3）230-241

Reeves, S, Perrier, L, Goldman J, et al. (2013): Interprofessional education:

effects on professional practice and healthcare outcomes (update). Cochrane Database of Systematic Reviews. (3) CD002213.

Reeves S, Boet S, Ziegler B, et al. (2015a): Interprofessional Education and Practice Guide No. 3: Evaluating interprofessional education. Journal of Interprofessional Care. 29 (4) 305-312

Reeves S, Palaganas J, Zierler B. (2015b). Synthesis of interprofessional education reviews. In Institute of Medicine. Measuring the Impact of Interprofessional Education on Collaborative Practice and Patient Outcomes. Washington, DC: The National Academies Press.

Reeves S, Palaganas J, Zierler B (2017): An Updated Synthesis of Review Evidence of Interprofessional Education. J Allied Health. 46 (1) 56-61

Risse GB. (1981): One On Tap, Now on Tap: American Physician View Their Relationships With Patients, 1920-1970, Agich G. J. Responsibility in Health Care. D. Reidel Publishing Company. 23-49

Robins SP. (2005): Essentials of Organizational Behavior, 8th Ed. Pearson Education. Inc.（邦訳）ロビンス　S. P.（訳）高木晴夫（2009）：新版 組織行動のマネジメント．ダイヤモンド社

酒本隆敬（2013）：専門職連携教育（IPE）の受け入れにより生じた職員の行動変容と介護現場における専門職育成の取り組み，特集 職場内訓練（OJT）について考える．認知症ケア事例ジャーナル．6（1）72-80，日本認知症ケア学会

埼玉県立大学（2009）：IPWを学ぶ　利用者中心の保健医療福祉連携．中央法規

才藤栄一（2003）：FITプログラム　総合的高密度リハビリ病棟の実現に向けて．医学書院

齋藤正美（2017）：リハビリテーションマネジメントー医師との協働を中心として．地域リハビリテーション．12（1）20-26 三輪書店

Sakai I, Yamamoto T, Takahashi Y, et al. (2016): Development of a new measurement scale for interprofessional collaborative competency: The Chiba Interprofessional Competency Scale (CICS29). JIPC. DOI: 10.1080/13561820. 2016. 1233943

佐野樹（2014）：チーム医療推進を目的とした研修の受講者へのフォーカス・グループ：チーム医療推進のための調査．精神神経学雑誌．116（4）269-288 日

本精神神経学会

皿田和宏，對東俊介（2017）：高度救命救急センターにおけるリハビリテーションの現状と課題．総合リハ．45（6）583-589 医学書院

笹本美佐，岡崎明子，追中敏孝ほか（2015）：精神科病院において多職種連携で行う統合失調症患者への退院支援で看護師がえた学び．日本赤十字広島看護大学紀要．（15）21-29

佐藤郁哉（2008）：質的データ分析法　原理・方法・実践．新曜社

Schwartz CE（2010）: Applications of Response Shift Theory and Methods to Participation Measurement: A Brief History of a Young Field. Arch Phys Med Rehabil. 91（1）s38-46

柴田喜幸（2014）：インストラクショナルデザインと多職種連携教育への活用．医学教育．45（3）183-192

島田美恵子，古垣光一（2014）：新入生を対象とした多職種連携教育について　5ヵ月後に調査した学生アンケートによる体験ゼミナール授業評価．千葉県立保健医療大学紀要．5（1）77081

清水茂文（2011）：地域医療は医療の一部ではなく，地域の一部である．ドクターズマガジン．2011年4月号．https://www.medi-gate.jp/selection/~opinion201104/ 2019. 3. 7

篠田道子（2011）：多職種連携を高めるチームマネジメントの知識とスキル．医学書院

篠田道子（2014）：医療・福祉のチームマネジメントの総合的研究．博士論文 日本福祉大学大学院福祉社会開発研究科

砂原茂一，三澤義一ほか（1977）：リハビリテーション医学全書1 リハビリテーション概論．医歯薬出版

砂原茂一，若月俊一（1979）：対談　チーム医療と医療チーム（上）（下）．病院．38（3-4）197-202, 281-286

鈴鴨よしみ（2015）：QOL評価研究と行動医学―レスポンスシフトの視点から―．行動医学研究．21（1）12-16

Szasz S, Hollander MH（1956）: A contribution to the philosophy of medicine; the basic models of the doctor-patient relationship. AMA Arch Intern Med. 97（5）585-592.

Tamura Y, et al.（2012）: Cultural adaptation and validating a Japanese version of the readiness for interprofessional learning scale (RIPLS). Journal of Interprofessional Care. 26 (1) 56-63

寺山雅人，公文久見，川田恵，亀井ゆかり (2014)：当院リハビリテーション部における専門職連携教育の取り組み．理学療法学 Supplement. 2014 (0) 日本理学療法士協会

Thackwray B. (1997): Effective evaluation of training and development in higher education. London: Kogan Page.

Thannhauser J, Russell MS, Scott C (2010): Measures of inter professional education and collaboration. Journal of Interprofessional Care. 24 (4) 336-349

Thistlethwaite JE. (2012): Values-Based Interprofessional Collaborative Practice Working Together in Health Care. Cambridge Univercity Press

次橋幸男 (2015)：病院医療者に対するケースメソッド式退院支援教育プログラムの開発と実践．日本医療マネージメント学会雑誌．16 (3) 14-151 日本医療マネージメント学会

辻彼南雄 (2000)：高齢者の在宅医療，日本当年医学会雑誌．37 (7) 501-506

筒井孝子 (2003a)：地域福祉権利擁護事業に携わる「専門員」の連携活動の実態と「連携活動評価尺度」の開発（上）．社会保険旬報．(2183) 18-24

筒井孝子 (2003b)：地域福祉権利擁護事業に携わる「専門員」の連携活動の実態と「連携活動評価尺度」の開発（下）．社会保険旬報．(21849) 24-28

筒井孝子，東野定律 (2006)：全国の市区町村保健師における「連携」の実態に関する研究．日本公衛誌．53 (10) 762-775

筒井孝子 (2012)：地域包括ケアシステムに関する国際的な研究動向，高橋紘士：地域包括ケアシステム．オーム社．50-51

筒井孝子 (2014)：地域包括ケアシステム構築のためのマネジメント戦略 integrated care の理論とその応用．中央法規

高橋榮明 (2010)：チーム医療・医療福祉連携には専門職間連携教育が不可欠である．新医療．37 (4) 22-26

高臣武史 (1976)：わが国の精神科チーム医療の歴史と展望．臨床精神医学．5 (10) 1351-1357

高屋敷明由美，藤井博之ほか (2006)：地域における医療関係職種学生合同実習から参加者が得たものは？卒前医学教育における職種間連携の教育の意義．医

学教育．37（6）359-365

武川正吾（1997）：保健・医療・福祉の総合化の意義とその課題，大山博ほか（編）：保健・医療・福祉の総合化を目指して─全国自治体調査をもとに．光生館

田中康之，太田玲子，山本多賀子ほか（2010）：保健・医療・福祉の現場に携わっている人の「連携」のとらえかたの検証．リハビリテーション連携科学．(11) 175-181

多職種連携コンピテンシー開発チーム（2016）：医療保健福祉分野の多職種連携コンピテンシー．http://www.hosp.tsukuba.ac.jp/mirai_iryo/pdf/Interprofessional_Competency_in_Japan_ver15/pdf 2019. 1. 31

Tsukuda RA. (1998): A Perspective on Health Care Team and Team Training, Chapter3 of Siegler E. L. et al: Geriatric Interdisciplinary Team Training. Springer Publishing Company. 21-37

上田敏（1971）：目でみるリハビリテーション医学．東京大学出版会

上田敏（2013）：リハビリテーションの歩み　その源流とこれから．医学書院

上野千鶴子（2011）：ケアの社会学．太田出版

Van C, Mitchell B, Krass I. (2011): General practitioner-pharmacist interactions in professional pharmacy services. Journal of Interprofessional Care. (25) 366-372

Van C, Costa D, Abbott P, et al. (2012a): Community pharmacist attitudes towards collaboration with general practitioners: development and validation of a measure and a model. BMC Health Services Research. (12) 320

Van C, Costa D, Mitchell B, et al. (2012b): Development and initial validation of the Pharmacist Frequency of Interprofessional Collaboration Instrument (FICI-P) in primary care. Res Social Adm Pharm, 8 (5) 397-407.

Van C, Costa D, Mitchell B, et al. (2013): Development and validation of a measure and a model of general practitioner attitudes toward collaboration with pharmacists. Res Social Adm Pharm. 2013, 9 (6) 688-99.

Vincent CH Chung, Polly HX Ma, et al. (2012): Organizational Determinants of Interprofessional Collaboration in Integrative Health Care: Systematic Review of Qualitative Studies, PLoS One. 7 (11) e50022. doi: 10.

1371/journal. pone. 0050022. Epub 2012 Nov 29.

和田冨士美（2008）：退院前訪問指導における連携の阻害要因　多職種協働による退院前訪問指導経験看護師への聞き取り調査より．日本精神科看護学会誌．51（3）194-198

West Michael A（2012）: Effective Teamwork Practical Lessons from Organizational Research, the British Psychological Society and John Wiley & Sons Limited, （邦訳）マイケル・A・ウエスト，高橋海帆訳（2014）：チームワークの心理学　エビデンスに基づいた実践へのヒント．東京大学出版会

WHO (1978): Declaration of Alma-Ata. WHO. http://www.who.int/publications/almaata_~declaration_en.pdf. 2019. 3. 7

WHO (1998): Learning together to work together for health. http://apps.who.int/~iris/bitstream/10665/37411/1/WHO_TRS_769.pdf. 2019. 3. 7

WHO (2009): Global standards for the initial education of professional nurses and midwives. WHO https://www.who.int/hrh/resources/standards/en/ 2019. 3. 7

山崎律子，中野智裕，五反田龍宏ほか（2016）：段階的な多職種連携教育の実践の成果と課題．純真学園大学雑誌．(5) 55-62

山本武志，酒井郁子ほか（2012）：日本語版 Attitudes toward Health Care Teams Scale の信頼性・妥当性の検証．保健医療福祉連携．5（1）21-27

山本武志ほか（2013）：大学入学早期からの多職種連携教育（IPE）の評価．京都大学高等教育研究．(19) 37-45

吉池毅志，栄セツコ（2009）：保健医療福祉領域における［連携］の基本的概念整理—精神保健福祉実践における「連携」に着目して．桃山学院大学総合研究所紀要，34（3）109-122

吉本照子（2001）：インタープロフェッショナルワークによる専門職の役割遂行．Quality Nursing．7（9）740-747

吉村学（2013）：多職種間連携教育の試み：山奥，川の上流から，シンポジウム「チーム医療教育をどうするか？—チーム医療の時代の従事者の教育—」，〈特集〉第38回大会（2012年度）神戸市看護大学．保健医療社会学論集，23（2）16-19　Retrieved from http://ci.nii.ac.jp/naid/~110009841658/. 2019. 3. 7

吉村学（2015）：医療・介護の専門職連携教育（IPE）の現状と展望，特集 専門職連携教育（IPE）の現状と展望．医薬ジャーナル．51（12）95-97 Retrieved from http://ci.nii.ac.jp/naid/~40020671670/. 2019. 3. 7

Yin Robert K (1944): Case Study Research 2/e, Sage Publication, Inc., ロバート K. イン, 近藤公彦訳 (1996): ケース・スタディの方法. 千倉書房

全国国民健康保険診療施設協議会 (2016): 地域の実情に応じた在宅医療・介護連携を推進するための多職種研修プログラムに関する調査研究事業報告書. https://www.mhlw.go.jp/file/06-Seisakujouhou-12400000-Hokenkyoku/0000142940.pdf 2019. 3. 7

Zwarenstein M, et al. (2009): Interprofessional collaboration: effects of practice-based interventions on professional practice and healthcare outcomes. Cochrane Effective Practice and Organisation of Care Group. 2019. 3. 7

事項索引

数字・アルファベット

AHCTS（Attitudes toward Health Care Teams Scale） ………49
allied health profession ………26
Attitudes Towards Collaboration Instrument for Pharmacists（ATCI-P） ………35
CAIPE（the Centre for the Advancement of InterProfessional Education ………26, 27, 44
Canadian Interprofessional Health Collaborative ………38
CAPS 委員会 ………67
Chiba Interprofessional Competency Scale29 ………49
Cochrane Library ………10
collaborative leadership ………38
collaborative practice ………11
community based care ………25
community pharmacist ………35
comprehensive care ………25
Critical Incident Technique ………34
Department of Health ………28
DPC ………iii
Flexner era ………24
Flexner report ………24
Frequency of Interprofessional Collaboration Instrument for Pharmacists（FICI-P） ………35
GP（general practitioner） ………35
HIV 感染症 ………19
ICT（感染コントロールチーム） ………115
IEPS（Interdisciplinary Education Perception Scale） ………48
individual competency ………2
Institute of Medicine ………28
Integrated Team Effectiveness Model ………32
interdisciplinary ………11
――education ………18
――learning ………18
――team model（多職種連携型） ………43
interactive learning ………11
interprofessional ………11
――collaboration ………11
――communication ………38
――Conflict Resolution ………38
――education（IPE） ………1, 3, 12, 18
――learning ………18
Interprofessional Education Collaborative ………38
IPE ………1, 3, 4, 12, 18, 50
――-Kirkpatrick モデル ………47
――の効果測定 ………47
――の長期的効果 ………4
JAIPE ………45
Journal of Interprofessional Care ………10
J-RCS ………41
JSAPNC（Jefferson Scale of Attitudes

事 項 索 引

toward Physician Nurse Collaboration) ……49
JSAPNC 日本語版 ……49
linkage-cordination-full integration …41
ME ……73
multi-disciplinary ……11
　——education ……18
　——learning ……18
　——team model（多職種参加型）……43
multi-professional ……11
　——education ……18
　——learning ……18
networking ……43
OJT ……90, 139
organisational（組織性による）……43
patient care team ……15
patient/client/family/community-centred care ……38
PubMed ……10, 15
Relational coordination theory ………41
RIPLS（Readiness for Interprofessional learning Scale）……48
RIPLS 日本語版 ……49
role release（役割解放）……43
SW ……179
synthesis of review ……18
team competency ……2
The Bristol Royal Infirmary 事件 ……28
the National Interprofessional Competency Framework ……38
trans-disciplinary ……11
transdisciplinary team model（超職種型）……43
trans-professional ……11
values/ethics for interprofessional practice ……38
Victoria Climbie 事件 ……27
WHO ……26
WOC（皮膚・排泄ケア認定看護師）…115

ア 行

アイデンティティ ……77
アセンブリ教育 ……45
アメリカ型の病院システム ……24
アルブミン自給推進 ……21
アルマ・アタ宣言 ……ii
アレルギー ……19
あん摩マッサージ指圧師 ……24
委員会 ……177
　——・学習会 ……181
　——活動 ……91, 139
医学教育 ……10
医学史 ……261
　——研究会関東地方会 ……262
医学生 ……213
医学生実習 ……211
医学部 ……46
医師 ……i, 179
　——会 ……51
　——にとって必要 ……226
　——の間の力関係 ……80
　——派遣 ……148
　——不足 ……21
　——臨床研修 ……156
意思疎通 ……82, 86, 99, 128
いじめ ……21
移植後患者指導管理 ……28
一緒に働いた経験 ……80, 92
一般外科 ……65
一般病棟リハカンファレンス ……63

医療介護福祉の地域連携尺度·················39
医療過疎地域·····························21
医療関連職種····························26
医療機関·································27
医療技術 ························71, 99, 109
　　──革新·····························21
　　──論······························261
医療史································260
医療事故·····························iii, 27
医療社会事業····························13
医療専門職 allied health professionals
　　································45
医療ソーシャルワーカー·····················34
医療チーム··························26, 81
医療的ニーズ····························22
医療の社会的側面··························21
医療崩壊································21
医療法人財団健和会·························1
医療法人千葉県勤労者医療協会···············261
「医療連携アドバイザー養成」研修············201
院外研修会·················93, 139, 177, 181
インクルーシブ教育·······················41
インタープロフェッショナル教育··············12
インタープロフェッショナルワーク············12
インディビデュアル・コンピテンシー···········38
院内感染································19
院内研修································51
　　──会······················177, 181
鬱病····································19
栄養····································46
　　──管理····························26
　　──・栄養サポート····················19
栄養教諭································46
栄養サポート····························28
　　──カンファレンス····················61

　　──チーム（NST）····················67
栄養士·································24
嚥下評価································73
援助過程································24
援助困難なケース·························iv
援助職の専門分化·························21
援助ニーズの拡大·························21
援助プログラム··························217
往診診療所·····························107

カ 行

解決志向·····························82, 99
介護····································46
　　──支援専門員························24
　　──支援連携··························28
　　──福祉士·························24, 30
　　──福祉専門学校························ii
　　──保険······························1
　　──保険制度··························30
回診····································95
開発途上国·························26, 45
回復期リハ病棟·························66, 80
　　──カンファレンス················63, 103
外来医療································21
外来化学療法····························28
外来緩和ケア····························28
外来系································181
外来リハカンファレンス··················107
顔の見える関係··························162
　　──尺度····························40
学生サークル···························212
家事援助者制度·························148
家族計画································26
家族の変化······························22
課題の共有·····························128

事 項 索 引

- 課題別医療チーム ……………71, 99, 109
  - ——のカンファレンス………………61
  - ——の研修………………………51
- がん ……………………………19, 21
- 癌化学療法………………………21
- 環境要因……………………2, 35, 176
- 関係性要因…………………………35, 42
- 看護…………………………………21
  - ——・介護等………………………179
  - ——学生…………………………213
  - ——学部・学科……………………46
  - ——管理……………………………10
  - ——記録……………………………73
- 看護師………………………………i
  - ——とセラピストだけでチームを組む傾向 ……………………………124
  - ——不足……………………………21
- 看護婦………………………………24
- 看護労働運動……………………114
- 患者 ……………………………23, 98
- 患者・家族…………………………i
  - ——との面談………………………92
- 患者サポート……………………28, 75
- 患者志向……………………………34
- 患者中心…………………21, 22, 82, 99, 128
- 「患者中心の職場のまとまり」因子……192
- 患者ニーズの変化 ………71, 99, 109
- 患者にとっての利益………………47
- 患者の主体化………………………19
- 患者の尊厳を守る…………………99
- 患者のニーズ …………76, 120, 217
  - ——のひろがり……………………120
- 患者理解 ……………………82, 99
- 感染症カンファレンス………………66
- 感染制御……………………………21
- 感染防止対策………………………28
- がん治療……………………………26
- 関東大震災…………………………v
- カンファレンス ………5, 21, 61-80, 125
- 漢方薬………………………………21
- 管理栄養士………………………19, 24
- 緩和ケア…………………………28, 63
  - ——に関する地域連携評価尺度……39
  - ——病棟カンファレンス…………103
  - ——勉強会…………………………119
- 疑義紹介…………………………113
- 義肢装具士…………………………24
- 技術…………………………………98
  - ——システム………………………37
  - ——自体と技術システム…………37
  - ——の変化 ……………76, 99, 120
- 機能別医療チーム…………………65
- 救急医療……………………………21
- 救急室 ER…………………………116
- 救急隊………………………………75
- 急性期病棟………………………181
- 急性期リハカンファレンス………63
- 救命救急士…………………………24
- 救命救急センター…………………51
- 教育研修事業……………………100
- 教育効果の評価方法………………46
- 共通の基礎課程……………………31
- 共通の目的…………………………80
- 共通の理解…………………………34
- 協同組合…………………………100
- 協働志向……………………………34
- 共同体としての価値基準…………117
- 共同薬物治療管理…………………21
- 業務外での共通体験………………80
- 業務外の活動……………………170

事項索引

業務の活動	90
共有化	37
居宅介護支援	34
——事業所	100
——専門員	31
勤務年数	176
クライエント	23
クリニカルパス	iii, 19
グループホーム	100
ケア会議	67
ケアの受け手	24
ケアの質と安全性	21
ケアプラン	31
ケアマネジャーとの連携	77
ケアワーカー	88
経験年数	176
警察署	27
形式化 formalization	35
軽費老人ホーム	100
外科手術	60
外科術前カンファレンス	101
外科術前検討会	106
外科症例検討会	61
外科治療	26
外科病棟看護師カンファレンス	61
外科病棟カンファレンス	61, 101
外科病棟で医師がチームで診療している	80
血液透析	26
権威勾配	109, 124
健康転換	21
言語聴覚学	46
言語聴覚士・言語療法士	24, 25
現在所属している職場	176
研修制度	119

研修プログラム	90, 139
検診活動	148
『現代日本医療史』	262
現任教育における IPE	31
効果的な連携	1
抗菌剤適正使用チーム	28
口腔機能維持	21
口腔ケア	21
公式集団	32
口唇口蓋裂	19
厚生省	25
厚生白書	25
厚生労働省医政局	28
——指導課	30
厚生労働省老健局	30
厚生労働省我が事・丸ごと地域共生社会実現本部	31
高度急性期病棟	74, 80
公認心理師	24
小海診療所	60
小海分院	4
高齢者	25
——介護	30
——介護研究会	12
呼吸ケア	28, 63
呼吸サポート	19
呼吸リハ	114
国保診療所	148
国立がんセンター	107
国立長寿医療研究センター	53
国立療養所東京病院	26
個人のコンピテンシー	38
個人の能力	2
個人要因	175
コスト	21

事 項 索 引

子どもの虐待 …………………………26
　　──死 ………………………………27
コマンド・グループ …………………32
コミュニケーション不足 ……………33
コンピテンシー …………………………2

サ 行

サービス担当者会議 …………103, 108
サービスの質 …………………………33
サービス利用者 ………………………23
災害看護実践能力 ……………………36
災害急性期 ……………………………36
在宅医療 …………………………………2
　　──介護従事者における顔の見える関
　　　係 ……………………………………40
　　──・介護連携推進事業 ……………30
　　──実行委員会 ……………………64
　　──部門カンファレンス …………101
　　──連携拠点事業 …………………30
在宅介護 …………………………………2
　　──支援センター ……………67, 81
　　──支援センターのカンファレンス…63
　　──事業所 …………………………108
在宅患者訪問褥瘡管理指導 …………28
在宅ケア …………………………21, 181
　　──・地域ケア ……………………217
　　──における医療・介護職の多職種連
　　　携行動尺度 ………………………41
在宅リハカンファレンス ……………103
埼玉県立大学 ……………………12, 45
作業療法学 ……………………………46
作業療法士 ………………………… i, 24
佐久医療センター ………………………4
佐久市 ………………………………148
佐久総合病院 ……………………………1

　　──管理者会議 ……………………61
　　──人材育成推進室 ………………56
　　──本院 …………………………………4
歯科 ……………………………………19
　　──医師 ……………………………24
　　──衛生士 …………………………24
　　──技工士 …………………………24
資格制度 ………………………………24
歯学部 …………………………………46
時期区分 ……………………………260
事業所間の連携 ……………………80, 126
事業所の経営的体力 ………………80, 126
時系列的な分析 ………………………59
自己決定権 ……………………………22
事故防止 ………………………………19
資材・機材の協同購入 ……………100
自主的なサークル活動 ……………255
システム要因 …………………………35
下肢救済 ………………………………21
自宅退院困難 ………………………106
自治体 …………………………………27
疾患別リハビリテーション料 ………68
実践知 ………………………………252
疾病構造の変化 ………………………21
視能訓練士 ……………………………24
社会事業担当者 ………………………25
社会人へのIPEの効果 ……………227
社会・政策的背景 ……………………32
社会的ニーズ …………………………22
社会福祉援助 …………………………22
社会福祉学 …………………………10, 46
社会福祉学生 ………………………213
社会福祉士 …………………………24, 30
社会保障財源の制約 …………………21
社会保障制度 …………………………25

事項索引

周産期感染	21	——チーム	28
周術期	113	——未実施減算	28
住宅サービス機関	27	褥瘡マネジメント	29
集団の能力	2	職場運営	2
集中治療	51, 181	職場の構造・機能・運営	76, 99, 120
柔道整復師	24	職場の事例検討会	177
手術室・透析室	181	職場の多職種連携状況	1, 5, 58, 192, 219, 231
出張診療	60	——評価尺度	175
腫瘍内科	65	助産婦	24
循環器外科	68	処方箋	113
準備状況 readiness	49	書類	81
障害者一般病棟	103	事例検討会	51, 181
消化器内科	65	腎移植	21
小規模多機能サービス等	100	神経内科	64, 66
状況判断	256	人工補助心臓	68
少子高齢化	21	人材育成	2
上司と部下の関係	125	新人研修	51, 92, 140, 177, 181
小児科	66	心臓カテーテル	19
小児虐待防止カンファレンス	63	心臓外科	28
小児フォローアップ会議	67	——カンファレンス	63
消費者保護	21, 22	腎臓内科・透析室	66
症例検討会	63, 66	心臓リハ	68
職員間の協働性	192	——チーム	51
「職員間の協働性」因子	192	身体拘束カンファレンス	103
職員間の距離	80	診療科	176
職員教育	ii	診療技術系	179, 181
職員配置	128	診療所	26
食事動作	73	診療放射線技師	24
職種	176	診療報酬	1
——間の対立・衝突	iv, 25, 38	——制度改正	119
——構成志向	34	——早見表	29
——についての理解	71, 99, 226	診療療法士	25
——の構成や役割の変化	71, 99, 109	診療録	212
褥創専門看護師	68	住み慣れた地域	22
褥創対策	63		

291

事項索引

生活課題の多重問題・複雑化……21
生活活動援助……113
生活支援……iv
整形外科……64
　──病棟カンファレンス……101
精神科……36
　──リエゾン……28
精神疾患患者訪問支援……28
精神障害者の周産期……21
精神保健福祉士……24
制度……76, 98, 120
　──教育……100
　──の変化……71, 99, 109
全国医学生ゼミナール……262
全国国民健康保険診療施設協議会……53
全国児童虐待防止協会……27
喘息……19
全人間的な医療……26
専門医制……119
専門家主義……22
専門看護師制度……119
専門職（professional）……24
　──間連携教育……10
　──の充足状況……80
　──の人数……126
　──連携教育……10, 19
　──連携協働……12
　──連携実践……12
　──連携推進会議……51
専門職制度……75
　──の新設……81
専門職団体……24
　──や大学などが行う院外の研修……51
専門分化……21, 65
臓器移植……148

臓器別診療……148
早期離床……114
総合実施計画書作成料……73
総合診療……66
総合診療科……68
総合病院精神科……14
総合リハビリテーション……10
相互理解……82, 99, 128
双方向性……82, 99, 128
ソーシャルワーカー……i
組織運営 governance……35
組織図……32
組織要因……35
卒前 IPE……4
その結果（Outcomes）……42
その病院で初期研修をした医師……80

タ 行

退院困難……107
退院支援……28, 69
　──看護師……108
　──カンファレンス……63, 69
　──教育……51
　──チーム……69
退院調整会議……63
退院調整看護師……34
大学院での IPE……50
対人援助……iv
　──のワークショップ……211
多事業所から参加するカンファレンス……63
多重問題化……22
多重問題ケース……iv, 22
多職種が参加するカンファレンス……58
多職種が参加する職員研修……93, 141
他職種から学ぶ……94

事項索引

多職種教育 …………………………31
多職種協働 …………………………11
多職種研修 ………………………4, 55
　——の経験 ………………………178
　——の参加経験 …………………4
　——への参加経験者率 …………55
　——を通した学び方・育て方 …141
多職種構成の勉強会 ……………141
多職種参加型研修 …………………30
多職種での事例検討 …………92, 139
他職種との関係性 ………………223
多職種連携 …………………………1
　——教育 ………………………3, 5
　——教育のメリット・デメリット …142
　——状況評価尺度 ………………4
　——の困難性 ……………………33
　——の時代による変化 …………58
　——の促進要因／阻害要因 ……35
　——の展開に影響したと考えられる要因 ……………………………58
　——の評価尺度 …………………39
　——の3つの段階 ………………41
　——のもたらすメリットとデメリット ……………………………39
　——を進めるための働きかけ方法 …42
タスク・グループ …………………32
WHO …………………………………ii
地域医療 …………………………ii, 1, 52
　——支援病院 ……………………69
　——は医療の一部ではなく，地域の一部である ……………………………ii
　——連携室 ………………………66
地域ケア …………………………iii, 25, 26
　——科 ……………………………64
　——科（在宅医療）カンファレンス

　　…………………………………61, 63
　——支援センターまちかどひろば …107
地域社会の変動 ……………………22
地域性 ………………………………252
地域内の異なる事業所から参加するIPE
　…………………………………………50
地域福祉 ……………………………2
　——権利擁護事業 ………………40
地域包括ケア ………………………1
　——研究会 ………………………12
　——システム …………………10, 31
　——病棟 …………………………80
　——病棟カンファレンス ………103
地域包括支援センター ……………51
地域リハ病棟 ……………………103
地域連携業務 ………………………34
チーミング …………………………33
チーム医療 ………………………1, 13
　——研修 …………………………51
　——推進会議 ……………………28
　——と多職種連携の連続性と不連続性
　…………………………………iv, 260
　——の評価 …………………81, 127
　——の理念と現実 ………………19
　——の理論的基盤 ………………19
チーム ………………………………80
　——形成 …………………………219
　——・コンピテンシー ………3, 38
　——における働き方 ……………33
　——のあり方 ……………………32
　——の機能 ………………………38
　——の効果 ………………………32
　——の心理社会的特性 …………32
　——の目標の欠如 ………………25
　——マネジメント ………………38

293

事項索引

――ワーク……………71, 99, 109, 221
千葉健生病院………………………261
千葉大学医学部公衆衛生学教室………261
千葉大学大学院看護学研究科付属専門職
　連携教育研究センター……………49
中央化…………………………………74
通所介護………………………………100
通所リハカンファレンス……………107
筑波大学地域医療教育学……………211
低栄養リスク改善……………………29
デスカンファレンス…………………103
電子画面………………………………242
電子カルテ……………………80, 126
転倒カンファレンス…………………103
転倒・転落防止カンファレンス……61
東京慈恵会医科大学…………………45
東京大学病院…………………………106
東京大空襲……………………………v
頭頸部癌………………………………19
統合医療………………………………35
当事者主権……………………………22
当事者理解……………………………223
透析室カンファレンス………………103
当直医…………………………………116
動的チーム……………………………33
東都保健医療福祉協議会……………100
　――教育研修部……………………56
糖尿病…………………………………19
　――透析予防指導…………………28
読書会……………………………159, 212
特色ある大学教育支援プログラム……45
ドクターヘリ…………………………60
特別養護老人ホーム……………51, 100
　――葛飾やすらぎの郷……………108
　――葛飾やすらぎの郷の事例検討会
　　………………………………………103
都市医療研究会………………………262
ドック・健康管理……………………181

ナ　行

ナースウエーブ………………………114
ナース・カンファレンス……………63
内科病棟カンファレンス………61, 101
内視鏡検査……………………………113
内視鏡手術……………………………153
内視鏡専門医…………………………113
内部基準………………………………208
南部5か町村合同事業………………149
ニーズの帰属する主体………………22
日本訪問リハビリテーション協会…34
日本医療社会事業協会………………13
日本医労連……………………………113
日本学術会議…………………………12
日本看護協会…………………………119
日本語版AHCTS……………………49
日本福祉大学大学院福祉社会開発研究課
　…………………………………………259
日本福祉大学倫理審査委員会………57
日本保健医療福祉連携教育学会（Japan
　Association for Interprofessional
　Education, JAIPE）………………46
日本保健医療福祉連携教育学会のIPW
　推進委員会……………………………vi
入院患者の日課………………………76, 99
入所判定会議…………………………103
入浴……………………………………76
認識状況 perception…………………49
認知症ケア………………………21, 28
認定看護管理者制度…………………119
認定看護師……………………………153

──制度 …………………………119
脳外科リハカンファレンス………63
脳卒中早期リハビリテーション………106
農村……………………………………v
　──演劇…………………………60
　──地帯…………………………v

ハ 行

排泄支援………………………………29
廃用症候群…………………………107
働きかけの狙い（Targets）…………42
働き手…………………………………98
　──・職種の間の関係性……124, 120
　──の間の関係性………………76, 99
　──の姿勢や態度，力量…………121
　──の姿勢や態度，働き方，力量……77
　──の能力………………………76, 99
　──の能力や働き方………………120
　──の働き方………………………121
　──要因………………………………35
はり師，きゅう師……………………24
パワハラ……………………………114
日帰り手術センター…………………60
非公式集団……………………………32
非専門職………………………………24
『人は誰でも間違える』………………28
病院……………………………………10
　──外との連携…………………71, 99
　──機能評価…………………………66
　──給食………………………………60
　──経営………………………………26
　──祭…………………………………60
　──の規模，理念…………………126
　──の規模・構造……………………80
　──の役割や機能，運営方法，文化…80

──の歴史…………………………252
病期……………………………………120
病棟医事課（クラーク）……………106
病棟医療………………………………21
病棟カンファレンス…………………63
病棟管理………………………………69
病棟の機能分化…………………80, 117
病棟の役割や機能……………………80
病棟薬剤師…………………………113
病名告知………………………………65
貧困者…………………………………25
ファシリテータ……………………212
藤田保健衛生大学……………………45
婦人科…………………………………66
フットケア……………………………21
プライマリケア………………………26
プライマリナース…………………153
プライマリ・ヘルス・ケア…………26
ブリストル王立小児病院……………28
プロセス…………………………42, 142
文化活動………………………………60
平均在院日数…………………………69
ベッドタウン…………………………v
ヘルスプロモーション………………26
勉強会…………………………………80
保育園………………………………100
包括的ケア……………………………25
放射線…………………………………46
訪問介護…………………………34, 100
訪問看護………………………………34
　──カンファレンス………61, 103, 108
　──師………………………………116
　──ステーション………………30, 60
『訪問看護と介護』……………………10
訪問診療料……………………………30

295

事項索引

訪問リハ……………………………34
　　——カンファレンス …………107
　　——ビリテーション事業所……33
他職種 ………………………………139
　　——から学ぶ ……………124, 141
保健医療福祉職 …………2, 4, 21, 33
保健・医療・福祉複合体 ……………2
『保健医療福祉連携』………………10
「保健所運営指針」…………………13
保健婦…………………………………24
保助看法改正 ………………………119
ホスピス………………………………26
ボランティア…………………………24

マ　行

まちかどひろばクリニック ………107
末期・ターミナル……………………65
末梢動脈疾患…………………………21
マネージメント ……71, 99, 109, 125
慢性期病棟 …………………………181
慢性心不全……………………………19
みさと健和クリニック ……………107
みさと健和病院 …………………4, 101
看取り介護……………………………29
見守りつき住宅 ……………………100
メディケア……………………………25
メディケイド…………………………25
目標の共有 ………………………82, 99

ヤ　行

薬学部…………………………………46
薬剤師……………………………21, 24
　　——会 ……………………………51
薬物血中濃度モニタリング…………21
役割の明確化 Role Clarification ……38

柳原病院 …………………………4, 101
　　——付属在宅リハセンター …103
柳原ホームケア診療所 ……………107
柳原リハビリテーション病院 ……107
養護教諭………………………………46

ラ　行

リエゾン精神医学……………………19
理学療法学……………………………46
理学療法士 ………………………i, 24
リハ・カンファレンス …………63, 64
リハ処方 ……………………………153
リハ診療報酬…………………………81
リハビリテーション医学……………10
リハビリテーション医療 ………25, 26
リハビリテーション科医師…………63
リハビリテーション専門医…………64
リハビリテーション総合計画評価…28
リハビリテーション病棟カンファレンス
　……………………………………103
療法士 ………………………………179
療養病棟………………………………66
　　——カンファレンス …………107
臨床疫学研究所 ……………………261
臨床検査 …………………………19, 46
　　——技師 …………………………24
臨床研修病院 ………………………211
臨床工学技士 ……………………24, 51
臨床種協働研究会 ……………………v
倫理的感受性…………………………21
倫理的規範……………………………24
倫理的配慮……………………………57
倫理的判断 …………………………240
レスポンスシフト …………………208
連携意識力……………………………41

事 項 索 引

連携が与えた影響（Impacts） ………42
連携活動評価尺度………………………40
連携行動力………………………………41
連携状況の評価 …………………………2
連携のコンピテンシー…………………37
連携の促進／阻害要因 …………………3
連携のために投入される資源（Inputs）
　　………………………………………42
「連携のための活動」因子……………192
連携のニーズと課題 …………………227
連携のプロセス（Processes）…………42
連携を促進する職員の存在……………77
連絡，連携，統合………………………44
老人保健施設……………………………30
　──カンファレンス…………………61
　──こうみ……………………………60
　──千寿の郷の週カンファレンス …103
　──入所判定会議……………………63

人名索引

数字・アルファベット

Anderson, N. ·················41
Bardet, J. D. ·················36
Barr, H. ·····················2
Brown, T. M. ·················25
Cannon-Bower, J. A. ···········2
Charles, I. ··················32
CICH ························2
Edmondson, A. C. ·············33
Freeth, D. ···················47
Hackman, J. R. ···············32
Helnemann, G. D. ·············49
Hojat, M. ···················49
IPEC ························2
Kirkpatrick, D. ···············47
King, J. A. ··················43
Kvarnström, S. ···············34
Laming, H. ··················27
Leathard, A. ·················11
Leutz, W. N. ·················41
Luecht, R. M. ················48
Martín-Rodríguez, L. S. ········35
Parsell, G. ··················48
Reeves, S. ··················18
Robins, S. P. ················12
Sakai, I. ····················2
Schwartz, C. E. ··········208, 256
Tamura, Y. ··················49
Thackwray, B. ················47

Thannhauser, J. ···············48
Tsukuda, R. A. ···············25
Van, C. ····················35
Vincent, C. H. ···············35
West, M. A. ·················251
Yin ························59
Zwrenstein ··················48

ア 行

赤星進·······················14
安達元明····················261
阿部泰之····················40
飯岡由紀子··················42
池川清子····················12
井出成美····················51
上田敏····················ii, 25
上野千鶴子··················22
大嶋伸雄····················45
大塚眞理子················21, 46

カ 行

上山崎悦代··················34
川上武····················261
菊地和則··················7, 38
北野桂介················51, 201
窪田暁子····················22

サ 行

才藤栄一····················39
斉藤雅茂···················262

酒井郁子	49	野中猛	35
酒本隆敏	51, 201	**ハ 行**	
笹本美佐	36	林裕介	262
佐藤郁哉	58	日比野絹子	262
佐野樹	51, 201	平川仁尚	51
皿田和宏	201, 51	福井小紀子	39
篠田道子	38, 262	藤井博之	21
柴田喜幸	47, 51, 201	藤田淳子	45, 51
清水茂文	ii	細田満和子	34
鈴鴨よしみ	208	**マ 行**	
砂原茂一	26	前田信雄	44
タ 行		松岡千代	12
高臣武史	26	松島松翠	60
高橋榮明	27	宮島俊彦	44
高屋敷明由美	46, 211	森正祥	201
武川正吾	44	森田達也	39
田中康之	36	**ヤ 行**	
次橋幸雄	51, 201	安井浩樹	51
辻彼南雄	21	山崎喜比古	262
寺山雅人	51, 201	山本武志	49
ナ 行		吉池毅志	24
内藤麻生	34	吉田亮	261
中島紀恵子	33	吉村学	51
中西庄司	22	吉本尚	12
成瀬昂	41	**ワ 行**	
二木立	ii, 2, 261	若月俊一	26, 60
野島敬祐	36		
野尻紀恵	262		
野田秀隆	14		

著者略歴
1955年生
1981年　千葉大学医学部卒業．医学博士．社会福祉学博士．
　　　　みさと健和病院内科部長，柳原リハビリテーション病院院長，佐久総合病院地域ケア科・リハビリテーション科医長，首都大学東京非常勤講師，東洋大学大学院非常勤講師を経て
現　在　日本福祉大学教授
著　書　『佐久病院史』（共著，勁草書房，1999年），『戦後日本病人史』（共著，農文協，2002年），『保健医療福祉のくせものキーワード事典』（編著，医学書院，2008年），『医師と薬剤師のための薬の使い方と説明（第3版）』（編著，医歯薬出版，2009年），『リハビリテーションとしての在宅医療』（編著，南山堂，2011年），『IPの基本と原則（ラーニングシリーズ InterProfessional 第1巻）』（編著，協同医書出版，2018年），『臨床現場でIPを実践し学ぶ（同第4巻）』（編著，協同医書出版，2018年）ほか．

地域医療と多職種連携

2019年7月15日　第1版第1刷発行

著　者　藤　井　博　之

発行者　井　村　寿　人

発行所　株式会社　勁草書房

112-0005　東京都文京区水道2-1-1　振替 00150-2-175253
　　　　（編集）電話 03-3815-5277／FAX 03-3814-6968
　　　　（営業）電話 03-3814-6861／FAX 03-3814-6854
　　　　　　　　　　　　　　　　　　　　理想社・牧製本

©FUJII Hiroyuki　2019

ISBN978-4-326-70110-0　　Printed in Japan

<出版者著作権管理機構　委託出版物>
本書の無断複製は著作権法上での例外を除き禁じられています．複製される場合は，そのつど事前に，出版者著作権管理機構（電話 03-5244-5088，FAX 03-5244-5089，e-mail: info@jcopy.or.jp）の許諾を得てください．

＊落丁本・乱丁本はお取替いたします．

http://www.keisoshobo.co.jp

二木　立　著

90年代の医療 「医療冬の時代」論を越えて	2100円
複眼でみる90年代の医療	2400円
90年代の医療と診察報酬	2300円
介護保険と医療保険改革	†3400円
21世紀初頭の医療と介護 幻想の「抜本改革」を超えて	†3800円
医療経済・政策学の視点と研究方法	2400円
介護保険制度の総合的研究	3200円
医療改革 危機から希望へ	†3600円
医療改革と財源選択	†3500円
民主党政権の医療政策	†3200円
福祉教育はいかにあるべきか	2500円
TPPと医療の産業化	2500円
安倍政権の医療・社会保障改革	2400円
地域包括ケアと地域医療連携	2700円
地域包括ケアと福祉改革	2500円
医療経済・政策学の探究	5000円
地域包括ケアと医療・ソーシャルワーク	2500円

―――――勁草書房刊

＊表示価格は2019年7月現在．消費税は含まれていません．
†はオンデマンド版です．